명가명사의안총서7

班秀文
부인과의론의안

명가명사의안총서7
班秀文 부인과의론의안

지은이 반슈원(班秀文)
옮긴이 조수연

1판 1쇄 인쇄 2023. 08. 10
1판 1쇄 발행 2023. 08. 15

발행처_물고기숲 • 발행인_임민수 • 등록번호_제406-2012-000004호 • 등록일자_2012. 01. 03.
• 주소_(우10323) 경기도 고양시 일산동구 위시티2로 11번길 11, 102-1001 • 전화_031)943-2090

값은 뒤표지에 있습니다. • ISBN 978-89-98038-85-4 93510 • 카카오톡 ID_fishwood • 카카오스토리_http://story.kakao.com/fishwood • 이메일_ fishwoodbook@naver.com • 블로그_http://blog.naver.com/fishwoodbook • 물고기숲은 독자 여러분의 의견에 귀 기울여 좋은 책을 만들겠습니다.

명가명사의안총서7

班秀文
부인과의론의안

반슈원 지음
조수연 옮김

물고기숲

저자 서문

내가 중의中醫임상과 교육을 한 지 40여 년이 되었다. 선현의 고귀한 유산과 학술연구를 계승 및 정리하는 데 있어서, 당시 현인들의 경험에 기초하고 장기간의 임상실천을 통하여 중의 부인과 이론에 약간의 개인적 견해가 생겨났고, 입법立法과 용약用藥 방면에도 얕은 깨달음을 얻었다. 이러한 견해와 깨달음은 여전히 초보적이고 매우 미성숙한 것이어서 지금부터라도 진일보한 경험이 요구된다. 다만 이는 결국 실천과 경험의 총결이므로, 이론과 사고의 방향을 개척하고 임상의 효과를 높이는 데 있어서 아마도 일정 정도의 지도적 의미는 있을 것이다. 교류와 상호 학습을 편리하게 하도록 특별히 책으로 정리하였고, 출판하여 세상에 나오게 되었다. 다행히 "포전인옥抛磚引玉(남의 훌륭한 의견을 듣기 위해 먼저 자기의 미숙한 의견을 내놓다)"할 수 있어, 전 세계 동지들의 공명을 일으켜 의학의 발전을 촉진하고 여성의 질병을 널리 해소한다면 평생의 염원을 이룬 것이다.

본서를 정리하는 과정에서 우리 병원의 웨이쭝쿠이韋宗奎 선생, 랴오충원廖崇文 선생, 그리고 관련 동지들의 적극적인 지지를 받았다. 이 자리를 빌려 진심어린 감사를 보낸다!

반슈원班秀文 배상

1984년 갑자甲子해 여름 광시 장족 자치구 난닝의 정원에서

역자 서문

2021년에 채소손 선생의 《논치난임증》이란 책이 번역되어 나온 지 2년이 지났습니다. 코로나 시절 그냥 노닥거리느니 뭐라도 해야겠다 싶어서 논치난임증 번역이 끝나고 바로 반수문 선생의 《부인과의론의안》 번역을 맡기로 했습니다. 덕분에 시간도 잘 가고 또 하나의 인사이트를 얻었네요.

코로나 시기에 많은 한의사들이 좌절 모드에 갇혀 있는 것을 보았습니다. 그래도 훌륭한 한의사분들인지라, 그 힘든 시기에 조금이라도 실력을 향상하고자 저에게 문의를 하신 분들이 계셨습니다. 개인적으로 진료실에서 만나 이런저런 대화도 하고, 진료참관도 하고, 가끔 소규모 강의도 했는데, 대부분의 고민은 비슷했습니다.

"처방을 많이 해보고 싶은데 기회조차 없습니다."

"오랜만에 처방 환자가 왔는데 무슨 질문을 해야 할지, 처방의 실마리를 어디서부터 잡아야 할지 모르겠습니다."

현재 많은 한의사들이 절대적으로 부족한 것이 임상 처방입니다. 예전에 비해 현실적으로 처방을 낼 수 있는 환경이 적어졌고, 앞으로는 더 심화될 것입니다. 주로 특화한의원이나 입소문 난 일부 한의원으로 쏠림 현상이 심해졌고, 일반적인 한의원에 신규 약환자의 유입은 쉽지 않게 되었습니다.

현실적으로 초보 한의사가 처음부터 적절한 처방을 한 번에 고르기는 어렵습니다. 수학이나 과학문제를 푸는 것처럼 기본 원리를 먼저 배우고, 많은 연습문제를 풀면서 단련하고, 마지막에 실전에 돌입하여 시험을 보는 것처럼, 한약을 처방하는 과정에도 수련이 필요합니다. 하지만 없는 환자를 만들어낼 수는 없으니, 그나마 가장 큰 도움이 되는 것은 양질의 임상 서적에 담긴 임상례라고 봅니다. 여기서 양질의 임상 서적이란, 한의계 내에서 실력으로 인정받은 명의가 저술하거나 그의 가르침이 담긴 책을 말합니다. 즉 임상 case가 많은 의사가 저술하였고, 그러면서 치료율이 높고 재현율도 높으며, 어떤 사람이 따라 해도 비슷하게 효과를 낼 수 있는 가르침을 줄 수 있는 그러한 책입니다.

이렇게 임상례를 평소에 책으로 접해놓으면 내가 직접 접하지 못한 환자가 와도 크게 당황하지 않습니다. 더듬더듬 기억을 떠올리면서 대략적으로 가닥을 잡고 설명해줄 수 있습니다. 환자가 진료실을 떠난 뒤에 다시 그 부분을 찾아보고 내원한 환자와 어떤 점이 같고 다른지를 확인하여 치료와 처방의 단초를 마련할 수 있습니다. 이것이 임상서적에 담긴 임상례의 힘입니다. 간접적인 경험을 짧은 시간 안에 다수 경험할 수 있습니다.

제가 이 책을 좋아하는 이유가 바로 이것입니다.

이 책의 첫 번째 장점은, 우리가 임상에서 흔하게 접하는 부인과 질환에 대한 임상례가 기재되어 있고, 친절한 설명이 덧붙여 있습니다. 이 책에서 대략 113례의 임상례를 볼 수 있습니다. 책의 구성을 보면, 앞부분은 이론에 대한 내용이고, 뒷부분은 실제 치험례가 기재되어 있습니다. 앞부분이 이론 부분이지만 여기에도 이론을 뒷받침하는 임상례가 곳곳에 기재되어 있습니다. 그래서 다른 책에 비해 상당히 임상례가 많습니다.

두 번째 장점은, 보통 우리가 접하는 중의학 처방의 일부 약재는 한국에서 구할 수 없는 지역의 수입되지 않는 약재가 포함되어 있는데, 반수문 선생의 처방에는 그런 약재가 적다는 것입니다. 장족 지방에서 많이 사용하는 계혈등이 종종 나오는데, 계혈등도 한국에서 쉽게 구할 수 있는 약재입니다.

세 번째 장점은, 처방 구성에서 형이상학적인 부분이 적다는 것입니다. 중국의 일부 한의학 서적을 보면, 이해할 수 없는 논리를 가지고 처방을 구성한다든지, 아니면 평소 대중적이지 않은 약재의 효능을 크게 부풀려 상당히 중요한 역할을 하는 것처럼 넣기도 합니다. 반수문 선생의 의안은 조금만 공부하면 누구나 이해할 만하고, 그 의안에서 얻을 수 있는 임상적인 힌트도 다수 포함되어 있습니다.

네 번째 장점은, 부인과에서 상용하는 처방인 소요산이나 사물탕에 대해 자세히 배울 수 있다는 점입니다. 평소 소요산을 제한적으로 쓰고 있는 한의사에게 그 시야를 넓혀주고 가감을 통해 더 넓은 방면으로 응용할 수 있음을 알려줍니다. 또한 흔하게 사용하는 사물탕의 여러 가지 임상적인 가감법을 나열하였는데, 이 가감법은 비단 사물탕뿐만 아니라 다른 처방에도 적용할 수 있어 임상 능력을 대폭 키울 수 있습니다.

다섯 번째 장점은, 금궤요략과 상한방을 부인과에서 어떻게 적용하느냐에 대해 자세히 서술하고 있습니다. 최근 많은 신규 한의사들이 고방을 중심으로 임상 처방공부를 시작하는 경향이 있습니다. 금궤와 상한에 나온 부인과 처방들을 어떻게 해석하고 응용하는지 임상례를 들어 잘 설명하고 있습니다.

이 외에도 좋은 점이 많지만 독자분들이 여러 번 읽고 자기 것으로 체화하는 과정에서 직접 느끼길 바랍니다. 실제로 저는 반수문 선생의 처방 중 일부를 진료에 쓰거나 책의 내용에서 깨달음을 얻고 진료 시각에 일부 변화를 일으킨 부분도 있습니다. '學'과 '習'은 다릅니다. 책을 읽는 것은 '學'이지만, 그것을 임상에 자주 적용하면서 깨닫게 되면 '習'이 되어 완전히 나의 것이 되고 자유로워지게 됩니다. 이러한 과정이 없다면, 강의를 많이 들어도 책을 많이 읽어도 그저 겉도는 공부를 할 뿐입니다. 나의 것이 될 때까지 꾸준히 정진하고 몇 가지 진료과목에 집중하여 실력을 다진다면 자신감이 생기고 그 자신감이 환자에게도 느껴질 수 있게 될 것입니다.

저는 부인과 한의원 개원 후 첫 7년간은 환자가 굉장히 적었습니다. 남는 시간이 너무 많아 시간을 보내기 괴로울 지경이었지요. '나는 준비가 된 것 같은데 환자가 왜 이리 안 올까'라는 질문을 되뇌며, 한쪽 벽면이 큰 창으로 되어 밖이 훤하게 들여다보이는 원장실에서 오히려 가슴이 답답해서 우울증에 빠질 지경이었습니다. 아무것도 하지 않는 것이 더 힘들었기에 중국에서 유명하다는 부인과 명의의 책을 들고 조금씩 읽어 내려가다 보니 위안도 되고 공부도 많이 되었습니다. 현재는 그때 힘들게 했던 공부를 기반으로 임상을 좀 더 쉽게 하고 있답니다.

한의원이 잘 될 때는 오히려 공부하기 좋습니다. 그때는 마음이 넉넉하여 포용력이 넓어지거든요. 반면에 한의원 경영이 힘들어질 때 마음을 잡고 공부하기란 정말 쉽지 않습니다. 모든 게 다 부정적으로 보이고, 책 한쪽 넘기다가도 한숨을 쉬며 '이게 다 뭐란 말인가'라는 생각으로 글이 눈에 들어오지 않지요. 하지만 휴어기일 때 만선을 위해 낚싯줄을 다듬고, 물 들어오면 노를 저어야 합니다. 공부를 미리 해놓지 않으면 나중에 나에게 좋은 기회가 왔을 때 적은 그릇에 담아갈 수밖에 없습니다. 이 책이 그런 기회를 놓치지 않기 위한 동아줄이 되기를 바랍니다.

〈이론편〉이 좀 지루하다면, 바로 〈의안편〉부터 살펴보시기를 권합니다. 의안이 재밌다면 다시 〈이론편〉을 넘나들면서 차근히 읽어보시면 됩니다.

게으르지 않기 위해 발버둥치는 저에게 전공서적의 번역은 억지로라도 게으름에서 벗어나고 공부를 하기 위한 자기 구속이기도 했습니다. 가끔 몰입에 빠지면 혼자 재밌어서 진도를 쭉 나가다가 개인적인 일이 생기면 한동안 정체기에 빠지기를 반복하며 번역이 꽤 오래 걸렸네요. 그동안 기다려주시고 기회를 주신 물고기숲 임민수 사장님께 감사를 전하고, 항상 저 대신 집안의 기둥이 되어주는 아내 주영이, 그리고 아빠 없이 잘 놀아준 딸 연주, 아들 재호에게 고맙다는 인사를 전합니다. 그리고 한의학과 인생이 멘토인 안동주 선생님께도 멀리서 감사 인사를 드립니다.

2023년 7월 진료실에서
조수연

차례

상편 의론

01 포궁胞宮에 대한 논술

포궁胞宮은 여자포女子胞, 포장胞臟, 자궁子宮, 자장子臟, 자처子處 등의 명칭으로도 불리는데 각종의 명칭은 모두 편중된 바가 있으나 모두 일정한 의미가 있다. 그러나 나는 여전히 "여자포女子胞"라고 부르는 것을 좋아한다. 이유는 두 가지이다. 하나는 여자포女子胞는 "기항지부奇恒之腑" 중 하나이기 때문이다. "뇌, 수, 골, 맥, 담, 여자포 이 여섯 가지는 땅의 기운이 소생한 것이어서 모두 음을 가두고 땅을 흉내 내므로 저장하되 내보내질 않는다. 기항지부라 명명한다[腦, 髓, 骨, 脈, 膽, 女子胞, 此六者, 地氣之所生也, 皆藏於陰而象於地, 故藏而不瀉, 名曰奇恒之腑]"(《소문素問·오장별론五臟別論》)라고 하였다. 두 번째 이유는 여자포女子胞는 부녀의 생리구조에서 특별한 장기인데, 만약 여자포女子胞라 명칭한다면 '장이불사藏而不瀉'하는 여자포女子胞의 음陰적인 특성을 잘 드러내기 때문이다. 또한 이러한 명칭은 부녀의 독특한 생리기관임을 뚜렷하게 보여준다. 따라서 여자포女子胞는 자궁뿐만 아니라 일부 생식과 관련된 조직을 포괄하고, 생리활동과 병리변화 여하에 따라 부녀의 월경, 대하, 임신, 출산의 이상 및 정상에 직접적인 영향을 준다.

포궁胞宮의 작용은 대략 3가지로 개괄할 수 있다. 첫 번째는 월경이 때에 맞춰 시작되도록 하는 것이다. 두 번째는 임신하고 태아를 기르고 분만하는 것이다. 세 번째는 생리적으로 질분비물帶下을 분비하여 음부陰部를 촉촉하게 하는 것이다. 이러한 작용이 실현되는 것은 장부臟腑, 경락經絡, 기혈氣血과 매우 밀접한 관계가 있다. 특히 신기腎氣의 성쇠盛衰, 천계天癸가 이르렀는지, 충임맥이 통通하고 성盛했는지 등과 상관관계가 있다. 이른바 "포락은 신에 매여 있다[胞絡者, 系於腎]."(《소문素問·기병론奇病論》)이다. 신腎은 선천의 근본先天之本이고, 원음元陰과 원양元陽이 나오는 곳으로 선후천先後天의 정기精氣가 저장되어 있다. 신기腎氣가 가득 채워져야만 비로소 천계天癸가 충만해지고, 임맥任脈이 통하며, 태충맥太衝脈이 왕성해져 월경이 때에 맞춰 나오게 되고, 임신을 기약할 수 있게 된다. 부인과에서 신기腎氣의 작용은 물론 매우 중요하지만, 기타 장부의 작용 또한 무시할 순 없다. 이러한 이유로 각각의 장부臟腑는 포궁胞

宮과 직접, 간접적으로 모두 관련이 되어 있다. 예를 들어 "포맥은 심에 속하며 포 중으로 흩어져 연결되어 있다[胞脈者屬心而絡於胞中]"(《소문素問·평열론評熱論》) 라고 한 것과 같다. 간肝, 비脾, 폐肺 세 개의 장臟은 충임맥衝任脈을 통하여 포중胞中에 기원을 두고 관련된 작용을 하므로 포궁胞宮과 간접적인 관계에 있다. 간肝은 혈血을 저장하고 소설疏泄작용을 하며, 비기脾氣는 운화하고 혈血을 통섭하며, 폐肺는 기氣를 주관하고 모든 경맥百脈을 조회하는데, 이러한 기능이 정상이면서 신명神明과 혈맥血脈을 주관하는 심장心의 심기心氣가 하강하고 심혈心血이 하행하여 혈해血海가 가득 차야지만 비로소 경대태산經帶胎産하는 작용이 정상적으로 되는 것이다. 이러한 분석에 따르면 포궁胞宮의 작용은 직접, 간접적으로 오장기혈五臟氣血의 채워지고 비워짐盈虧에 영향을 받는다고 말할 수 있다. 다만 이것은 문제의 한 측면이고, 다른 방면으로는 포궁胞宮이 부녀의 특별한 장기이므로 자연히 생리기능도 독특함이 있다고 봐야 한다. 포궁胞宮이 비록 "기항지부奇恒之腑" 중 하나이지만 가운데가 비어 있고 벽이 두꺼운 형태로 음정陰精을 저장하고 조박糟粕은 받아들이지 않아 장사藏瀉의 작용이 있다. 비월경기와 임신의 전체 기간에는 "정기를 거두고 내보내지 않는다[藏精氣而不瀉]"(《소문素問·오장별론五臟別論》)라고 말할 수 있고, 주로 "저장藏"의 기능을 한다. 반대로 월경기와 분만하는 기간은 "배출瀉"의 기능이 주로 나타난다. 포궁胞宮의 "저장藏"으로 보면 오장五臟과 같지 않고, 포궁胞宮의 "배출瀉"로 보면 육부六腑와도 같지 않다. 이러한 포궁胞宮의 저장해야 할 때 저장하고 배출해야 할 때 배출하는 기능 때문에 비로소 정기를 충실하게 유지하고 기혈을 조화롭게 하는 것이다. 이에 따라 통창通暢을 순기능으로 하는 정상적인 생리상태가 되면 월경을 하고 태아를 잉태하고 기르며 생리적 대하를 분비하는 독특한 기능이 완성된다. 만약 이러한 포궁胞宮의 독특한 기능이 없다면 충맥衝脈이 혈해血海가 되어 월경을 운행하는 건 불가능하고, 임맥任脈은 임신과 임신유지를 주관하는데 이 또한 이루어지지 못한다. 설령 신기腎氣가 왕성하고, 간肝의 장혈藏血작용, 소설疏泄작용과 비脾의 건운健運작용, 통혈統血작용, 심心의 신명神明과 혈맥血脈을 주관하는 작용, 폐주기肺主氣와 폐조백맥肺朝百脈 등의 오장의 기능이 정상이고 기혈氣血이 조화롭고 왕성하더라도, 포궁胞宮이 없다면 월경月經, 대하帶

下, 임신과 유지孕育, 출산과 수유産乳 등 일련의 부녀의 특수한 생리기능은 여전히 불가능하다. 이러한 까닭에 임상에서 보이는, 옛 용어로 나螺, 문紋, 고鼓, 각角, 맥脈의 "오불녀五不女"라 불리는 선천성 결함, 혹은 현대의학에서 난소나 자궁이 없는 원발성 무월경 및 자궁적출을 시행한 부녀는 비록 육맥六脈이 조화롭고 체력이 좋아도 경대태산經帶胎産이 불가능한 것이다.

과거 한의학 생리에서 "월경은 신장에서 기원한다[經源於腎]"라는 내용과 월경은 오장기혈五臟氣血의 화생化生으로 유래됨을 일관되게 강조하였고, 이에 따라 병리病理에서도 오장불화五臟不和, 기혈실조氣血失調, 충임휴손衝任虧損 등에 초점을 맞추고 있다. 실제 부인과 임상에서 부녀의 병변은 두 가지 방면으로 봐야 한다. 하나는 장부기능臟腑功能의 불화不和와 충임衝任의 휴손虧損인데, 특히 간肝, 비脾, 신腎 삼장三臟과 충임맥衝任脈의 기능실조가 부인과 질환을 가장 쉽게 일으킨다. 다만 이것은 간접적인 영향일 뿐이다. 다른 하나는 포궁胞宮 자체의 병변으로 이는 직접적인 병변이 된다. 포궁胞宮은 하초下焦의 음습陰濕한 곳에 위치하고 그 생리구조 또한 상당히 복잡한데, 아래쪽 구멍은 질과 맞닿아 음문으로 통하였고 음문은 바깥으로 개구되어 있다. 이 때문에 무절제한 성관계는 포맥을 손상시켜 자궁에 영향을 줄 뿐 아니라 외계의 육음지사六淫之邪와 불결한 물질이 포궁胞宮에 침입하여 혈血과 함께 뒤엉켜 포궁胞宮의 "저장藏", "배출瀉"하는 기능을 망가뜨리고, 이에 따라 경대태산經帶胎産에 각종 질병을 발생시킨다.

본래 포궁胞宮 자체가 직접 사독邪毒에 감염되어 발생한 병변에 대해 선현들이 일찍이 논술한 바가 있다. 예를 들어 월경부조月經不調는 《제병원후론諸病源候論》에서 "풍랭한 기운이 포궁 내로 침입[風冷之氣客於胞內]"하여 일어난다고 인식하였다. 무월경에 대해서 《금궤요략金匱要略》에서는 일찍이 "자궁에 단단한 덩어리가 제거되지 않아 묵은 혈이 있는 것이다[臟堅癖不止, 中有乾血]"라고 논술하였다. 병리적인 대하帶下에 대해서 《제병원후론諸病源候論》은 "월경기나 산후에 풍사가 포문으로 들어갔기 때문이다[因經行産後, 風邪入胞門]"라고 하였고, 포락胞絡 사이의 더러운 액체와 혈이 서로 합쳐져 발생한다고 하였다. 임신복통에 대해서 《금궤요략金匱要略》은 "자궁이 열렸다[子臟開]"라고 말하였으며,

태아발육부전과 잔류태반에 대해서 《제병원후론諸病源候論》은 "자궁이 차다[胞藏冷]", "자궁이 차고 혈이 매끄럽지 않다[胞冷血澁]"라는 이론을 내세웠다.

이상의 예에서 우리 선조들은 매우 일찍부터 포궁胞宮 자체에 사독邪毒이 직접 감수되어 발생한 병변을 중시했다고 볼 수 있다. 우리는 이렇게 계승받은 바를 토대로 정리시키고 향상시켜야 할 필요가 있다. 물론 포궁胞宮 자체에 발병하는 병인병기病因病機만을 강조하고, 장부臟腑, 경락經絡, 기혈氣血이 부인과의 특수한 생리, 병리에 대해 미치는 영향을 부인하는 것은 아니다. 장부臟腑와 경락經絡에 병변이 발생하여 포궁胞宮의 장사藏瀉기능에 이상을 일으킬 수도 있다. 마찬가지로 포궁胞宮에서 발생한 병변이 장부臟腑와 경락經絡의 기능에 이상을 일으킬 수도 있는 것이다.

임상소견에 따르면 오장五臟의 불화가 일으킨 부인과 질환은 허증虛證, 한증寒證에 속하거나 허실협잡虛實挾雜인 경우가 많았다. 포궁胞宮이 외부의 사독邪毒에 감염되어 직접적으로 발생한 질환은 종종 실증實證, 어혈증瘀血證에 속하는 경우가 많았다. 포궁胞宮에 질병이 발생하는 경로는 직접과 간접의 두 방면이 있고, 이 때문에 부녀의 생리적 특징에 대해 넓은 의미로는 월경은 신腎에서 기원하고 오장五臟의 정기精氣에서 화생된 것이라고 말하는 것이고, 좁은 의미로는 월경이 포궁胞宮에서 만들어지고 포궁胞宮에서 발생된다고 말하는 것이다. 인체의 관점에서 말하자면 오장五臟은 인체를 구성하는 핵심이고, 생명의 주재主宰가 된다. 부인과의 특수한 생리로 말하자면 포궁胞宮이 중심이 되고, 포궁胞宮이란 존재가 없다면 월경月經, 대하帶下, 임신과 생육, 분만 등의 생리현상 또한 없는 것이다.

경대태산經帶胎産에 병이 발생하면 직접과 간접 두 방면의 원인이 있으므로, 치료에서도 같지 않다. 간접적 원인이라면 그 치료는 당연히 장부기혈臟腑氣血을 조리하는 것을 위주로 해야 한다. 예를 들어, 간肝이 소설疏泄작용을 잃고 혈량血量을 조절하고 저장할 수 없으면 마땅히 소간해울疏肝解鬱, 양혈유간養血柔肝을 치법으로 삼아야 한다. 만약 비脾가 허虛하여 운화運化와 통섭統攝을 할 수 없으면 건비승청健脾升清, 익기고섭益氣固攝의 법을 따른다. 만약 신허불고腎虛不固한다면 마땅히 음양陰陽을 구별하여, 음허陰虛하면 자양하고, 양허陽虛하면 온보溫補하여 음양陰陽을 협조시켜 주칩봉장主蟄封藏하는 근본을 견고하게 해야 한다. 만약 심혈心血이 휴손虧損되어 정신적으로 편하지 못하면 익기양혈益氣養血, 보심녕신補心寧神을 치법으로 삼아야 한다. 만약 폐肺가 선발宣發하지 못하여 조절할 수 없다면 보기補氣하거나 청윤淸潤하는 것이 좋다.

총체적으로 오장기능五臟功能이 정상화되고, 기혈氣血이 조화를 이루는 것이 가장 중요하다. 만약 육맥六脈이 화평하고 정신과 안색, 형태에 이상이 없고 장부기혈臟腑氣血에 타고난 병변이 없는데, 외부의 사독邪毒과 더러운 기운이 직접 포궁을 손상시켜 병이 되었다면, 한열허실寒熱虛實, 어혈瘀血의 이환기간, 독毒의 경중輕重, 사기邪氣의 심천深淺을 따진 이후에 치료법을 세워야 한다.

만약 징하적취癥瘕積聚가 한응寒凝에 속한다면 온경산한溫經散寒, 난궁화어暖宮化瘀해야 하고, 열결熱結에 속한다면 청화행혈淸化行血하는 것이 좋다. 어혈瘀血이 최근에 발생한 것이면 대부분 행혈활혈行血活血을 치료법으로 하고, 어혈瘀血이 쌓인 지 오래되어 정기正氣가 허하고 사기邪氣가 실하다면 온장난궁溫臟暖宮을 위주로 하고, 활혈活血로 보좌한다. 습탁濕濁이 정체되어 황대하黃帶下와 백대하白帶下가 같이 보이고, 점조하고 냄새가 나며, 음부소양이 참기 힘들다면 청열조습淸熱燥濕, 해독살충解毒殺蟲을 치료법으로 한다. 포궁胞宮 자체에 사독邪毒이 감수되어 발생한 질환이 국소에 편중되어 있다면 내복약뿐만 아니라 훈熏, 증蒸, 세洗, 부敷 등의 외치요법을 결합하는 것이 효과가 좋다.

인체는 유기적으로 연계된 총체이다. 포궁胞宮이라는 국소 부위를 치료하는 동시에 각 장부臟腑의 포궁胞宮에 대한 작용을 간과하지 않도록 해야 한다. 몇몇 병례病例에서 한습寒濕이 포궁胞宮에 침입하여 발생한 월경통이나 무월경에 종종 "온신난궁溫腎暖宮"의 치료법으로 기대한 효과를 얻을 수 있었다. 현재 가장 어려운 점은 일부 외용제를 포궁胞宮의 질환에 직접 사용하는 것 외에 내복약에서도 도대체 어떤 것이 포궁胞宮의 질환에 가장 직접적으로 작용하고 그것의 약리는 어떤 것인가 하는 것이며, 이는 앞으로 더 탐구해야 할 부분이다.

한마디로 말하면 포궁胞宮은 "기항지부奇恒之腑" 중 하나이고, 저장藏과 배출瀉이 가능하며, 행行하는 것을 상常으로 삼고, 통창通暢하는 것이 순리이며, 월경은 신腎에서 기원하고 포궁胞宮에서 만들어진다.

02 기경奇經에 대한 논술

기경奇經은 독맥督脈, 충맥衝脈, 임맥任脈, 대맥帶脈, 양유陽維, 음유陰維, 양교陽蹻, 음교陰蹻의 여덟 가지 경맥의 간칭簡稱이다. 이 8맥의 순행과 분포, 배속은 12경맥과 같지 않고 생리적으로 독특한 작용이 있고 병리변화에서도 특수하게 표현되므로 "기경奇經"이라 부른다. 다시 말해 12정경正經과는 구별되는 점이 있다. 이제 기경奇經의 중요성, 기경奇經과 부인과의 관계, 기경奇經의 용약 등에 관해 개인의 얕은 경험을 서술해보겠다.

(1) 기경奇經의 중요성

기경팔맥奇經八脈은 경락의 중요한 구성요소이다. 인체에서 이것의 중요성은 3가지 방면으로 이해할 수 있다.

첫째, 정경正經을 보조하고, 기혈氣血을 조절한다. 기경팔맥奇經八脈의 순행은 십이경맥十二經脈의 사이를 교차, 관통하여 십이경맥十二經脈과 직접적으로 관계되어 있다. 독맥督脈의 대추혈大椎穴은 수족삼양경手足三陽經의 회합처이고, 수족삼음경手足三陰經은 임맥任脈의 전중혈膻中穴에서 모인다. 따라서 독맥督脈을 "온몸의 양을 감독한다[督一身之陽]", "양맥의 바다가 된다[爲陽脈之海]"라고 하였고, 임맥任脈은 "온몸의 음을 주관한다[主一身之陰]", "음맥의 바다가 된다[爲陰脈之海]"라고 하였다.

임독任督 두 개의 경맥은 인체의 복부와 배부의 중앙선으로 나뉘어 관통하여 머리로 상행하고 뇌腦로 들어가 음양십이경맥陰陽十二經脈을 통괄하고 있다. 충맥衝脈은 하행하여 다리에 이르고 상행하여 머리에 이르는데, 기혈氣血을 총감독하는 요충지가 된다. 따라서 "충맥은 혈해가 된다[衝脈爲血海]", "충맥은 십이경맥의 바다이다[衝脈爲十二經之海]"라고 하였다. 기타 다섯 경맥 또한 십이경맥十二經脈의 사이를 교차관통하고, 십이경맥十二經脈의 기혈氣血이 가득 차게 되면 기경팔맥奇經八脈으로 유주流注되어 준비하고 저축해두고, 기혈氣血이 부족할 때엔 기경奇經으로부터 관류되어 보충된다. 《난경難經》은 십이경맥十二經脈을 "도랑溝渠"에 비유하고 기경팔맥奇經八脈을 "깊은 호수深湖"에 비유했는데, 비유가 적절하다. 기경팔맥奇經八脈은 십이경맥十二經脈을 보조할 수 있고, 몸 전체의 기혈氣血을 조절한다고 볼 수 있다.

둘째, 음양陰陽에 연계하여 평형을 유지한다. 기경팔맥奇經八脈은 십이경十二經을 통해 장부臟腑와 간접적으로 연결되어 있기 때문에 인체의 음양협조, 기혈 안정에 대해 중요한 작용을 한다. 예를 들어 대맥帶脈은 허리띠를 한 것처럼 허리를 한 바퀴 에워싸서 전후좌우의 모든 경맥을 묶어줄 수 있다. 양유맥陽維脈은 모든 양경락陽經絡을 연계하며 전신의 표表를 주관하고, 음유맥陰維脈은 모든 음경락陰經絡을 연계하며 전신의 리裏를 주관한다. 음양陰陽이 상호간에 유지되면 전신 경락經絡이 조화롭게 된다. 음교맥陰蹻脈과 양교맥陽蹻脈은 경쾌하고 민첩하다는 뜻이 있는데, 양교맥陽蹻脈은 인체 좌우의 양陽을 주관하고, 음교맥陰蹻脈은 인체 좌우의 음陰을 주관한다. 기경팔맥奇經八脈의 기능이 정상이어야 비로소 전신의 음양陰陽을 유지할 수 있고, 기혈氣血의 흐름을 촉진시킬 수 있으며, 교맥蹻脈의 균형을 유지할 수 있다. 만약 두 개의 교맥蹻脈과 유맥維脈이 조절을 잃게 되면 운동장애라는 병태病態를 일으켜 사람이 서 있는 행동이 흔들리고 불안정하게 된다.

셋째, 포궁胞宮과 뇌는 기경奇經으로 연결되어 있다. 기경팔맥奇經八脈과 기항지부奇恒之腑는 밀접한 관계가 있다. 더욱이 충맥衝脈, 임맥任脈, 독맥督脈, 대맥帶脈의 4개의 경맥經脈과 포궁胞宮, 뇌수腦髓의 관계는 매우 분명하다. 대맥帶脈이 허리를 한 바퀴 두르고 있기 때문에 충맥衝脈, 임맥任脈, 독맥督脈 등 삼맥三脈의 협조를 제어할 수 있다. 충맥衝脈, 임맥任脈 두 개의 경맥經脈은 모두 포중胞中에서 기시하여 머리로 상행한다. 독맥督脈은 회음혈會陰穴에서 시작되고 척추를 따라 상행하여 풍부혈風府穴에 이르고 뇌중腦中으로 진입하고, 아울러 정수리에서 앞이마를 따라 콧대鼻柱로 하행하여 인중혈人中穴에 이르고 승장혈承漿穴에서 임맥任脈과 교회交會하여, 음양陰陽, 영위營衛, 기혈氣血, 진액津液의 조절을 책임진다. 기항지부奇恒之腑는 음정陰精을 저장할 수 있기 때문에 머리에서는 눈을 밝게 하여 만물을 분별할 수 있게 하고, 오장육부의 기능에 의지하는 것 외에도 기경팔맥奇經八脈의 작용과도 불가분의 관계이다. 여기에는 특별히 설명이 필요한데 기경奇經과 뇌腦, 수髓, 포궁胞宮의 직접적인 관계를 강조하는 동시에 기경奇經이 오장육부五臟六腑와 간접적인 관계가 있음을 부인할 수 없다. 예를 들면, 위胃와 충맥衝脈은 함께 오장육부五臟六腑의 바다인데, 전자는 수곡水穀을 저장하고, 후자는 정혈精血을 저장한다. 수곡정미水穀精微는 정혈精血의 기초물질이므로, 수곡水穀의 정미精微가 없으면 정혈精血도 화생化生될 수 없게 된다. 그래서 습관적으로 "충맥은 양명에 예속된다[衝脈隸陽明]"라고 말한다. 장경악張景岳은 위胃와 충맥衝脈을 월경의 근본으로 동속同屬시켰고, 섭천사葉天士는 "팔맥은 간과 신에 예속된다[八脈隸肝腎]"라고 논설하였는데, 족히 기경奇經과 장부臟腑의 관계를 알 수 있다. 비록 간접적일지라도 여전히 중요하다.

(2) 기경奇經과 부인과

부녀는 혈血이 근본本이 되고 혈血로써 쓰임用을 삼는데, 기경팔맥奇經八脈은 십이경맥十二經脈의 기혈氣血조절을 보조할 수 있고, 게다가 포궁胞宮, 뇌腦, 수髓 등과 직접적인 관계가 있기 때문에 부녀의 경經, 대帶, 태胎, 산産이 모두 기경팔맥奇經八脈과 매우 밀접한 관계에 있다. "여자 14세에는 천계가 이르고 임맥이 통하고 태충맥이 성하여 월경을 때에 맞춰서 하게 되고, 따라서 임신을 할 수 있다……[女子二七而天癸至, 任脈通, 太衝脈盛, 月事以時下, 故有子, ……]"(《소문素問·상고천진론上古天眞論》).

부녀의 정상 월경, 결혼 후 임신, 달을 채워 순산하는 것은 신腎의 봉장封藏기능뿐 아니라 임맥任脈의 통창通暢과 태충맥太衝脈의 왕성함, 독맥督脈의 통섭統攝, 대맥帶脈의 약속約束과도 밀접한 관계가 있다. 만약 충맥衝脈의 혈해血海가 공허하면 월경부조月經不調, 월경량이 적어지거나 혹은 임신 중 태아발육부전이 될 수 있다. 혈해血海가 기체氣滯로 순조롭지 못하면 소복少腹·소복小腹이 창통脹疼하며, 월경을 하지 않는다. 임맥任脈의 기氣가 부족하면 임신하여 태원胎元을 영양할 수 없고, 월경과다月經過多, 붕루崩漏, 태루胎漏 등의 충임衝任이 휴손虧損되어 나타나는 병변을 일으킨다. 독맥督脈이 약해져 고섭固攝하지 못하고 대맥帶脈이 약속約束하지 못하면 요퇴산통腰腿酸痛, 월경이 누하부지漏下不止하거나, 대하帶下가 끊임없이 나오고, 불임不孕, 타태墮胎, 소산小産 등을 일으킨다. 음유맥陰維脈, 양유맥陽維脈과 음교맥陰蹻脈, 양교맥陽蹻脈은 전신의 좌우표리左右表裏를 통해 음양陰陽의 작용을 유지하고 조절한다. 만약 음양유맥陰陽維脈과 음양교맥陰陽蹺脈에 병변이 발생한다면 음양경陰陽經을 구속하고 유지하는 힘을 잃게 되므로 기혈불화氣血不和, 음양실조陰陽失調로 인해 부녀에게는 경經, 대帶, 태胎, 산産의 병변이 발생하게 된다.

기경奇經의 부인과에 대한 중요성을 논의하면서 오장五臟의 부인과에 대한 작용을 간과해서는 안 된다. 장부臟腑의 기능이 비정상이면 기경奇經에도 영향을 줄 수 있고, 나아가 부녀의 경經, 대帶, 태胎, 산産에도 영향을 미친다. 그러나 다른 측면에서 기경팔맥奇經八脈이 이미 특수한 생리작용이 있으므로 또한 특수한 병변이 있으리라고 봐야 한다. 장부臟腑의 병변은 기경奇經의 병변을 초래할 수 있다. 기경奇經의 병변은 마찬가지로 장부臟腑의 병변을 일으킬 수 있다. 예를 들어, 간肝이 장혈藏血하지 못하고, 비脾가 통혈統血하지 못하고, 신기腎氣가 휴손虧損되면, 충임衝任이 견고하지 못해 월경과다月經過多, 붕루崩漏, 태루胎漏, 활태滑胎 등의 병을 일으킬 수 있다. 충임衝任이 손상받으면 경經, 대帶, 태胎, 산産의 병변 외에 장부기능실조臟腑功能失常로도 이어져 한열寒熱, 구토嘔吐, 두훈頭暈, 불면失眠, 심번心煩, 심계心悸 등의 증상이 나타난다. 그러므로 한 부분만 강조하여 다른 부분을 소홀히 하면 안 되고, 부분과 전체를 함께 중요하게 보아 기경奇經과 장부臟腑를 모두 중요시해야 한다.

(3) 부인과에서 기경奇經의 용약用藥

어떤 질병의 치료든 변증논치辨證論治를 떼어놓을 수 없다. 변증논치辨證論治의 토대 위에 장부경락臟腑經絡의 특성에 따라 어느 장부臟腑, 어느 경락經絡에 특수한 작용이 있는 약물을 선택하는 것은 매우 중요한 일이다. 기경奇經은 십이경十二經, 포궁胞宮, 뇌수腦髓와 직접적인 관계가 있고, 이에 따라 부인과 질환을 치료할 때 반드시 기경奇經의 용약用藥에 주의해야 한다. 우리는 "기경팔맥은 간·신에 속해 있다[八脈隷肝腎]"라는 이론에 계속 사로잡혀 간신肝腎의 약이 기경奇經의 약이라고 해서는 안 된다. 임상경험으로 볼 때 일부 간·신肝腎의 약은 기경奇經에 작용할 수 없었다. 그래서 청대淸代 온병溫病의 대가인 섭천사葉天士는 "여성질환을 논하려면 기경을 연구해야 한다[論女科, 須究奇經]"라고 논설하였고, 그는 기경奇經의 용약用藥에 대해 비교적 전면적인 논술을 하였다. 현재 개인의 경험과 결합하여, 일부 임상에서 상용하는 기경용약奇經用藥을 나열해본다.

㉠ 충맥용약衝脈用藥

충맥衝脈은 혈해血海가 되므로 충맥衝脈이 병들면 혈병血病이 위주가 된다. 보혈補血, 활혈活血, 통락通絡, 화어化瘀, 진역鎭逆하는 약재를 다용하는데, 예를 들어 당귀當歸, 수오首烏, 도인桃仁, 익모초益母草, 현호색玄胡索, 향부香附, 반하半夏, 자석영紫石英 등의 약재이다.

㉡ 임맥용약任脈用藥

임맥任脈은 포궁胞宮을 주관하므로 임맥任脈이 병들면 음혈陰血과 관계가 있다. 자음양혈滋陰養血의 약재를 다용하는데 예를 들어 구판교龜板膠, 아교阿膠, 두충杜仲, 사질려沙蒺藜, 토사자菟絲子, 구기자枸杞子, 충위자茺蔚子, 도핵육核桃肉 등이다.

㉢ 독맥용약督脈用藥

독맥督脈은 양맥지해陽脈之海인데, 온몸의 양경陽經을 주재한다. 만약 독맥督脈이 양허陽虛하다면, 익양온후益陽溫煦하는 약재를 다용한다. 예를 들어, 녹각교鹿角膠, 녹각상鹿角霜, 자하거紫河車, 계원육桂圓肉, 숙부자熟附子, 육계肉桂, 파극천巴戟天, 쇄양鎖陽 등이 있다.

㉣ 대맥용약帶脈用藥

대맥帶脈이 병들면 온삽溫澁하는 약재를 다용하는데 예를 들면 상표초桑螵蛸, 녹각상鹿角霜, 복분자覆盆子, 금앵자金櫻子, 백출白朮, 회산약懷山藥, 적석지赤石脂 등이 있다.

이상으로 충맥衝脈, 임맥任脈, 독맥督脈, 대맥帶脈의 용약을 열거하였는데, 이는 또한 간肝, 비脾, 신腎의 상용약에서 벗어나지 않는다. 다만 장부臟腑에서 시작되는 용약用藥은 장부臟腑손상의 병변이 존재하지만, 기경奇經에 따른 용약은 장부臟腑의 병변이 반드시 동반되는 것은 아니라는 것을 우린 알아야 한다. 예컨대 양허陽虛로 자궁이 찬 불임여성은 종종 맥脈과 증證에 뚜렷한 이상이 없고, 단지 성감性感이 떨어지거나 월경색이 묽어지는 등의 변화가 있을 뿐이다. 기경奇經을 데우는 약재를 사용하면 되고, 자하거紫河車, 녹각교鹿角膠, 합개蛤蚧, 당귀신當歸身, 소회향小茴香, 숙부자熟附子, 육계肉桂 등이다. 음유陰維, 양유陽維와 음교陰蹺, 양교陽蹺의 병변은 부인과 질환과의 관계가 상대적으로 크지 않다. 역대로 이에 대한 용약用藥과 논술論述이 많지 않고, 개인의 경험 또한 얕기에 여기서 간략히 하겠다.

총괄하자면, 기경팔맥奇經八脈은 독특한 생리작용이 있고, 병변 또한 독특하며, 더욱이 부인과와의 관계가 밀접하다. 우리는 "기경팔맥은 간신에 속해 있다[八脈隸肝腎]"라는 논설에 따라 간·신肝腎을 치료하는 약은 기경奇經을 치료하는 약이라는 것도 중요하지만 기경奇經의 병변과 그 용약用藥의 특수성 또한 주의해야 한다. 사실이 증명하듯, 부인과 질환의 치료에서 장부臟腑와 기경奇經을 함께 중요시하여 간·신肝腎의 치료를 통한 기경奇經의 치료에 집중하고, 또한 기경奇經의 용약用藥 특수성에도 주의를 기울인다면 그 치료효과는 매우 빠를 것이다. 현재 우리의 연구에서 절실하게 기대하는 것은 기경용약奇經用藥을 한 단계 발전시켜 환자의 고통을 덜어주는 것이다.

03 장부학설臟腑學說과 부인과의 관계에 대한 논설

장부학설臟腑學說은 주로 인체생리기능, 병리현상 및 상호관계를 연구하는 하나의 학설이다. 인체의 생명활동은 모두 내부장기에서 생리기능의 활동에서 기원하며, 안으로는 음식소화, 혈액순환이고, 밖으로는 보고 듣고 말하고 행동하는 것과 사지관절의 운동이다. 즉, 실질적으로 인체 전체의 생명활동이다. 부녀는 혈血을 본本으로 삼는데, 혈血이 왕성하면 월경이 고르게 되고 자식을 가질 수 있다. 심주혈心主血, 간장혈肝藏血, 비통혈脾統血 등 혈血은 수곡정미水穀精微의 화생에서 유래된다. 부녀의 경經, 대帶, 태胎, 산産과 장부臟腑의 관계는 지극히 밀접하다고 볼 수 있다.

임상례①

황黃모, 여성, 21세, 학생.

13세에 초경을 하였다. 이후로 월경주기, 색, 양, 질은 정상이었으며, 월경기간 중에도 불편한 점이 없었다. 최근 졸업시험이 다가옴에 따라 정서적으로 긴장되고, 일과 휴식이 불규칙하게 되었으며, 2개월째 월경을 하지 않았다. 3일 전부터 어지럽고 요통이 있으며, 마음이 답답하고 쉽게 조급해지며, 밤에 잠들기 힘들고, 꿈이 많아졌다. 식욕과 소화가 좋지 않고, 대변이 마르고 단단하고, 소변은 담황淡黃하다. 맥상脈象은 세현細弦하고, 설질舌質은 담홍淡紅하고 태박황苔薄黃하다.

간肝은 혈血을 저장하고 모려謀慮를 주관하는데, 환자는 사려思慮가 과도하여 기氣가 울결되었고, 이에 간기肝氣가 억울抑鬱되었다. 따라서 때에 맞춰서 월경을 하지 않은 것이다. 울체가 오래되면 열熱로 변하는데, 이에 상화相火가 내동內動하여 월경을 행하려고 해도 나오지 않는 상황 때문에 가슴이 답답하고 쉽게 조급하며 요통이 심했던 것이다. 《필화의경筆花醫鏡》의 "양혈소간養血疏肝"하는 치법을 본받아 시호소간산柴胡疏肝散에 가미하여 치료하였다.

【처방】

당귀신歸身 12g, 시호柴胡 5g, 백작白芍 9g, 지실枳實 6g, 향부香附 6g, 천궁川芎

6g, 익모초益母草 20g, 황정黃精 12g, 박하薄荷 3g(후하後下), 회우슬懷牛膝 6g, 감초甘草 3g.

이는 간체肝體, 간용肝用을 함께 치료하는 법으로, 익모초益母草, 우슬牛膝의 통강通降작용을 병용하였다. 2일을 복약하고 월경이 시작되었고, 모든 증상은 소실되었으며 기분이 좋아졌다.

【부연】

간肝은 풍목風木의 장臟으로 안에는 상화相火가 머무르고, 체體는 음陰이고 용用은 양陽이다. 기기氣機를 소설疏泄하는 기능이 있고, 혈액을 저장하고 조절하는 작용이 있으며, 충임衝任 두 경맥이 연결되어 있다. 간기肝氣가 조달되면 장부臟腑가 평온해지고, 기혈진액氣血津液이 끊임없이 생겨난다. 간혈肝血이 충족되고 기기氣機가 순조로우면 충임맥衝任脈이 통성通盛하고 월경을 때에 맞춰서 하고, 기혼인 가임기 여성은 쉽게 임신하고 태아를 성장시키며 분만도 수월하게 하고, 출산 후 유즙이 가득 차 넘치게 된다. 만약 간肝이 소설疏泄기능을 잃게 되어 간울肝鬱이 되면 모든 장臟이 울체되고, 기기氣機가 막히면 모든 병이 이에 따라 생겨난다. 예를 들어 월경이 앞뒤로 불규칙해지고, 월경량이 많아지거나 적어지게 되며, 심하면 붕루崩漏 혹은 무월경이 되고, 임신 중이라면 대부분 태아발육부전, 유산 등의 병변이 있을 수 있다. 간肝의 생리기능 혹 병리변화를 막론하고, 모두 부인과 영역에서 간肝의 위치는 매우 중요하다고 본다. 그래서 섭천사葉天士는 "여자는 간을 선천으로 삼는다[女子以肝爲先天]"라고 강조하였고, 확실히 탁월한 이론이다.

임상례②

웨이韋모, 여성, 36세, 난닝南寧의 모 공장 간부.

이전 월경은 기본적으로 정상이었고, 월경기간 중에도 불편함이 없었다. 남편을 따라 난닝으로 이동하여 일한 지 반년이 되었는데, 월경을 하지 않았고 스스로 느끼는 불편함은 없었다. 수면, 소화, 대소변 모두 보통이고, 맥세삭유력脈細數有力하고, 태박백苔薄白하고 설질舌質은 정상이다.

환자는 평소 월경에 이상이 없었고, 난닝으로 옮겨서 일을 한 뒤에 환경의 이동, 급변한 생활과 새롭게 시작한 업무로 인해 기쁨과 생각이 많아졌다. “즐거우면 기가 완만해진다[喜則氣緩]”, “생각을 하면 기가 맺힌다[思則氣結]” 등에 따라 심양心陽의 기氣가 포맥胞脈으로 내려가지 못하고 포맥胞脈이 막혀 월경이 나오지 않게 된 것이다. 별다른 불편함이 없는 이유는 병이 신神에 있고 형形에 있지 않기 때문이다. 방향신개芳香辛開, 온통혈맥溫通血脈을 치법으로 하고, 통규활혈탕通竅活血湯에 가감하여 치료한다.

【처방】

당귀當歸 9g, 천궁川芎 5g, 도인桃仁 6g, 홍화紅花 6g, 노총老蔥 9g, 계지桂枝 6g, 불수佛手 9g, 석창포石菖蒲 5g, 원지遠志 5g, 익모초益母草 15g, 자감초炙甘草 5g.

위 처방을 물에 달여 3일을 복용하고, 월경이 바로 시작되었다.

【부연】

심心은 화열火熱의 장臟으로 오장육부五臟六腑의 군주가 되고, 혈맥血脈을 주관하고 신명神明을 관장한다. “임금이 밝으면 신하들이 안정된다[主明則下安]”라는 말은 심心의 기능이 정상이면 각 장부의 기능활동이 협조되어 기혈氣血이 막힘없이 흐르고, 정신이 맑아지며, 사유思維가 민첩해져 인체 건강을 유지할 수 있게 된다는 뜻이다. 반대로 “임금이 명석하지 못하면 십이기관이 위태롭다[主不明則十二官危]”(《소문素問·영란비전론靈蘭秘典論》)와 같이 되면 신지神志와 혈맥血脈에 각종 병변이 발생할 뿐 아니라 각 장부의 기능실조를 일으키게 되는데, 이른바 “심장이 동요하면 오장육부가 모두 흔들리게 된다[心動則五臟六腑皆搖]”(《영추경靈樞經·구문口問》)이다. 부녀는 음혈陰血을 위주로 하고, 포맥胞脈은 심心에 속하고 포중胞中으로 락絡하므로, 심心이 혈맥血脈과 신명神明을 주관하는 기능이 어떠한지에 따라 부녀의 생리활동과 병리변화에 직접 영향을 준다. 심신心神이 막힘없이 잘 통하면 심양心陽의 기氣가 하강하고 심혈心血이 밑으로 포중胞中에서 만나므로 월경이 제때에 오고 임신을 기약할 수 있다. 만약 우수사려憂愁思慮가 지나치면 심음心陰이 은연중에 소모되어, 영혈營血이 부족해지고 신지神志가 울결되고 포맥胞脈이 통하지 않고 기혈氣血이 포궁胞宮에 이르지 못해 혈해血海가 공허해진다. 이에 따라 월경이 고르지 못하게 되고, 심하면 무월경이 되고 임신이 어려워진다. 《소문素問·평열병론評熱病論》에서 “월경이 오지 않는 것은 포맥이 막혔기 때문이다. 포맥은 심에 속하고 심의 경락은 포중에 연결되어 있는데 이제 기가 폐를 상박하여 심기가 아래로 통할 수 없으니 월경이 오지 않는 것이다[月事不來者, 胞脈閉也.胞脈者, 屬心而絡於胞中, 今氣上迫肺, 心氣不得下通, 故月事不來也]"라고 하여 월경의 통행通行 혹은 폐색閉塞은 비록 원인이 여러 가지지만 총체적으로 말하면 심주혈맥心主血脈의 운행과 매우 밀접하다.

임상례③

자오趙모, 여성, 32세, 난닝南寧시 모 판매점 점원.

월경이 앞뒤로 불규칙하고, 월경량도 일정하지 않으며, 색담色淡하고 질은 묽다. 월경기에 안검과 사지에 가벼운 부종이 있고, 평소 대하량이 많고, 색이 희며 질은 묽다. 권태감이 있고 눕기를 좋아하며, 팔다리에 힘이 없고, 식욕과 소화가 좋지 않고, 대변이 묽으며, 설태박백舌苔薄白하고, 설질담눈舌質淡嫩하며 맥상脈象은 허지虛遲하다.

비허脾虛로 통혈統血하지 못하기 때문에 월경주기가 불규칙하고 월경량이 일정치 않은 것이다. 비양脾陽이 부족하여 화습化濕할 수 없으므로 대하帶下가 면면히 계속되고 월경기에 부종이 있다. 다른 증상 역시 비허脾虛의 증상이다. 온신건비溫腎健脾를 치료법으로 하고, 부자탕附子湯에 가미하여 쓴다.

【처방】

제부자制附子 9g(선전先煎), 백복령白茯苓 9g, 백작白芍 12g, 당삼黨參 15g, 익지인益智仁 9g, 태오약台烏藥 9g, 당귀신當歸身 12g, 초곡아炒穀芽 15g, 자감초炙甘草 6g.

위 처방은 경經, 대帶를 함께 치료하는 법으로 기존 처방에 가감하여 매일 1제를 물에 달여 복용하였다. 9제를 연복하고, 식욕과 소화가 좋아졌고 대변은 정상이 되었으며, 정신이 맑아지고 월경주기와 색, 월경량이 모두 정상이 되었다.

【부연】

비脾는 중초中焦에 있고, 성질은 습토濕土에 해당하며, 후천지본後天之本이 된다. 운화運化와 승청升淸을 주로하고, 수곡정미水穀精微를 심폐心肺에 수송하여 진액津液과 기혈氣血로 변화시키므로, 비脾는 기혈氣血을 생화生化하는 원천이라고 부른다. 비기脾氣가 정상적으로 운행하면 기혈氣血이 끊임없이 생성되고 기혈氣血이 경맥經脈을 따라 운행하여 위로는 심폐心肺에 수송되고, 아래로는 간신肝腎에 이르고, 사방으로 관주灌注하여 각 장기와 사지백해가 충분한 영양을 받을 수 있게 확보해주므로 이에 따라 인체 생명활동이 유지된다. 만약 비기脾氣가 허약해져 운화運化가 제대로 되지 않고, 통섭統攝할 수 없으면 종종 월경月經이 앞뒤로 불규칙해지고, 월경량이 많아지거나 적어지며, 심하면 붕루崩漏 혹은 무월경 등의 병변이 된다. 비양脾陽이 부진하면 수습水濕을 운화할 수 없고, 습탁濕濁이 하주下注하면 대하帶下가 계속되고, 습사濕邪가 기부肌膚에 넘치면 임신부에게는 자종子腫을 일으킨다. 비기脾氣가 하함下陷되고 혈血이 고갈되어 태胎를 기를 수 없으면 종종 유산의 위험이 있다. 비기脾氣의 성쇠영휴盛衰盈虧는 모두 부녀의 경經, 대帶, 태胎, 산産에 직접 영향을 미친다고 볼 수 있다.

임상례④

쑨孫모, 여성, 28세, 난닝南寧시 모 중학교 교사.

폐결핵을 앓은 지 2년이 되었고, 치료를 받은 뒤 폐결핵의 병소가 석회화되었다. 다만 아직 피로감을 느끼고, 사지에 힘이 없으며, 월경이 뒤로 2~3주 밀리고, 월경색이 묽고 월경량이 적어 2일이면 끝났다. 식욕과 소화는 보통이고, 대소변은 정상이다. 맥허세脈虛細하고, 태박백苔薄白, 설질담舌質淡하며, 마른 체형이다.

폐결핵은 비록 호전되었으나 원기元氣가 아직 회복되지 않았다. 폐기肺氣가 충분치 않으니 치절治節[01]할 수 없어 피곤하고 무력하며 월경이 뒤로 밀리고 월경량이 적은 것이다. 익기양혈益氣養血을 치법으로 삼고 성유탕聖愈湯에 가미하여 쓴다.

【처방】

자북기炙北芪 20g, 노당삼路黨蔘 20g, 당귀신當歸身 9g, 천궁川芎 6g, 숙지熟地

01 치절(治節): 폐가 심장을 보조하여 전신의 기, 혈, 진액과 장부의 생리기능을 관리하고 조절하는 작용—역자주.

15g, 백작白芍 5g, 불수佛手 5g, 익모초益母草 9g, 홍조紅棗 10g.

위 처방을 매일 1제 복용하고, 처방에 가감하여 연속으로 반 개월간 복용시켰다. 복용 후 월경주기, 색, 월경량이 정상이 되었고, 재차 이공산異功散으로 그 예후를 좋게 하였다.

【부연】

폐肺는 건금乾金으로, 일신一身의 기氣를 주관하고 백맥百脈을 조회하고 통하게 하며, 선발숙강宣發肅降의 작용이 있다. 폐기肺氣가 선발宣發해야 비로소 기혈진액氣血津液을 전신에 수송하여, 각 장기臟器를 영양할 수 있다. 폐기肺氣가 숙강肅降해야 비로소 수도水道를 통조通調하고 아래 방광膀胱으로 수송하여, 인체 수액水液의 배포와 배설을 유지할 수 있다. 폐주기肺主氣, 폐조백맥肺朝百脈하는데 기氣는 혈血의 인솔자이므로 기행氣行하면 혈행血行하여 전신은 쉬지 않고 돌게 된다. 만약 폐허肺虛로 기氣가 약해져 선발숙강宣發肅降의 기능이 정상적이지 못하게 되어 백맥百脈을 조회하고 통하게 할 수 없으면 심心이 혈맥血脈을 주관하는 기능이 원활하지 않게 되므로 늘상 흉협고만胸脅苦滿하고, 심하면 섬통閃痛이 발생한다. 간肝이 소설疏泄하지 못하면 혈액을 저장, 조절하지 못하고, 이에 따라 자주 월경부조月經不調, 붕루崩漏가 있거나 무월경이 된다. 자병급모子病及母의 이론에 따라 비脾가 운화하지 못하여 습탁濕濁이 하주下注하면 대하帶下가 끊이지 않게 된다. 비脾가 통혈統血하지 못하면 월경이 앞뒤로 불규칙해지고, 월경량도 일정치 않게 되며, 심하면 무월경이 된다. 폐肺는 기氣를 주관하고, 기氣의 뿌리는 신腎에 있는데 폐기肺氣가 허약하면 신기腎氣가 봉장封藏에 실패하여 월경과다月經過多, 붕루崩漏가 될 수 있다. 임신부의 경우에는 대부분 타태墮胎, 소산小産의 병변이 된다.

임상례⑤

황黃모, 여성, 35세, 난닝南寧시 버스 매표원.

결혼한 지 10년 되었고, 3차례 유산하였다. 현재 다시 임신하여 2개월쯤 되었는데, 음도에서 소량의 출혈이 있은 지 3일 되었고 색은 담홍淡紅하다. 소복小腹이 더부룩하고 무거우며 은은하게 통증이 있다. 요척腰脊에 산통酸痛이 있고, 퇴슬腿膝이 연약하다. 면색이 창백蒼白하고, 어지럽고 이명耳鳴이 있으며, 식욕은 보통이고, 대변은 정상이고, 소변은 비교적 많다. 맥허세脈虛細하고, 태박백苔薄白, 설질담舌質淡하다.

환자는 여러 차례 유산을 하였고, 그 원인은 밝혀지지 않았다. 다만 현재의 맥脈과 증證에 근거하여 신기허약腎氣虛弱으로 봉장封藏이 견고하지 않기 때문에 임신 2개월여에 선홍색 누혈이 있는 것이다. 이것은 태루胎漏의 징조이므로 수태환壽胎丸을 참고하여 가미하였다.

【처방】

토사자菟絲子 20g, 상기생桑寄生 9g, 천속단川續斷 9g, 천두충川杜仲 9g, 아교주阿膠珠 12g, 태자삼太子參 20g, 하엽체荷葉蒂 6g, 축사인縮砂仁 3g.

위 처방을 매일 1제 달여서 복용한다. 연속해서 3제를 복용하고 출혈이 바로 멎었다. 이후 태산반석산泰山盤石散에 가미하여 그 예후를 좋게 하였고, 달을 채워 아이를 출산하였다.

【부연】

신腎은 선천先天이며 수화水火의 장臟이어서 원음元陰, 원양元陽이 나오고, 수水를 주관하고 골骨을 주관하며 수髓를 생성하는 작용이 있다. 신腎의 기능이 정상이면 인체의 생장발육과 생식활동을 주재할 수 있다. 《내경內經》에서 이르길 "신기가 성하고 ……천계가 이르고, 임맥이 통하고, 태충맥이 성하면 월경이 때에 맞춰 나온다. 고로 자식을 가질 수 있다[腎氣盛……天癸至, 任脈通, 太衝脈盛, 月事以時下, 故有子]"라고 하였다. 만약 신기腎氣가 부족하고, 정혈精血이 부족하여 신腎이 주칩봉장主蟄封藏할 수 없다면 종종 월경과다, 붕루崩漏, 물과 같은 묽은 대하帶下가 나타난다. "포맥은 신에 매여 있다[胞脈系於腎]"라는 이론에 따라 임신부에 있어선 대부분 소산小産, 활태滑胎가 발생한다. 따라서 신기腎氣의 강약은 경經, 대帶, 태胎, 산産을 결정하는 관건이 된다. 신기腎氣가 넘쳐흘러 작강作強·봉장封藏기능이 정상이면 건강하여 병이 없다. 신기腎氣가 허약하면 백병百病이 이에 따라 발생된다.

이상에서 오장五臟 생리와 병리로 오장五臟과 부인과 질환의 밀접한 관계에 관해 설명한 것 외에도 육부六腑의 전화傳化와 기항지부奇恒之腑의 장사藏瀉기능 여하도 부녀의 생리와 병리에 당연히 영향을 미친다. 그중 위胃, 여자포女子胞와 충맥衝脈의 관계는 더욱 밀접하다. 오장五臟과 육부六腑는 서로 표리表裏관계에 불과하지만, 기항지부奇恒之腑는 경맥經脈을 통해 오장五臟과 서로 이어져 있으므로 오장五臟을 중심으로 육부六腑와 기항지부奇恒之腑를 포괄한다.

결론적으로 심주혈心主血, 간장혈肝藏血, 비통혈脾統血, 폐주기肺主氣와 폐조백맥肺朝百脈, 신장정腎藏精하고, 정精과 혈血을 원천이 같다. 부녀는 혈血을 위주로 하고, 경經, 대帶, 태胎, 산産, 유乳 등은 혈血과 밀접한 관계에 있다. 혈血은 수곡水穀의 정미精微가 근원이 되고, 더욱이 혈血의 생성과 운행 및 순환은 비脾의 생화生化, 심心의 통솔總統, 간肝의 저장, 폐肺의 선포宣布, 신腎의 시설施泄 등의 협동작용이 필요하고, 이것이 충족되어야만 비로소 완성될 수 있다. 그래서 오장五臟의 생리활동과 병리변화는 직접, 간접적으로 영향을 주어 부녀의 경經, 대帶, 태胎, 산産에 변화를 일으킬 수 있으며, 이들의 관계는 매우 밀접하다고 할 수 있다.

04 임신맥妊脈에 대해 논함

부녀는 혈血을 위주로 하고, 혈血을 쓰임用으로 삼으며, 맥脈은 혈지부血之府이다. 부녀가 임신한 뒤에는 생리적으로 매우 큰 변화가 일어나는데 월경의 중단, 식욕저하, 오조惡阻, 피로 등 일련의 임신 현상 이외에 맥상脈象에도 일정한 변화가 나타난다. 보통 임신맥은 대부분 활滑맥으로 여기지만, 실제로 임신부의 맥상이 어떠한가? 비록 다방면의 원인이 있지만 내가 개인적으로 깨달은 바는 3가지 방면의 요인에 의해 결정된다. 첫 번째는 체질의 강약이다. 두 번째는 계절의 순서이다. 세 번째는 임신기간이다.

사람의 품부稟賦는 강유剛柔와 용겁勇怯의 차이가 있고, 체력에는 건장하고 허약함의 구별이 있다. 기혈氣血이 충만하고 음양陰陽이 조화되어 활발하고 많이 움직이는 여성은 임신 후의 맥상이 대부분 활滑하고 약간 삭數하다. 반대로 기혈氣血이 부족하고 몸이 약하며 조용하고 적게 움직이는 임신부는 비록 똑같이 임신을 해도 그 맥은 활상滑象을 보이지 않으며, 심하면 도리어 침세허약沈細虛弱한 맥을 보인다. 임신 후 맥상에서 활삭滑數과 허약虛弱의 차이가 나타나는 것은, 기혈氣血의 영휴盈虧 및 음양陰陽의 성쇠盛衰와 밀접한 관계가 있다. 양생陽生하면 음장陰長하고 기氣는 혈血을 생하므로, 양陽이 채워지고 기氣가 충만하면 맥脈은 대부분 활滑하면서 약간 삭數하다. 양陽이 쇠약하고 기氣가 약해지면 음혈陰血을 생화生化할 힘이 없어 맥脈이 대부분 부족한 상象을 나타낸다. 즉, "안에 있는 것은 반드시 밖에 드러난다[有諸內必形於外]"라는 의미이다.

사시기후四時氣候에는 춘온春溫, 하열夏熱, 추량秋涼, 동한冬寒의 다양함이 있는데, 사람도 자연계 생물의 하나이므로 자연계와 떨어져 혼자 존재할 수 없다. 생활과 주거, 정신활동을 막론하고 모두 사시四時의 생生, 장長, 수收, 장藏하는 자연환경과 지극히 밀접한 관계에 있다. 춘하春夏의 기후는 온溫에서 열熱이 되고 양기陽氣가 승발升發하므로 인체의 주리腠理가 열리고 기혈氣血이 바깥쪽으로 향하게 된다. 추동秋冬의 기후는 량涼에서 한寒이 되고 양기陽氣가 감춰지게 되므로 인체의 주리腠理는 치밀해지고 기혈氣血은 내부로 향하게 된다. 따라서 《내경內經》에서는 맥상脈象에 대해 춘부春浮, 하홍夏洪, 추모秋毛, 동석冬石의 차이가 있다고 한 것이다. 당연히 삭풍으로 추위가 뼈를 에는 듯한 천한지동天寒地凍의 겨울이 오는 시기에는 설사 품부稟賦가 본래 건강한 임신부라고 해도 나타나는 맥상脈象 또한 대부분 침활沈滑하거나 화완和緩하다. 만약 기혈氣血이 부족하고 체력이 본래 약하다면 맥脈은 대부분 침세沈細하거나 심하면 허약虛弱할 수 있다. 동시에 동, 남, 서, 북의 방향에 따라 기후풍토가 완전히 같지 않고, 사람에게도 다양한 풍속과 생활습관이 있는데, 이에 따라 인체의 생리변화, 기혈氣血의 운행, 임신부의 맥상脈象은 모두 일정한 영향을 받게 되므로 반드시 주의가 필요하다.

옛 현인前哲은 임신맥에 대해 적지 않게 논술하였고, 각각의 견해를 가지고 있다. 예를 들어 《내경內經》에서는 "소음맥의 박동이 심해진다[少陰脈動甚]"라고 하였고, 《금궤요략金匱要略》에서는 "부인에게 평맥이 나타나지만 음맥이 소약하다[婦人得平脈, 陰脈小弱]", 《맥경脈經》에서는 "맥평하고 허한 것은 자식이 있는 법이다[脈平而虛者, 乳子法也]", 《사언거요四言擧要》에서는 "척맥이 활리한 것은 임신된 것이니 기뻐할 일이다[尺脈滑利, 妊娠可喜]"라고 하였다. 이러한 맥상脈象의 서술은 "동심動甚", "활리滑利" 등 유여有餘한 맥脈이 있기도 하고, "소약小弱", "허虛" 등의 부족한 징후가 있기도 하다. 어떤 것은 유여有餘하고, 어떤 것은 부족한 것은 도대체 어느 것이 옳고 어느 것이 틀렸는가? 내가 개인적으로 깨달은 점은 둘 다 모두 도리道理가 있으며, 그 표현 방법은 같지 않지만 관건은 임신부의 임신 초기, 중기, 말기의 생리상 다양한 변화에 있다. 일반적으로 말하면 임신 초기인 1~3개월 내에는 태원胎元이 비로소 맺히기 시작하고 태기胎氣가 미성숙한 시기여서 기혈氣血이 갑자기 자궁으로 돌아와 태胎를 기르기 시작하므로, 상대적으로 말하면 척맥尺脈이 촌관맥寸關脈에 비해 비교적 약하다. 그래서 "부인에게 평맥이 나타나지만 음맥이 소약하다[婦人得平脈, 陰脈小弱]"라고 한 것이고, 이는 척맥尺脈이 비록 소약小弱하지만 촌관맥寸關脈은 평맥平脈이라는 것을 의미한다. 또한 《소문素問·복중론腹中論》의 "몸은 아프지만 맥에 사기가 없다[身有病而無邪脈]"는 의미는, 비록 맥이 "평이허平而虛"하지만 아직 정상 생리상태란 것을 말한다. 임신 중기, 후기에 이르면 태원胎元은 더욱 성장하고, 태기胎氣가 왕성해져 맥박에서 점차 활상滑象이 나타난다. 이 역시 《소문素問·평인기상론平人氣象論》에서 나온 "부인의 수소음맥의 박동이 강해진다[婦人手少陰脈動甚]"는 의미이다. 총체적으로 말하면, 임신 초기에는 비록 품부稟賦가 원래 강한 체질이라도 활맥滑脈은 많이 보이지 않고, 중기와 후기에 이르러 태원胎元이 크게 성장하고 태기胎氣가 왕성해지면, 이 시기의 맥상脈象은 활滑할 뿐 아니라 약간 삭數하게 된다. 만약 체력이 약하면 임신 중기, 후기에 이르러도 맥박은 여전히 허세부족虛細不足한 상象이 나타난다. 이는 기혈氣血이 양태養胎하기에 부족하므로 양태養胎·보태保胎를 하여 타태墮胎와 소산小産의 병변을 방지할 필요가 있다는 것을 말한다.

부녀의 임신은 본래 생리적 현상으로, 그 맥박의 표현은 마땅히 평맥平脈이지 사맥邪脈이 아니다. 다만 인체의 품부稟賦가 다르고, 방토方土의 환경, 생활습관, 계절의 변화 등의 차이로 인해 종종 허실虛實이 상반된 맥상脈象이 나타나므로, 임상에서는 "반드시 천지의 음양과 사시의 경기를 알아야 한다[必知天地陰陽, 四時經紀]"에 주의해야 한다. 또한 "귀천과 빈부와 각각 다른 성품과 나이의 많고 적음과 용겁의 이치[貴賤貧富, 各異品理 ; 問年少長, 勇怯之理]"(《소문素問·소오과론疏五過論》)를 상세히 살펴야 하고, "맥박의 동정을 짚고 양쪽 눈의 정명을 살피며, 오색을 관찰하여 오장의 유여부족과 육부의 강약과 형기의 성쇠를 살핀다[切脈動靜而視精明, 察五色, 觀五臟有餘不足, 六腑強弱, 形之盛衰]"(《소문素問·맥요정미론脈要精微論》). 임신부 체력의 강약과 임신기간에 나타나는 신체 징후와 기후변화, 지리환경 등을 결합하여 전면적으로 분석하고 귀납한 뒤에, 임신임을 인정할 만하면 굳이 활맥滑脈이 보이지 않더라도 임신이라고 할 수 있다. 때문에 활맥滑脈은 생리生理에서도 보이고, 또한 (임신 중기, 말기에 나타나지 않으면) 병리病理상황을 주관한다고도 볼 수 있다. 동시에 체질이 약한 부녀는 비록 활맥이 보이지 않더라도 월경이 멈추거나 입맛이 없고, 입덧과 피로 등 일련의 임신 징후가 나타나면 상세히 살펴야 하며, 경솔하게 일을 처리하여 도리어 불량한 결과를 초래해서는 안 된다.

05 부인과 질환에서 육경변증六經辨證의 운용에 대해 논함

육경변증六經辨證은 《상한론傷寒論》의 핵심이며, 주요 구성 부분이다. 물론 이것은 외감外感 질병의 전변傳變 규율과 논치論治의 기초를 탐구한 것이지만, 기타 잡병의 변증논치辨證論治에도 마찬가지로 사용할 수 있다.

(1) 외감병外感病과 내상병內傷病의 증후는 모두 사정邪正 투쟁의 표현

질병의 발생과 변화는 비록 매우 복잡하게 엉켜 있지만 총괄하자면 인체 생리기능이 어느 정도로 손상되어 음양陰陽이 실조된 비정상적인 상황을 말한다. 이러한 비정상적인 상황이 발생한 데에는 두 가지 원인이 있다. 하나는 장부臟腑의 기능실조이고, 다른 하나는 각종 발병인자가 인체에 영향을 준 것이다. 옛사람들은 "정기가 안에 있으면 사기가 침범하지 못한다[正氣存內, 邪不可幹]"(《소문素問·자법론刺法論》), "사기가 모이는 곳은 그 기가 반드시 허하다[邪之所湊, 其氣必虛]"(《소문素問·평열병론評熱病論》)라고 인식하였다. 여기서 말하는 "정正", "기氣"라는 것은 장부경락기혈진액臟腑經絡氣血津液의 성쇠영휴盛衰盈虧를 가리키며, "사邪"라는 것은 외감육음外感六淫의 사邪 혹은 과도한 칠정七情, 방실노권房室勞倦 등을 말한다. 질병 발생과 발전의 전 과정은 곧 병사病邪와 인체 정기正氣의 투쟁 과정과 같고, 사정邪正의 소장消長은 질병의 한열허실寒熱虛實을 결정하는데, "사기가 성하면 실증이고 정기를 잃으면 허증이다[邪氣盛則實, 精氣奪則虛]"(《소문素問·통평허실론通評虛實論》)의 의미이다. 이처럼 일개 증후의 발생은 생리적 이상과 병리적 변화의 반영이다. 외감병外感病 혹은 내상잡병內傷雜病을 불문하고 모두 경락장부經絡臟腑에 기초한다. 《상한론傷寒論》의 육경변증六經辨證 또한 경맥에 국한되지 않는데, 경락經絡은 전신 기혈氣血 운행의 도로이고, 이는 안으로 장부臟腑에 속하고 바깥으로 사지관절에 연결되어 있기에 내부의 장기에 병이 발생해도 이에 속하는 경락經絡과 묘규苗竅를 통해 반영되어 나타나기 때문이다. 똑같이 하나의 경맥에서 기혈氣血의 운행이 실조되면 소속된 장부臟腑에 영향을 줄 수도 있다. 그래서 《상한론傷寒論》의 육경병六經病은 순경전循經傳, 월경전越經傳, 직중삼음直中三陰 등의 구분뿐 아니라 합병合病, 병병並病과 유경전부由經傳腑 등의 구별도 있다. 예를 들어 태양경太陽經에서 사열邪熱이 안으로 전입하면 사열邪熱과 혈血이 하초下焦에서 결박하여 소복少腹·소복小腹의 경통硬痛과 소변자리小便自利 등의 축혈증蓄血證이 되는 것이다.

외감병外感病과 내상병內傷病은 지극히 밀접한 관계가 있고, 서로 영향을 줄 수 있다. 수년간 효천哮喘이 있던 한 환자는 매번 환절기 때마다 아주 쉽게 감기에 걸리는데, 마찬가지로 외감해수外感咳嗽가 오래도록 낫지 않으면 쉽게 폐락肺絡을 손상시켜 심하면 폐로肺癆를 일으키기도 한다. 이처럼 외감外感 가운데 내상內傷이 있고, 내상內傷 가운데 외감外感이 있어, 둘은 병을 일으키는 요인이자 근원이 되며, 비록 다소 다른 점이 있지만 병변상에서 절대적인 분리는 여전히 어렵다. 육경변증六經辨證의 삼양병三陽病은 양陽에 속하고, 경병經이고 부병腑이기 때문에 대부분 오한발열惡寒發熱하거나 왕래한열往來寒熱하거나 발열은 있으나 오한하지 않는 등의 표表, 열熱, 실증實證이 나타난다. 삼음병三陰病은 음陰에 속하므로 병변이 대부분 장병臟이고, 단지 오한하기만 하고 발열은 없는 등 리裏, 허虛, 한증寒證이 자주 나타난다. 삼양경병三陽經病은 비록 실증實證이 위주지만 또한 태양太陽은 표表, 양명陽明은 리裏, 소양少陽은 반표반리半表半裏라는 구별이 있다. 삼음경병三陰經病은 비록 리허증裏虛이 위주지만 태음太陰은 비토脾土의 허한虛寒이 주증이 되고, 소음少陰은 심신양허心腎陽虛가 자주 나타나며 아울러 한화寒化, 열화熱化의 구분이 있다. 궐음厥陰은 허실虛實이 모두 나타나고 한열寒熱이 섞여 있으며, 또한 발궐發厥의 특징이 있다. 육경변증六經辨證과 팔강변증八綱辨證은 밀접한 관계가 있으므로 《상한론傷寒論》에서 한법汗에는 마황탕, 계지탕을 쓰고, 토법吐에는 과체산瓜蒂을 쓰고, 하법下에는 승기탕承氣류를 사용하며, 화법和에는 소시호탕, 온법溫에는 이중탕, 사역탕, 청법淸에는 백호탕, 소법消에는 도핵승기탕, 보법補에는 복맥탕 등의 처방을 사용하였다.

한마디로 말하면 질병의 발생과 발전 및 그 치료 등의 전 과정은 모두 외감병外感病으로도 설명할 수 있으며, 비록 사기邪가 외부로부터 들어와서 대부분 육경변증六經辨證을 위주로 하였어도 여전히 장부경락변증臟腑經絡辨證을 토대로 삼을 수밖에 없다. 그래서 외감병外感病과 내상병內傷病의 발병 근원은 비록 내외內外의 구분이 있더라도 결국은 모두 장부경락臟腑經絡이 기초가 되며, 사정邪

正 투쟁의 표현인 것이다.

(2) 육경병六經病과 부인과 질환의 관계

부녀의 경經, 대帶, 태胎, 산産 등의 병변은 일반적으로 말하면 장부臟腑와 기경팔맥奇經八脈의 기능실조로 말미암아 기혈氣血이 불화하고 충임衝任이 휴손되어 발생한다. 이 때문에 임상에선 대부분 장부변증臟腑辨證을 위주로 한다. 그러나 《상한론傷寒論》의 육경변증六經辨證도 장부경락臟腑經絡을 기초로 하기 때문에 마찬가지로 육경변증六經辨證을 이용하여 부녀의 병을 설명할 수 있다.

태양太陽은 육경六經의 울타리이고 인체의 체표體表를 주관한다. 외사外邪가 표表를 통해 들어오면 가장 먼저 나타나는 것이 두항강통頭項強痛, 오한惡寒, 맥부脈浮 등의 태양경병太陽經病이며 표증表證이라 부르기도 한다. 다만 태양太陽의 부腑는 방광膀胱인데, 경증經證이 해소되지 않으면 사열邪熱이 안으로 방광膀胱에 전해져 사열邪熱이 수水 혹은 혈血과 결박하여 태양축수증太陽蓄水證 혹은 축혈증蓄血證 등의 병변이 된다. 부녀는 혈血이 주가 되는데, 월경병月經病은 원인이 비록 다양해도 월경經이 곧 혈血인지라, 치경治經과 치혈治血은 분리할 수 없다. 무릇 어적瘀積으로 인해 발생한 월경후기, 소복少腹·소복小腹의 경통硬痛은 모두 축혈증蓄血證의 치법을 본떠 치료 가능하다. 또한 태양경맥太陽經脈은 뒷목과 등에 분포하고 영위營衛를 통섭하며, 소음少陰과 서로 표리表裏가 된다. 허리는 신지부腎之府이고, 배수背俞는 장부臟腑의 기혈氣血이 전환되어 모이는 곳인데, 태양표사太陽表邪만 항배項背에 나타나는 것이 아니라 마찬가지로 내장內臟의 병변도 항배項背로 반영되어 나타날 수 있다. 예를 들어 여러 차례 유산한 부녀는 대부분 요척腰脊이 끊어질 듯 무겁고 뻐근한 느낌이 있는데, 치료는 당연히 온양충임溫養衝任, 고신안태固腎安胎의 치법으로 해야 한다. 또한 태양한수太陽寒水가 주기主氣일 때 그 증상은 대부분 한寒, 수水, 습濕으로 나타난다. 부녀의 대하병帶下病은 비록 원인이 다양하지만 모두 수水, 습濕이 주가 되고, 대부분 온신이수溫腎利水 혹은 부양화습扶陽化濕의 치법으로 치료한다. 결혼 후 다년간 임신이 되지 않는 원인이 양허궁한陽虛宮寒에 해당된다면, 항상 온신난궁溫腎暖宮의 치법을 쓰면 효과를 내었다. 결론적으로 "등은 태양이 주관한다[背爲太陽之

主]", "심은 태양의 리가 된다[心爲太陽之裏]", "태음의 뿌리는 곧 소음이다[太陽之根, 即是少陰]"(《상한론익傷寒論翼·태양병해太陽病解》)이다. 태양太陽의 병변은 경맥經脈뿐 아니라 장부기혈臟腑氣血과도 밀접한 관계가 있으므로 부인병의 변증논치辨證論治에도 마찬가지로 사용할 수 있다.

양명陽明은 다기다혈多氣多血한 경락經이고, 조금燥金이 주령主令이므로 대부분 조열燥熱한 병이 된다. 다만 양명陽明은 전화지부傳化之腑이고, 태음습토太陰濕土와 서로 표리表裏가 되기 때문에 허한虛寒한 병도 나타난다. 비위脾胃는 기혈생화氣血生化의 원천이고, 충맥衝脈은 혈해血海를 주관하고 양명陽明에 종속된다. 무릇 비위허약脾胃虛弱하여 혈원血源이 부족하여 발생한 월경부조月經不調는 매번 조양비위調養脾胃, 건기중기建其中氣의 치법을 사용하여 효과를 보았다. 또한 부녀의 월경 전 구오嘔惡, 두훈목현頭暈目眩으로 배에 앉아 있는 듯한 증상은 대부분 수음불화水飮不化하여 중주中州에 머물러 탁기濁氣가 상역上逆하여 발생한 것이다. 온중화음溫中化飮, 강역지구降逆止嘔의 치법을 상용하고, 오수유탕吳茱萸湯 등으로 치료한다. 위胃는 조토燥土이고, 화강和降을 순順으로 여기는데, 만약 산후에 오로부진惡露不盡하여 어혈瘀血이 내부를 막아 위胃가 화강和降하지 못하여 조실발열燥實發熱, 대변불통大便不通, 소복경통少腹硬痛한 경우는 사열통변瀉熱通便, 활혈화어活血化瘀하는 도핵승기탕桃核承氣湯을 쓰는데, 이에 따라 대변이 통하고 어혈瘀血이 제거되는 효과를 얻을 수 있다. 총괄하자면 "양명은 중초에 머무르고 토를 주관하며, 만물이 돌아가는 곳이다[陽明居中, 主土也, 萬物所歸]"이며, 양명陽明의 조열燥熱 혹은 허한虛寒을 막론하고 모두 부인병을 일으킬 수 있다. 그러므로 양명병陽明病의 전변傳變 규율에 따라 부인병에서도 똑같이 임상 응용할 수 있다.

소양少陽은 흉협胸脅에 분포하고, 반표반리半表半裏의 지위에 있고, 궐음풍목厥陰風木과 서로 표리表裏가 되며, 안에는 상화相火가 깃들어 있다. 《상한론傷寒論》에는 월경을 막 시작하거나 끝난 다음에 사열邪熱이 혈실血室로 들어와 혈血과 서로 결박되면 소시호탕小柴胡湯으로 화해소양和解少陽하고, 기문期門에 자침하여 간경지사肝經之邪를 제거한다고 기재되어 있다. 임상에서 월경이 앞뒤로 불규칙하고 흉협고만胸脅苦滿, 유방창통乳房脹痛, 혹은 월경기에 두훈목현頭暈目眩,

학질처럼 더웠다 추웠다 하는 경우에는 항상 화해소양和解少陽, 조리간기調理肝氣의 치법을 사용하여 기대한 효과를 거둘 수 있다. 총괄하자면 소양少陽은 추樞를 담당하고 개합開闔하는데, 대체로 표表가 되기도 하고 리裏가 되기도 하고, 한열寒熱이 섞여 있으며, 허실虛實이 함께 보이는 병에는 모두 화해和解하는 치법을 쓸 수 있다. 따라서 소시호탕小柴胡湯은 소양병少陽病에서뿐만 아니라 기타 잡병의 종방宗方이기도 하다.

태음습토太陰濕土가 주기主氣일 때는 중초허한中焦虛寒이 병변이 되고, 내부로는 비脾, 폐肺 두 장기에 해당한다. 비폐脾肺의 기氣가 부족하여 수습水濕을 변화시켜 퍼뜨릴 수 없으면 음식을 먹을 수 없고 대하帶下가 끊임없이 나온다. 비허脾虛로 통혈統血하지 못하면 월경과다, 심하면 붕루崩漏를 일으킬 수 있다. 비허脾虛하여 승거升하지 못하면 태루胎漏의 우려가 있게 된다. 따라서 건비조경健脾調經, 온중지대溫中止帶, 익기안태益氣安胎 모두 임상에서 상용하는 치법이다. 총괄하자면 부녀는 음혈陰血을 본本으로 삼지만 기氣는 유여하고 혈血은 부족하며, 태음太陰은 음陰 중의 지음至陰이고 수곡水穀을 운화運化하여 기혈생화氣血生化의 원천이 된다. 그러므로 부녀의 경經, 대帶, 태胎, 산産의 병변은 대부분 비허脾虛로 인한 불운不運, 불승不升과 관련이 있다.

사기邪가 소음少陰으로 들어간다는 것은 총체적으로 말해 이는 전신성 허한증虛寒證이며, 열은 없으나 오한惡寒하고, 단지 잠만 자려고 하고, 맥미세脈微細 등이 주요한 맥脈과 증證이다. 그러나 소음少陰은 안으로 심신心腎 두 장기에 해당하고 수화水火의 두 가지 기운을 겸하므로 "심번心煩, 자리自利, 구갈嘔渴" 등의 열화증熱化證도 있는 것이다. 신腎은 작강지관作強之官이고, 선천先天의 근본이 된다. 신기腎氣가 왕성하면 태충맥太衝脈의 혈해血海가 차고 넘치고 임맥任脈이 통창하며 월경을 때에 맞춰서 하게 된다. 반대로 신기腎氣가 휴손虧損되면 경폐經閉하여 월경을 하지 않거나 붕중누하崩中漏下가 된다. 신腎은 수水를 주관하고 봉장지본封藏之本이 되는데, 신양腎陽이 쇠약해지면 수습水濕을 화化하지 못하여 습탁대하濕濁帶下가 되고, 임신부에게는 타태墮胎, 소산小産의 병변이 된다. 심心은 군주지관君主之官으로 혈맥血脈을 주관하는데, 심양心陽이 억울되거나 혹은 약해져서 생혈生血하고 통맥通脈하지 못하면 경폐經閉로 월경을 하지 않는 등의 병변이 된다. 총괄하자면 소음少陰은 수화水火의 기氣를 겸하고, 증證은 대부분 한열寒熱이 뒤섞여 있으며, 그 병변은 대부분 심신心腎 두 장기에 있다. 신장정腎藏精하고 심주혈心主血하는데, 정精과 혈血은 서로 전화되고 부녀는 혈血을 위주로 하므로 경經, 대帶, 태胎, 산産의 병은 모두 심신心腎과 관련이 있다고 할 수 있다. 따라서 온신부양溫腎扶陽 혹은 양혈녕심養血寧心의 치법을 자주 사용한다.

궐음厥陰은 삼음三陰의 마지막이며, 풍목風木이 주기主氣이면 나타나는 증證은 주로 궐厥, 리利이다. 궐음厥陰은 안으로 간肝과 심포心包에 해당한다. 간肝이 소설疏泄하지 못하면 심신心神이 억울되므로 월경月經, 태산胎産 등에 병변을 일으킬 수 있다. 만약 간혈肝血이 부족하면 태위부장胎萎不長하고, 심신心神이 억울되면 월사月事를 하지 않는다. 또한 출산 시에 출혈이 과다하여 정명精明이 영양을 받지 못하면 혈훈血暈, 울모鬱冒 등의 병이 나타난다. 총괄하자면 궐음厥陰은 음陰이 다 하고 양陽이 생겨나는 것이고, 증證은 한열寒熱이 섞여 있고 허실虛實이 함께 나타나며, 병정病情이 빠르고 변화가 다양하다. 따라서 부녀에게 허虛와 어瘀가 함께 나타나는 산후병 혹은 변화무상한 월경병을 치료하는 법을 따르면 모두 만족할 만한 효과를 거둘 수 있다.

(3) 부인병에서 육경변증六經辨證의 운용 사례

부녀의 경經, 대帶, 태胎, 산産의 병변은 일반적으로 말하면 대부분 내상병內傷病에 해당하므로 당연히 장부변증臟腑辨證이 위주가 된다. 다만 육경변증六經辨證 또한 장부臟腑를 기초로 하므로 분리하여 생각하면 안 되고, 육경변증六經辨證의 법칙에 근거해서도 치료를 논할 수 있는 것이다. 이를테면 다음과 같다.

㉠ 경행감모經行感冒 임상례

황黃모 씨, 여성, 35세, 모 공장 근로자.

월경주기는 정상이고, 색과 양도 보통이다. 다만 1년 전부터 월경이 시작되면 감기에 걸렸다. 현재 월경 첫날이고, 머리가 어지럽고 두통이 있고, 코막힘, 메스꺼워 토하려 하며, 팔다리 관절과 요추가 산동酸疼하다. 태박백苔薄白,

설질담윤舌質淡潤하고, 맥침脈沈하되 부浮하진 않다. 월경으로 정기正氣가 부족하고 "영약위강榮弱衛強"하여 주리腠理가 치밀하지 못해 사기邪氣가 허한 틈을 타고 침입한 증에 해당한다. 맥이 부浮하지 않고 침沈한 것은 혈血이 부족하여 충분히 맥상脈狀으로 드러내지 못했기 때문이다. 따라서 계지탕桂枝湯을 본떠 치료한다.

【처방】

당귀신歸身 12g, 천궁川芎 5g, 계지桂枝 5g, 백작白芍 5g, 생강生薑 5g, 자감초炙甘草 5g, 대조大棗 5g.

매일 1제를 물에 달여 복용하고, 연속해서 3제를 복용한다. 월경 전에 3제를 복용하도록 하여, 치병治病보다 예방에 중점을 두었다.

반년간 지속하였고, 재발하지 않았다.

【부연】

계지탕桂枝湯은 본래 태양중풍표허증太陽中風表虛證에서 나온다. 본 임상례는 계지탕의 해기발한解肌發汗, 조화영위調和營衛하는 효능을 취하여 효과를 내었다. 그리고 당귀歸, 천궁芎을 더한 것은, 부녀는 혈血이 위주이므로 월경치료에 혈血을 빼놓을 수 없기 때문이다. 당귀歸, 천궁芎은 온溫하고 신찬辛竄한데, 따뜻하면 생혈生血하고 매운맛은 혈맥血脈을 통하게 하므로 계지탕桂枝湯에 더해지면 그 효과를 더욱 두드러지게 한다.

㉡ 경루부지經漏不止 임상례

농農모 씨, 여성, 32세, 모 소학교 교사.

3년 전부터 월경이 앞뒤로 불규칙해졌고, 양은 많기도 적기도 하며, 색은 암홍暗紅하고 자줏빛 덩어리가 있었고, 매번 7~12일간 지속되다 그친다. 현재 월경 8일째이고, 여전히 월경혈이 뚝뚝 떨어져 그치지 않고, 색은 암담暗淡하고, 작은 덩어리가 있으며, 소복小腹이 면면이 냉통冷痛하다. 맥삽脈澁하나 일정치 않고, 태苔는 적고 혀는 말랐다. 음혈陰血이 휴손되고 기허氣虛로 섭혈攝血하지 못하는 증이다. 익기양음益氣養陰, 보혈지루補血止漏의 법으로 치료한다.

【처방】

태자삼太子參 15g, 생지황生地黃 20g, 자감초炙甘草 12g, 맥문동麥門冬 10g, 아

교주阿膠珠 12g(녹여서 복용), 노강탄老薑炭 2g, 육계사肉桂絲 2g(후하後下), 익모초益母草 10g, 동대조冬大棗 12g.

매일 1제를 물에 달여 복용하고, 연속해서 3제를 복용하고 나서 출혈은 그쳤다. 이후《금궤金匱》의 교애탕膠艾湯을 처방하여 예후를 좋게 하였다.

【부연】

본 방은《상한론傷寒論》의 자감초탕炙甘草湯에 근거를 두고 가감하여 만든 것이다. 복맥탕復脈湯은 본래 상한傷寒의 맥결대脈結代, 심동계心動悸를 치료하는 주된 방제이다. 본 임상례는 다년간 경루經漏가 과다하고, 맥삽脈澁하여 고르지 않은 등 기혈氣血이 부족해진 증후이다. 따라서 선생은 그러한 방의方意에 가감하였는데, 계지桂枝, 생강生薑의 온통溫通을 육계肉桂, 강탄薑炭의 온溫함으로 바꿔 사용하였고, 다시 신고미한辛苦微寒한 익모초益母草를 더하여 화어化瘀하되 동혈動血하지 않게 하고 지루止漏하되 류어留瘀하지 않게 하였다. 또한 변비가 없으므로 윤통潤通하는 마인麻仁을 제거하였다. 전체 처방이 익기자음益氣滋陰을 위주로 하였고, 여기에 강탄薑炭, 육계肉桂의 온삽溫澁을 더하여 보좌하였다. 이에 생혈生血하고 복맥復脈하며, 또한 화어지루化瘀止漏하는 효능도 갖추었다.

ⓒ 경전부종經前浮腫 임상례

웨이韋모 씨, 여성, 40세, 전업주부.

월경이 뒤로 밀리고, 양은 적고 색은 담담하며 묽은 지 3년 되었다. 매번 월경이 시작되려 하거나 월경기간 중에 안검과 상지에 약간의 부종이 발생하고, 때로는 구역질이 나고 연말涎沫을 토하였고, 대변은 묽고 매일 한두 차례 본다. 맥허세脈虛細하고, 태박백苔薄白, 설질담舌質淡하다. 비신양허脾腎陽虛, 수음내정水飮內停한 증이며, 월경이 오려고 할 때 상화相火가 안에서 동하고 간목肝木이 비토脾土를 횡역橫逆하므로 수음水飮이 기표肌表와 묘규苗竅에서 넘쳐나게 된 것이다. 온양보혈溫陽補血, 화음지구化飮止嘔하여 치료한다.

【처방】

당삼黨參 20g, 오수유吳萸 3g, 제부자制附子 9g(선전先煎), 초백출炒白朮 12g, 당귀신歸身 12g, 천궁川芎 5g, 백작白芍 9g, 자감초炙甘草 5g, 대조大棗 10g, 생강生薑

6g.

매일 1제를 물에 달여 복용하고, 연속해서 3제를 복용한다. 아울러 이후 월경이 오려고 할 때 연속해서 3~6제를 복용하도록 하였다.

【부연】

"태음이 병들면 배가 그득하면서 구토하고 음식이 내려가지 않으며, 저절로 설사하는 것이 더욱 심하다[太陰之爲病, 腹滿而吐, 食不下, 自利益甚]"라고 하였다. 본 임상례는 비신양허脾腎陽虛하고 기혈氣血이 부족하여, 수음水飮을 화化하지 못한 병변이다. 따라서 온중보허溫中補虛하는 인삼탕人參湯을 본뜨고, 온중강역溫中降逆하는 오수유탕吳茱萸湯과 보혈補血하는 사물탕四物湯에 가감하여 처방을 만들었다. 이에 온중건비溫中健脾, 강역화음降逆化飮하면서, 양혈부정養血扶正하는 효과를 거둘 수 있었다.

ㄹ 경행발열經行發熱 임상례

리李모 씨, 여성, 24세, 기혼, 자동차 기사.

월경 3일째이고, 양은 많고, 색은 암홍暗紅하다. 더웠다 추웠다 하고, 갈증이 있고, 흉협고만胸脅苦滿하며 밤이 되면 더 심해진다. 맥현삭脈弦數하고, 태박황苔薄黃, 설질홍舌質紅하다. 이는 열입혈실熱入血室한 증이다. 치료는 소양지추少陽之樞를 화해시키고 사열邪熱을 내보내는 것으로 한다.

【처방】

시호柴胡 10g, 황금黃芩 5g, 당삼黨參 10g, 천화분花粉 10g, 죽여竹茹 5g, 당귀當歸 10g, 과루각瓜蔞殼 10g, 남단피南丹皮 10g, 생강生薑 5g, 자감초炙甘草 5g, 대조大棗 10g.

물에 달여 매일 1제를 복용하고, 연속해서 3제를 복용한다.

【부연】

월경 중에 정기正氣가 부족한데 사열邪熱이 허함을 틈타 혈실血室로 들어간 것이다. 궐음厥陰과 소양少陽은 서로 표리表裏가 된다. 그러므로 소시호탕小柴胡湯에 가감하여 사용하였고, 소양少陽이 화해되어 추기樞機가 돌아가면 정기正氣는 진작되고 사열邪熱은 저절로 물러가게 된다.

ⓜ 습탁대하濕濁帶下 임상례

마馬모 씨, 여성, 30세, 기혼, 농민.

평소 대하량帶下量이 많고, 색은 희거나 노랗고 지저분한 양상이다. 최근 농사일을 하면서 폭우로 흠뻑 젖은 뒤에 요추부가 산창酸脹하여 부러질 것 같았고, 관절이 번통煩痛하고, 대하량帶下量은 많고 콧물 같은 양상에 불쾌한 냄새가 나며 소변은 단삽短澁하였다. 맥완脈緩하고, 태백황후니苔白黃厚膩하며, 설질은 정상이다. 습열하주濕熱下注에 외사外邪를 겸한 증이며, 태양축수증太陽蓄水證의 치료법을 본받아 치료한다.

【처방】

면인진綿茵陳 20g, 계지桂枝 5g, 토복령土茯苓 20g, 백출白朮 9g, 택사澤瀉 12g, 저령豬苓 12g, 방풍防風 5g, 독활獨活 5g.

매일 1제를 물에 달여 복용하고, 연속해서 3제를 복용한다.

【부연】

《부청주여과傅靑主女科》에서 "대하는 모두 습증이다[夫帶下俱是濕症]"라는 말이 있다. 본 임상례는 평소 대하량帶下量이 많아 일찍이 내습內濕의 질환이 있다고 보기에 충분하다. 이제 다시 폭우라는 외습外濕이 침범하여 내외內外의 사기가 합해져 기기氣機를 막으므로 습탁대하濕濁帶下를 유발하였고, 게다가 화열化熱의 형세도 나타났다. 따라서 태양축수증太陽蓄水證의 치료법을 본떠 치료하였다. 오령산五苓散으로 화기행수化氣行水하고, 방풍防風, 독활獨活, 계지桂枝로 풍습風濕을 외부에서 해소하고, 면인진綿茵陳을 중용하여 청열삼습淸熱滲濕하는 작용을 취해 내외합치內外合治하였다. 수습水濕이 나갈 길이 있으면 대하帶下는 저절로 그친다.

ⓑ 양허대하陽虛帶下 임상례

양楊모 씨, 여성, 48세, 채소 판매원.

5년 전부터 월경이 앞뒤로 불규칙하였고, 색담色淡하고 양은 적었다. 평소 대하량帶下量이 많고, 색은 희고 물 같았으며, 장시간 생리대를 사용해야만 했다. 허리가 시큰거리고 빠질 것처럼 무거우며, 무릎과 다리는 나른하고, 소변량이 많고, 대변은 묽었다. 맥침세지脈沈細遲하고, 태박백苔薄白, 설질은 담눈淡嫩하다. 신양腎陽이 쇠약해져 화기행수化氣行水하지 못한 증이다. 온신부양溫腎扶陽, 고삽지대固澁止帶하는 치법을 사용하여 처방한다.

【처방】

제부자制附子(선전先煎) 12g, 복령茯苓 15g, 백출白朮 12g, 익지인益智仁 10g, 당삼黨參 15g, 백작白芍 10g, 태오약台烏藥 9g, 회산약懷山藥 15g, 상표초桑螵蛸 5g.

매일 1제를 물에 달여 복용하고, 연속해서 3제를 복용한다.

【부연】

소음병少陰病은 열화熱化와 한화寒化의 구분이 있다. 본 임상례는 일련의 비신양허脾腎陽虛의 증으로 "소음병에 걸린 지 1~2일에 입 안이 조화롭고 등에 오한이 있는 경우는 마땅히 뜸을 떠야 하며, 주로 부자탕으로 치료한다[少陰病, 得之一二日, 口中和, 其背惡寒者, 當灸之, 附子湯主之]"라는 의미를 취하여, 부자탕附子湯으로 온신건비溫腎健脾하였다. 신주수腎主水하고 비주습脾主濕하여 습濕과 천泉을 함께 치료해야 하므로, 다시 축천환縮泉丸을 더하고 상표초桑螵蛸로 온삽溫澁하였고, 기대했던 효과가 나타났다.

㈀ 임신오조妊娠惡阻 임상례

자오趙모 씨, 여성, 28세, 보건소 간호사.

임신한 지 2개월이 넘었는데 음식냄새를 싫어하고 매번 음식을 먹을 때마다 토하였으며, 마음이 번란하고 때로는 묽은 담연痰涎을 토하였다. 맥세완脈細緩하고, 태박백苔薄白, 설질은 정상이다. 태기胎氣가 상역하여 위실화강胃失和降한 증에 해당하니 계지탕桂枝湯으로 조화음양調和陰陽하여 영營과 위衛를 화합시키는 치료를 한다.

【처방】

계지桂枝 5g, 백작白芍 5g, 생강生薑 10g, 자감초炙甘草 5g, 대조大棗 10g.

매일 1제를 물에 달여 복용하고, 연속해서 3제를 복용한다.

【부연】

《금궤金匱》에서 "부인에게 평맥이 나타나지만 음맥이 소약하고 구갈이 있으며 잘 먹지 못하는데 한열은 없으면 임신이라 하니, 계지탕으로 다스린다[婦人得平脈, 陰脈小弱, 其人渴(嘔), 不能食, 無寒熱, 名妊娠, 桂枝湯主之]"라고 하였다. 본 임상례에서 보인 맥脈과 증證은 위기胃氣가 허약하여 태기胎氣가 상역한 증에 해당하며, 화강和降하지 못해 구토를 유발한 것이다. 따라서 계지탕桂枝湯의 신감辛甘으로 화기化氣하고 영위營衛를 조절하고 음양陰陽을 조화하여, 위기胃氣가 하강하게 되면 구토가 멎는다.

◎ **임신불면**妊娠失眠 **임상례**

모某모 씨, 여성, 30세, 모 인쇄공장 근로자.

평소 밤에 잠들기 어려웠고, 잠들어도 꿈이 많았다. 임신한 지 4개월이 넘었는데 불면은 계속되었고, 밤에 2~3시간밖에 자질 못했다. 머리가 어지럽고 눈앞이 아찔하며, 마음이 답답하고 가슴이 두근거리며, 입이 쓰고 인후가 말랐으나 음수를 많이 하진 않았다. 맥세삭脈細數하고, 태소苔少, 설홍舌紅하다. 아래쪽에서는 음허陰虛하고 위쪽으로는 양항陽亢하여 심신불교心腎不交한 증에 속한다. 《상한론傷寒論·변소음병맥증병치법辨少陰病脈證並治法》의 "소음병에 걸린 지 2~3일 이상이 되었는데 가슴속이 번거로워 눕지 못하면 황련아교탕으로 주로 치료한다[少陰病, 得之二三日以上, 心中煩, 不得臥, 黃連阿膠湯主之]"라는 의미를 본떠 치료한다.

【처방】

천황련川黃連 3g, 황금黃芩 5g, 백작白芍 10g, 아교阿膠(녹여서) 12g, 계자황雞子黃(따로 쪄서 가루로 복용) 2매, 야교등夜交藤 15g, 맥문동麥門冬 10g.

물에 달여 매일 1제를 복용하고, 연속해서 5제를 복용한다.

【부연】

심心은 화火이고 신腎은 수水인데 수화水火가 서로 돕고, 심신心腎이 서로 교류하면 잠들고 깨는 것이 정상적으로 이루어진다. 지금 아래쪽에서 신음腎陰이 부족하고, 위쪽으로는 심양心陽이 홀로 항진되어 있으니 잠을 잘 수 없고 마음이 번잡한 것이다. 특히 금련芩連과 계자황雞子黃을 배합하여 심중지화心中之火를 맑히고 보혈補血하였고, 아교阿膠, 작약芍藥, 맥문동麥門冬, 야교등夜交藤으로 간신肝腎의 음陰을 보하고 렴신斂神하였다. 수승화강水升火降하고 심신교합心腎交合하면 마땅히 잠잘 수 있게 된다.

㈜ 산후다한産後多汗 임상례

링淩모 씨, 여성, 35세, 모 여관 종업원.

출산한 지 3일 되었고, 자한自汗이 그치지 않아 온몸이 푹 젖었다. 사지가 따뜻하지 않고, 종아리가 땅기고, 풍한風寒을 싫어하며 적은 양의 소변을 보았다. 맥침세脈沈細하고, 입술과 혀는 담백淡白하였다. 영위營衛가 모두 허하고 위양衛陽이 견고하지 못한 증에 해당한다. 치료는 익기부양益氣扶陽, 조화영위調和營衛, 렴한지루斂汗止漏한다.

【처방】

북황기北黃芪 30g, 제부자制附子(선전先煎) 10g, 계지桂枝 9g, 당귀신歸身 12g, 백작白芍 5g, 생강生薑 10g, 대조大棗 10g.

물에 달여 매일 1제를 복용하고 연속해서 3제를 복용하였다. 이후 땀이 그쳤고 손발이 따뜻해졌다. 당귀생강양육탕當歸生薑羊肉湯으로 조리하여 예후를 좋게 하였다.

【부연】

《상한론傷寒論·변태양병맥증병치辨太陽病脈證並治》에서 "태양병에 땀을 냈는데 그치지 않고 줄줄 흐르며, 환자가 바람을 싫어하고 소변보기가 어려우며, 팔다리가 약간 땅겨 굴신하기 어려운 경우에는 계지가부자탕으로 주로 치료한다[太陽病, 發汗, 遂漏不止, 其人惡風, 小便難, 四肢微急, 難以屈伸者, 桂枝加附子湯主之]"라고 하였다. 본 임상례는 출산 후에 자한自汗이 멎지 않는 것인데, 한汗과 혈血은 원천이 같고 음혈陰血의 휴손이 지나치면 그 손해가 위양衛陽에까지 미쳐 위기衛氣가 외부를 견고하게 하지 못한다. 따라서 땀이 뚝뚝 떨어져 그치지 않고 바람을 싫어하는 것이다. 《난경難經》에 이르길 "기는 따뜻하게 하고, 혈은 적셔준다[氣主煦之, 血主濡之]"라고 하였는데, 양허陽虛하면 온양溫養하지 못하고 혈허血虛하면 유윤濡潤하지 못하므로 종아리가 때때로 땅기는 것이다. 양陽이 허하고 혈血이 적기 때문에 맥침세脈沈細하고 입술과 혀의 색이 담백淡

白한 것이다. 태양병太陽病에 땀이 지나치게 나서 양陽을 상한 증의 치법을 본떠 계지탕桂枝湯을 써서 조화영위調和營衛하고, 부자附子를 더하여 온경회양溫經回陽하며, 북황기北黄芪, 당귀신歸身으로 익기보혈益氣補血하였다. 양陽이 회복되고 표表가 견고해지고 주리腠理가 치밀해지면서 땀이 저절로 그치게 되었다.

㉆ 산후복통産後腹痛 임상례

랴오廖모 씨, 여성, 25세, 버스기사.

첫째 아이를 제왕절개로 출산한 지 5일 되었다. 오로량이 적고, 색은 암홍暗紅하며 자줏빛 덩어리가 있고, 소복少腹·소복小腹에 경통硬痛이 있어 누르면 더 심해졌다. 조열潮熱, 구갈口渴이 있고, 대변은 3일 동안 보지 못했다. 태박황건苔薄黃乾하고, 맥침실脈沈實하다. 어혈瘀血이 안에 머물러 있고, 사열邪熱이 적체되어 있는 증에 해당한다. 치료는 활혈거어活血祛瘀, 통변설열通便泄熱한다.

【처방】

도인桃仁 10g, 숙군熟軍(후하後下), 5g, 계지桂枝 5g, 원명분元明粉 5g, 익모초益母草 10g, 현호색玄胡索 10g, 자감초炙甘草 5g.

1제를 물에 달여 복용하고 대변을 보았고, 소복少腹·소복小腹의 통증이 줄었다. 활탈滑脫을 방지하기 위해 활혈화어活血化瘀하는 도홍사물탕桃紅四物湯으로 바꾸어 치료하였다.

【부연】

《상한론傷寒論·변태양병맥증병치辨太陽病脈證並治》에서 "태양병이…… 외부가 풀리고 단지 소복만 급결한 경우라야 비로소 공축할 수 있으니 도핵승기탕이 적합하다[太陽病……外已解, 但少腹急結者, 乃可攻之, 宜桃核承氣湯]"라고 하였다. 본 임상례는 제왕절개로 출산 후 소복少腹이 단단하고 아프고, 게다가 조열潮熱과 변비便秘도 있다. 따라서 태양병太陽病에서 사열邪熱이 부腑로 들어간 축혈증蓄血證과 비슷하므로 도핵승기탕桃核承氣湯에 익모초益母草, 현호색玄胡索을 더하여 치료하였다.

㉪ 산후지절번동產後肢節煩疼 임상례

웨이韋모 씨, 여성, 39세, 모 공장 기술자.

결혼 후 15년이 되었고, 일찍이 다섯 번은 타태墮胎(3개월 이내의 유산), 반산半産(3개월 이상의 유산)이 되었고, 여섯 번째 임신에는 달을 채워 순산한 지 한 달 남짓 되었다. 현재 두훈頭暈, 목현目眩, 이명耳鳴, 관절산동關節酸疼, 손가락 관절의 둔마감이 있고, 밤이 되면 더욱 심해졌다. 또한 숨이 차고 말하기가 귀찮고, 나른하며, 소화와 대소변은 정상이었다. 맥허세脈虛細하고, 태박백苔薄白, 설질은 담눈淡嫩하다. 기혈양허氣血兩虛하여 근맥筋脈이 영양을 받지 못한 증에 속하며, 치료는 양혈통양養血通陽해야 한다.

【처방】

당귀當歸 15g, 자북기炙北芪 20g, 계지桂枝 9g, 백작白芍 5g, 북세신北細辛(후하後下), 5g, 통초通草 5g, 자감초炙甘草 5g, 대조大棗 10g.

매일 1제를 물에 달여 복용하고, 연속해서 3제를 복용한다.

【부연】

《상한론傷寒論·변궐음병맥증병치辨厥陰病脈證並治》에서 "손발이 몹시 차갑고 맥이 세하여 끊어질 듯한 경우에는 당귀사역탕으로 주로 치료한다[手足厥寒, 脈細欲絕者, 當歸四逆湯主之]"라고 하였다. 본 임상례는 여러 차례 타태墮胎와 반산半產을 하였고, 게다가 출산 초기에 맞닥뜨려 기혈氣血이 휴손되었음을 알 수 있다. 따라서 황기黃芪, 당귀當歸로 익기보혈益氣補血하고, 통초通草로 혈중지체血中之滯를 통하게 하며, 계지탕桂枝湯에서 생강生薑의 신산辛散을 제거하고 세신細辛을 더하여 혈맥血脈을 통하고 영위營衛를 조화하는 효능을 취하였다. 영위營衛가 조화되고 기혈氣血이 잘 통하여 근맥筋脈이 영양을 받으면 통증과 마목麻木의 증상이 소실되거나 완화될 수 있다.

㉫ 혈허음취血虛陰吹 임상례

웨이韋모 씨, 여성, 34세, 모 중학교 교사.

여러 차례 인공유산을 하였고, 두 아이를 만기 출산하였다. 현재 두훈頭暈, 이명耳鳴, 팔다리가 나른하고, 다리와 무릎에 힘이 없으며, 입이 마르지만 물을 마시고 싶진 않다. 월경이 뒤로 밀리고 양은 적고 색담色淡하며, 대변은 굳어서 3~5일에 한 번 보며, 소변은 정상이다. 다만 전음前陰에서 방귀 뀌는 듯한 소리가 나는데 냄새는 나지 않았다. 매일 발작 횟수는 같지 않았으나 많으면 10여 번이었고, 적으면 3~5번이었다. 맥세약脈細弱하고, 입술과 혀는 담백淡白하다. 혈허동풍血虛風動의 증에 속하니 양혈유간법養血柔肝法으로 치료한다.

【처방】

당귀신歸身 15g, 백작白芍 30g, 수오首烏 15g, 생감초生甘草 15g.

매일 1제를 물에 달여 복용하고, 연속해서 3제를 복용한다.

【부연】

음취陰吹라는 병은 《금궤요략金匱要略》에서 "저고발전이란 처방으로 다스린다[豬膏發煎導之]"라는 치료법이 있다. 본 임상례는 여러 번 임신을 한 뒤에 진혈津血이 부족해져 풍목風木이 영양을 받지 못한 것인데, 간肝은 풍風을 주관하고 간맥肝脈은 음기陰器에 연결되어 있으므로, 혈허血虛하면 아래쪽에서 풍동風動하게 되어 전음前陰에서 쏴쏴 하는 방귀와 같은 소리가 나는 것이다. 혈허血虛로 유양濡養하지 못하기 때문에 대변이 굳고, 두훈이명頭暈耳鳴 등의 모든 증상이 생겨난다. 《상한론傷寒論》에서 산감화음酸甘化陰하는 작약감초탕芍藥甘草湯을 본떠 간음肝陰을 기르고 간기肝氣를 느슨하게 하였고, 다시 당귀신歸身, 수오首烏를 더하여 양혈자음養血滋陰의 효능을 증가시켰다. 음혈陰血이 회복되어 간목肝木이 자양을 받게 되고 소설疏泄기능이 정상화되면 음취陰吹는 저절로 멎는다.

06 간肝 치료의 특징 및 부인과 질환에서의 응용에 대해 논함

어떠한 질병의 치료에 임하든 간에 모두 변증논치辨證論治에서 벗어나지 않는다. 간병肝病의 치료도 당연히 다른 질병과 동일하게 "병을 치료하는 데는 반드시 그 근본을 파악해야 한다[治病必求其本]"와 같이 해야 한다. 간肝은 풍목風木의 장臟으로 안에 상화相火가 기거하고 체體는 음陰이고 용用은 양陽이며, 혈血을 저장하고 소설疏泄을 담당하며, 조달條達을 좋아하고 억울抑鬱되는 것을 싫어한다. 또한 양기陽氣를 생발生發하고, 승升을 용用으로 삼는다. 동시에 간肝은 장군지관將軍之官이고, 쉽게 동動하고 쉽게 승升한다. 그래서 간肝을 치료할 때에는 반드시 '간음이휴肝陰易虧, 간양이항肝陽易亢'의 특징에 근거하여야 하며, 대부분 유양柔養하는 치법을 따른다.

치간治肝의 법에 대해 이미 전인前人은 매우 풍부한 경험을 남겨두었다. 《소문素問·장기법시론臟氣法時論》에는 "간은 급박한 것을 싫어하는데 급히 단것을 먹어서 완만하게 해야 한다, …… 간은 흩트리는 것을 좋아하는데 급히 매운 것을 먹어 흩트려야 한다. 매운맛을 쓰면 보하는 것이 되고, 신맛을 쓰면 사하는 것이 된다[肝苦急, 急食甘以緩之, ……肝欲散, 急食辛以散之, 用辛補之, 酸瀉之]"라고 하였고, 《소문素問·육원정기대론六元正紀大論》에서는 "목이 울체되면 통하게 해야 한다[木鬱達之]"라고 하였다. 《난경難經》에서는 "간이 손상받으면 가운데를 완화시켜야 한다[損其肝者緩其中]"라고 하였다. 《금궤요략金匱要略》에서는 "간에 병이 나타나면 간병이 비장으로 전해지는 것을 알고 먼저 비장을 실하게 해야 한다[見肝之病, 知肝傳脾, 當先實脾]"라고 하였다. 청대淸代 왕태림王泰林은 《서계서옥야화록西溪書屋夜話錄》에서 간기肝氣, 간풍肝風, 간화肝火의 3대 증치證治로 나누어 치간삼법治肝三十法을 제시하였다. 이러한 풍부한 내용은 섭천사葉天士가 "용을 치료하고, 체를 치료하고, 양명을 치료한다[治用, 治體, 治陽明]"라는 3법으로 귀납하였다.

간肝의 체體는 음陰이고 용用은 양陽이므로, 간肝을 치료할 때는 반드시 체體와 용用을 모두 중요시해야 한다. 양명陽明은 수곡지해水穀之海이고 진액津液의 원천을 주관하고, 토土가 윤택하면 목木이 무성해진다. 따라서 용用과 체體를 치료하는 것 외에도 반드시 양명陽明을 겸하여 치료해야 한다. 소위 치용治用이란 것은 간肝의 기능을 조리하고 간기肝氣를 완만하게 하는 것이다. 왜냐하면 "기가 유여하면 화가 된다[氣有餘便是火]"이기 때문이다. 간용肝用은 태과太過할 뿐 아니라 불급不及도 있다. 다만 간肝은 강장剛臟이므로 간용肝用의 병변은 일반적으로 대부분 실증實證이 나타난다. 예를 들어 두훈頭暈, 두통, 구고口苦, 토산吐酸, 목적目赤, 이롱耳聾 혹 이종耳腫 등의 증상이다. 이 부류는 간경肝經의 실열實熱로 간화肝火가 상요上擾하여 기능이 항진된 병변이므로 치료는 용담사간탕龍膽瀉肝湯을 써서 사간청열瀉肝淸熱 해야 한다. 간담肝膽은 서로 표리表裏가 되므로, 사간瀉肝이란 곧 사담통부瀉膽通腑이며 사열邪熱을 담膽을 통해서 하설下泄시키는 것이다. 또한 만약 칠정七情이 지나쳐 폭노暴怒로 간肝을 상하고 기역氣逆하여 화火를 동하게 하면, 흉협창동胸脅脹疼, 번열목적煩熱目赤 등의 증상이 나타난다. 치료는 종종 좌금환左金丸, 금령자산金鈴子散 등의 처방으로 청간사화淸肝瀉火하고, 여기에 항상 단피丹皮, 치자梔子를 더하여 사담화瀉膽火하고 량혈凉血한다. 그리하여 간담肝膽의 화火를 하강시키고, 장병臟病의 부기腑氣를 통하게 하여 활로를 마련한다. 이는 곧 섭계葉桂가 말한 "간용肝用의 치료는 흘려보내는 것이다[肝用宜泄]"라는 뜻이다.

체體를 치료한다는 것은 바로 휴손된 간혈肝血과 간음肝陰을 자보滋補하는 것을 가리킨다. 신수腎水는 간목肝木의 체體를 자생滋生하고, 진혈津血은 비위脾胃의 수곡정미水穀精微로부터 내원하므로, 간肝의 실질이 손상되는 까닭은 기타 요인을 제외하고 실제로 신腎 및 비위脾胃와 밀접한 관계가 있다. 예를 들어 비허脾虛하여 운화運化할 수 없다면 간肝은 충분히 장혈藏血하지 못하고 간목肝木을 유양濡養할 수 없어 간기울결肝氣鬱結에 이르게 된다. 그리하여 흉협창통胸脅脹痛, 두훈목현頭暈目眩, 신곤식소神困食少 등의 증상을 보이는데 소요산逍遙散을 종종 사용하여 소간부비疏肝扶脾, 해울화영解鬱和營한다. 혈허血虛가 매우 심하면 숙지熟地, 수오首烏, 황정黃精 등을 더한다. 혈허血虛로 내열內熱이 발생하면 단피丹皮, 치자梔子를 더하여 화火가 담부膽腑를 따라 강사降瀉하도록 한다. 또한 간신肝腎의 음허陰虛로 간목肝木이 자양받지 못하여 간기肝氣가 횡역橫逆하거나 간화肝火가 상역上逆하게 되는데, 이에 따라 두훈목현頭暈目眩, 협륵동통脅肋疼痛, 목적目

赤, 이롱耳聾, 태소설홍苔少舌紅, 맥현세삭脈弦細數 등의 증상이 나타나게 된다. 치료는 마땅히 일관전一貫煎이나 귀작지황환歸芍地黃丸을 사용하여 간신肝腎의 음陰을 길러야 한다.

《임증지남의안臨證指南醫案》에서 "간을 치료하였는데 효과가 없다면 마땅히 양명을 취해야 한다[治肝不應, 當取陽明]"라고 하였고, 《심소구의화沈紹九醫話》에서는 "유간하려면 마땅히 위음을 길러야 하고, 소간하려면 마땅히 위양을 통하게 해야 한다[柔肝當養胃陰, 疏肝當通胃陽]"라고 하였다. 여기서 알 수 있듯이 양명陽明을 치료하는 것은 간병肝病을 치료하는 중요한 법칙 중 하나이다. 양명陽明을 치료한다는 것은 비脾와 위胃를 포괄하는 것이며, 비위脾胃는 진액津液, 기혈氣血을 만드는 원천이므로 간肝의 장혈藏血이 부족하거나 간음肝陰이 손상되었을 때 반드시 건비양혈健脾養血을 통해 간기肝氣를 조달해야 하고, 자양위음滋養胃陰하여 간급肝急을 유윤濡潤해야 함을 말한다. 전자前者는 흑소요산黑逍遙散을 사용하여 혈허간울血虛肝鬱로 발생한 완협脘脅의 통증을 치료하고, 후자後者는 일관전一貫煎으로 간신폐위肝腎肺胃의 음陰을 자양하여 간기불서肝氣不舒로 인한 흉협胸脅, 완복脘腹의 창통脹痛 등을 치료한다. 모두 양명陽明의 치료를 통해 치간治肝의 목적을 달성한 것이다.

이상에서 논술한 것은, 치간治肝은 치용治用·치체治體·치양명治陽明의 3개 방면이 요구되며, 그중 간용肝用과 간체肝體를 치료하는 것이 중요하다는 것이다. 전자前者는 소설청강疏泄淸降을 위주로 하며 단치소요산丹梔逍遙散과 같은 약으로 양혈해울養血解鬱하고 또한 청사담화淸瀉膽火하여 사열邪熱이 담부膽腑를 통해 배출되도록 한다. 이는 "간은 흩트리는 것을 좋아하는데 급히 매운 것을 먹어 흩트려야 한다. 매운맛을 쓰면 보하는 것이 된다[肝欲散, 急食辛以散之, 辛以補之]"라는 의미이다. 후자後者는 유양음혈柔養陰血을 위주로 하는데, 예를 들어 귀작지황환歸芍地黃丸으로 자음滋陰하여 간체肝體를 생하게 하거나, 일관전一貫煎으로 간위肝胃의 음陰을 길러 간목肝木을 영양한다. 이 또한 "간은 급박한 것을 싫어하니 급히 단것을 먹어 완화시킨다[肝苦急, 急食甘以緩之]"라는 의미이다.

총괄하자면 간목肝木은 "부화敷和"가 정상 상황이고, 간肝은 풍목風木의 장臟

이고 장군지관將軍之官이며 주동主動하고 주승主升하여 강장剛臟이라고 불리며 병변은 위에 있고, 간음肝陰은 쉽게 고갈되고 간양肝陽은 쉽게 항진된다. 이른바 "간을 치료하는 것은 어렵지 않으나 간음이 부족한 것은 치료가 어렵다[治肝不難, 難在肝陰不足]"라고 한 것이 이를 가리켜한 말이다. 《유증치재類證治裁》에서는 '대저 간肝은 강장剛臟이고 소설疏泄을 담당하므로, 용약用藥에 있어서 강剛하게 해서는 안 되고 유柔하게 해야 하고, 공벌伐해서는 안 되고 화해和해야 한다'는 내용이 있다. 유양柔養하는 약을 간木에 쓰면 번영하고, 조화調和하는 치법을 사용하면 간양肝陽이 항진되지 않는다.

치간治肝의 방법은 간용肝用, 간체肝體, 양명陽明의 치료를 대강으로 삼고, 용약用藥은 유화柔和를 중요하게 여긴다. 부녀의 경經, 대帶, 태胎, 산産에 병변이 발생하면 간肝을 치료할 필요가 있을까? 간肝을 어떻게 치료해야 할까? 이러한 문제에 대해 나는 생리상의 상호의존과 병변상의 상호영향에 따라 연구해야 한다고 본다.

생리적인 측면에서 간肝은 장혈藏血하고 소설疏泄을 담당하며, 파극지본罷極之本이 되고, 혈기血氣를 생할 수 있고, 혈血을 체體로 삼고 기氣를 용用으로 한다. 간맥肝脈은 음기陰器에 연결되어 있고, 근筋을 주관하며, 전음前陰은 종근宗筋의 집합처이다. 부녀는 혈血을 근본本으로 삼고, 간肝이 선천先天이 되며, "기경팔맥은 많은 부분 간과 신에 예속된다[奇經八脈隸於肝腎爲多]"라고 하였다. 간肝의 기능활동은 직접 기경팔맥奇經八脈에 영향을 주고, 이에 따라 기경팔맥奇經八脈은 모두 소복小腹·하초下焦에 집중되어 있으며, 이는 족궐음간足厥陰肝과 족소음신足少陰腎이 소속된 영역이다. 독맥督脈, 충맥衝脈, 임맥任脈은 모두 포중胞中에서 시작되므로 하나의 원류에서 3개로 갈라지게 된다. 독맥督脈은 인체의 후면을 행하고, 전신의 양陽을 총감독하며, 인체의 원기元氣를 유지하고 보호한다. 이것은 신腎의 명문命門과 밀접한 관계가 있을 뿐 아니라 간肝과도 밀접하게 연관되어 있다. 충맥衝脈은 인체의 가운데를 따라 곧바로 올라가며, 혈해血海를 주관하고, 정혈精血을 함양涵養하며, 표리表裏를 적셔준다. 임맥任脈은 인체의 전면을 행하고, 전신의 음경陰經을 주관하며, 포태胞胎와 생육生育을 담당한다. 충임衝任의 기능은 신기腎氣의 성쇠盛衰에 따라 결정될 뿐 아니라 간肝이 혈기血氣

를 생발生發하는 것과도 불가분의 관계에 있다. 대맥帶脈은 허리를 한 바퀴 순환하여 모든 경맥을 약속約束하고, 비기脾氣의 승청升淸작용과 간기肝氣의 생발生發작용에 의지한다. 간肝의 "파극지본罷極之本"의 극極과 주근主筋하는 기능은 인체의 활동을 힘있게 하는 음교陰蹺, 양교陽蹺를 촉진할 수 있다. 양유陽維는 제양지회諸陽之會에서 기원하고 음유陰維는 제음지교諸陰之交에서 기원하는데, 전신의 경맥經脈을 옭아매고, 또한 간신肝腎의 기능에 의존하여 비로소 완성된다. 이로써 기경팔맥奇經八脈과 간신肝腎의 관계가 매우 밀접하다는 것을 알 수 있으며, 《온병조변溫病條辨·해산난解産難》에서 "대개 기경팔맥은 간과 신에 붙어 있는데 마치 나무에 뿌리가 있는 것과 같다. 남녀가 교접하여 임신을 해서 출산을 하고 생장발육하는 데 있어서 모든 것이 기경팔맥의 작용에 의존한다[蓋八脈麗於肝腎, 如樹木之有本也. 陰陽交構, 胎前産後, 生生化化, 全賴乎此]"라고 한 것처럼, 간신肝腎의 기능은 기경팔맥奇經八脈에 직접 영향을 줄 수 있고 당연히 부녀의 경經, 대帶, 잉孕, 육育에도 영향을 주게 된다.

생리면에서 간신肝腎과 기경팔맥奇經八脈은 밀접하게 관련되어 있으므로 간신肝腎의 기능실조는 필연적으로 기경팔맥奇經八脈에 파급된다. 기경팔맥奇經八脈이 정상기능을 잃으면 부녀의 경經, 대帶, 태胎, 산産에 모두 병이 발생하게 된다. 만약 간肝의 소설疏泄이 태과太過하고 신腎이 고장固藏하지 못하여 충임衝任을 고섭固攝할 수 없다면 월경月經이 앞당겨지고 양이 많아지며, 심하면 붕루崩漏가 멎지 않게 된다. 신음腎陰이 부족하고 간혈肝血이 적어져 혈해血海가 공허空虛해지면 경행經行이 뒤로 밀리고 양이 적어지며, 심하면 무월경이 된다. 칠정七情이 매우 과도해지면 간기肝氣가 횡역橫逆하고 목강토약木強土弱하여 비脾가 건운健運할 수 없게 된다. 이에 따라 대하帶下가 끊임없이 나오고 색은 누렇거나 붉어진다. "태의 생장발육은 간과 신이 주관한다[胎之生發, 主乎腎肝]"라는 말처럼 간신肝腎의 음허陰虛로 간肝의 장혈藏血기능이 부족해지고, 충임衝任이 쇠약해져 간肝의 생발生發하는 기운이 부진하면 종종 태원胎元이 자라지 못하게 된다. 간화肝火가 왕성해져 소설疏泄이 태과하고, 신腎이 개합開合기능을 잃고, 독맥督脈이 통섭統攝하지 못하고, 대맥帶脈이 약속約束하지 못하면 종종 타태墮胎, 소산小産하게 된다. 해산하려고 할 때 근심과 두려움으로 정서적으로 억울되어 간肝이 소설疏泄하지 못하면 종종 체산滯産 혹은 난산難産이 된다. 《의학심오醫學心悟》에서는 일찍이 보산무우산保産無憂散의 "탱개撑開"하는 치법이 있는데, 실제로는 간혈肝血을 기르고 간기肝氣를 해소하여 최산催産하는 의미를 취한 것이다. 결론적으로 말하면, 부녀의 병은 곧 기경팔맥奇經八脈의 병이고, 그 원인은 두 가지 방면이 있다. 하나는 장부기혈臟腑氣血의 손상으로(특히 간과 신) 기경팔맥奇經八脈의 실조에 이르게 되는 것이고, 다른 하나는 기경팔맥奇經八脈 자체의 병으로, 예를 들어 무절제한 성생활, 여러 차례의 출산과 육아, 수술손상, 약물의 국소 자극 등으로 모두 충임衝任 두 경맥을 직접 손상할 수 있다. 다만 국소와 전체는 밀접하게 연계되어 있고, 경맥經脈은 장부臟腑와 뗄 수 없으므로, 장부臟腑의 병은 물론 경맥經脈에 영향을 줄 수 있거니와, 경맥經脈의 손상 또한 똑같이 장부臟腑에 영향을 줄 수 있다. 기경팔맥奇經八脈이 지나가는 곳은 대체로 간신肝腎의 소속이므로, 생리生理 혹은 병리病理를 막론하고 간신肝腎과 기경팔맥奇經八脈 간의 관계는 매우 밀접하다.

이상의 분석으로 부인병에서 간肝의 중요성을 알 수 있었다. 이제 본인의 다년간 임상 경험상 부인병에서 치간治肝의 응용에 대해 담담히 이야기하겠다.

간병肝病이 부인병에 대해 미치는 영향은 비록 복잡하지만 총괄하여 말하면 대체로 기체혈어氣滯血瘀, 간혈부족肝血不足, 음허양항陰虛陽亢, 양허부진陽虛不振 등이며, 이에 따라 치료는 치용治用, 치체治體, 치양명治陽明의 큰 원칙에 따라 조기調氣, 화어化瘀, 보혈補血, 자음滋陰, 온간溫肝 등에서 벗어나지 않는다.

(1) 서간해울舒肝解鬱

간肝은 조달條達하길 좋아하고 억울抑鬱되는 것을 싫어한다. 무릇 월경을 하려고 할 때 흉협胸脅, 유방, 소복少腹·소복小腹이 창동脹疼하고, 월경이 앞뒤로 불규칙하고, 월경량도 일정치 않은 등의 증상이 나타나는 것은 타고난 품성이 억울抑鬱되었거나 분노가 과도하여 간기역란肝氣逆亂한 병에 해당한다. 치료는 본법本法(서간해울)으로 해야 하며 《화제국방和劑局方》의 소요산逍遙散으로 치료한다. 《부청주여과傅靑主女科》에서 "소요산은 간의 울과 역을 가장 잘 푼다[逍遙散最能解肝之鬱與逆]"라고 하였다. 당귀歸, 백작芍은 양혈평간養血平肝하고, 복령苓, 백출朮, 감초草는 화중배토和中培土하고, 시호柴胡, 박하薄荷는 서간해울舒肝解鬱하고, 진피陳皮, 외강煨薑은 난진위기暖振胃氣한다. 실로 "목의 기운이 몰리면 통하게 한다[木鬱達之]"는 의의가 있고, 치용治用, 치체治體, 치양명治陽明하는 절묘한 처방이다. 간울肝鬱로 승비乘脾하게 되면 월경량이 적기도 하고 많기도 하며 색담色淡하고 묽으며, 평소 대하帶下의 색이 희고 사지가 따뜻하지 않은 등의 증상이 나타난다. 《금궤요략金匱要略》의 당귀작약산當歸芍藥散을 사용하여 양혈서간養血舒肝, 건비삼습健脾滲濕해야 한다. 혈괴血塊가 있으면 향부香附, 원호元胡, 아출莪朮, 익모초益母草를 더하여 조기화어調氣化瘀한다. 요척창동腰脊脹疼하면 상기생桑寄生, 천단川斷, 천두충川杜仲을 더해 장요보신壯腰補腎한다.

(2) 온혈화어溫血化瘀

혈기血氣는 따뜻한 걸 좋아하고 찬 걸 싫어한다. 무릇 월경이 고르지 않고, 월경 중 소복少腹·소복小腹의 창동脹疼이 극심하고, 입술이 푸르고 손발이 차며, 월경이 시원스럽지 못하고 혈괴血塊가 있는 등의 증상이 보이면 이는 충임기허衝任氣虛, 한응혈어寒凝血瘀의 병변에 해당한다. 《금궤요략金匱要略》의 온경탕溫經湯에 익모초益母草, 삼릉三棱, 아출莪朮을 더하여 치료하면 온양충임溫養衝任, 보혈화어補血化瘀의 효능을 거둘 수 있다. 양허궁한陽虛宮寒하여 소복少腹·소복小腹이 냉통冷痛하고, 맥침긴脈沈緊하면 녹각상鹿角霜, 제부자制附子, 소회향小茴香, 애엽艾葉 등을 더하여 온신난간溫腎暖肝한다. 거어지제祛瘀之劑는 본래 공벌攻伐하는 약재로 가장 쉽게 기혈氣血을 손상한다. 하물며 부녀는 본래 몸이 가냘프고 연약하여 약물의 편파偏頗를 감당할 수 없다. 따라서 거어祛瘀의 치법은 온화溫化를 위주로 하는 것이 가장 좋다.

(3) 건비유간健脾柔肝

비脾는 통혈統血하고 기혈생화氣血生化의 원천이다. 간肝은 장혈藏血하고 충임맥衝任脈과 연결되어 있다. 만약 혈해血海가 공허하여 월경이 뒤로 밀리고, 양이 적고 색담色淡하며, 심하면 경폐經閉로 월경을 하지 않는 등의 증상이 나타나면 팔진탕八珍湯 혹은 인삼양영탕人參養榮湯으로 치료하는데, 사물탕四物湯으로 간혈

肝血을 자양하고 사군자탕四君子湯으로 건비화중健脾和中하여 기혈氣血을 쌍보雙補한다. 충임衝任이 왕성하고 혈해血海가 넘쳐흐르면 월경주기가 저절로 고르게 된다. 인삼양영탕人參養榮湯은 본래 오장교양五臟交養의 처방으로 오장기혈五臟氣血의 수복修複을 촉진한다. 다만 그 중점은 여전히 당귀歸, 작약芍, 지황地의 양혈養血과 인삼參, 황기芪, 백출朮, 복령苓, 감초草의 보기補氣에 있기 때문에 이름을 "양영養榮"이라고 하였다. 즉 건비익기健脾益氣, 유간양영柔肝養營의 의미를 함유하고 있는 것이다.

(4) 소간청열疏肝淸熱

대하帶下라는 병은 한열허실寒熱虛實의 구분이 있다. 그러나 결국 모두 습사濕邪가 하주下注된 것이며, 《부청주여과傅靑主女科》에서 말한 "무릇 대하는 모두 습증이다[夫帶下俱是濕症]"와 같다. 만약 대하帶下가 적백赤白하고, 질이 진득거리고 좋지 않은 냄새가 나며, 때로 음부에 가려움이 있고 구건구고口乾口苦하고, 소변이 노랗고 뇨통이 있으며, 억울감과 옆구리 통증이 있는 것은 간울화화肝鬱化火로 습열濕熱이 하초下焦에 정체한 것이다. 치료는 증상이 가벼우면 단치소요산丹梔逍遙散에 어성초蕺菜(즙채), 토복령土茯苓, 용담초龍膽草를 더하여 조간해울調肝解鬱, 청열화습淸熱化濕한다. 습열濕熱이 지나치게 왕성하여 양상이 질고 지저분하고 음부 소양감이 견딜 수 없는 경우에는 청간사열淸肝瀉熱해야 하며 용담사간탕龍膽瀉肝湯으로 치료한다. 간肝은 장臟이므로 주로 거두기藏 때문에 사기邪가 나갈 길이 없는데 사간瀉肝이라고 명명하였지만 실제로는 이담利膽(담膽은 부腑이고, 통강通降을 용用으로 삼고, 간담肝膽은 서로 표리表裏가 된다)과 사심瀉心(심心은 간肝의 자子이므로 실하면 그 자식을 사한다)이며, 이로써 간사肝邪를 맑히고 하초습열下焦濕熱을 제거하면 대하帶下, 음양陰癢이 저절로 그치게 된다.

(5) 자신양간滋腎養肝

신장정腎藏精, 간장혈肝藏血하고, 간肝은 신腎과 모자母子 관계이며, 또한 정혈동원精血同源의 관계이기도 하다. 만약 월경이 당겨지거나 뒤로 밀리고, 양이 많기도 적기도 하여 일정치 않으며, 색담色淡하고 질박質薄하며, 안색이 창백하거나 어둡고, 두훈이명頭暈耳鳴, 소복小腹이 따뜻하지 않고 추통墜痛하며 요슬산연腰膝酸軟하는 증상이 나타나는 경우는 대부분 무절제한 성생활 혹은 여러 번의 임신과 출산으로 충임衝任을 손상하여 간신肝腎이 약해져 나타난 병변이다. 치료는 정경탕定經湯을 사용한다. 부청주傅青主는 "이 처방은 간신의 기를 풀고 간신의 정을 보충한다[此方舒肝腎之氣, 補肝腎之精]"라고 말하였고, 조절調도 하고 자양養하기도 하는데 자양養이 위주가 되고, 자양養하는 가운데 느슨하게舒하기도 하는데 간신肝腎을 함께 치료하여 정혈精血이 충족되면 월경은 정상이 된다. 또한 간신肝腎의 음陰이 부족하고 충임衝任이 손상되어 월경이 뚝뚝 떨어지면서 멎지 않고, 양은 적고 색홍色紅하고, 두훈이명頭暈耳鳴 혹은 구비출혈口鼻出血이 있으면 자양간신滋養肝腎하여 섭혈攝血해야 한다. 육미지황환六味地黃丸에 이지환二至丸을 배합하고 당귀當歸, 백작白芍, 상엽桑葉을 더하여 치료한다. 만약 음허陰虛로 내열內熱이 발생하여, 설홍태소舌紅苔少하고 맥세삭脈細數하면 양지탕兩地湯에 이지환二至丸을 배합하여 치료한다. 수水가 왕성해지고 음陰이 회복되면 허화虛火가 저절로 평온해진다.

(6) 온신난간溫腎暖肝

신腎은 수장水臟이고 진액을 주관하며, 간신肝腎은 모두 내부에 상화相火가 살고 있다. 만약 명문命門의 화火가 쇠약해져 화기행수化氣行水하지 못하면 이에 따라 대하帶下의 양이 많아지고 질은 묽으며 종일 뚝뚝 떨어지며 그치질 않게 되고, 안색이 어둡고 대변이 묽고 소변을 많이 보게 된다. 이는 신양腎陽이 부족하여 하원下元이 약해지고 대맥帶脈이 약속約하지 못하고 임맥任脈이 고섭固攝되지 못하여 나타난 병이다. 마땅히 《상한론傷寒論》의 부자탕附子湯에 천초川椒, 소회향小茴香, 토사자菟絲子, 상표초桑螵蛸, 익지인益智仁, 녹각상鹿角霜 등을 더하여 온신난간溫腎暖肝, 건비온삽健脾溫澁의 치법으로 치료해야 한다. 온법溫으로 화기행수化氣行水할 수 있게 되고, 삽법澁으로 수렴하고 배원培元할 수 있으므로, 온삽溫澁을 함께 써야 사기가 제거되고 정기가 회복되어 효과를 기대할 수 있는 것이다. 또한 신腎은 경수經水의 원천이고, 포궁胞宮은 신腎에 연결되어 있는데, 결혼하고 여러 해 임신이 되지 않고, 월경이 뒤로 늦춰지고 성욕이 없으며, 심하면 성관계를 두려워하는 것은 대부분 신양腎陽이 허쇠하고 간양肝陽이 부진하여 양허궁한陽虛宮寒으로 난자발육이 불량해진 것이다. 치료는 온양간신溫養肝腎해야 하고, 장경악張景岳의 우귀환右歸丸에 충위자茺蔚子, 사상자蛇床子, 음양곽淫羊藿을 더하여 치료한다. 신腎의 "작강作強"과 간肝의 "파극罷極"의 생발生發기능을 동원하여, 신양腎陽이 진작되고 간목肝木이 온양溫되어 생기지기生機之氣가 왕성해지고 자장子臟이 따뜻해지면 월경이 정상이 되고 난자가 활기를 띠므로 임신을 기약할 수 있게 된다.

(7) 보간고태補肝固胎

간肝은 주승主升하고 주동主動하며, 주개主開하고 주산主散한다. 신腎은 주침主沈하고 주정主靜하며, 주합主合하고 주복主伏한다. 간신肝腎은 알맞게 합하여지면 간肝은 생발生發할 수 있고 신腎은 주칩主蟄하고 봉장封藏할 수 있기에, 임신이 된 후에는 태원胎元을 성장시켜 달을 채워 순산하게 된다. 본래 체력이 허약하고 간신肝腎이 부족하거나 혹은 기타의 원인으로 충임衝任이 손상되면 임신된 후에도 태원胎元이 견고하지 못하여 종종 1~2개월 사이에 유산하게 된다. 치료는 마땅히 미병未病을 우선하여 보양간신補養肝腎, 조섭충임調攝衝任하고 《의학충중참서록醫學衷中參西錄》의 수태환壽胎丸에 천두충川杜仲, 사질려沙蒺藜, 복분자覆盆子 등을 더하여 치료한다. 《임증지남의안臨證指南醫案》의 "간을 치료해서 낫지 않으면 양명을 치료해야 한다[治肝不應, 當取陽明]"라는 뜻에 따라 태산반석산泰山磐石散을 사용하여 건비익기健脾益氣, 온보기혈溫補氣血함으로써 토후목영土厚木榮하여 간혈肝血이 충족되고 혈해血海가 가득 차서 넘치면 태원胎元을 성장시켜 저절로 태아胎가 견고하게 된다.

(8) 조간순산調肝順產

태胎가 아직 생겨나지 않았을 때에는 간신肝腎의 정혈精血에 의존하여 키워진다. 태胎가 이미 발생하였다면 간신肝腎의 기氣에 의해 운반된다. 임신부가 출산에 임박하였을 때 근심과 두려움으로 정서가 억눌리게 되면 간肝이 소설疏泄하지 못하고 신腎의 개합開合이 정상적으로 작용하지 못하여 종종 체산滯

産[02] 혹은 난산難産에 이르게 된다. 익기보혈益氣補血, 서간해울舒肝解鬱의 치법으로 치료하며, 보산무우산保産無憂散으로 사용한다. 이 처방은 익기보혈益氣補血, 부조운태扶助運胎하는 힘이 있으며, 또한 서간해울舒肝解鬱, 촉진개합促進開合하는 효능이 있는데, 혈血이 충족되고 울체가 해소되면 태胎가 저절로 내려온다.

총괄하자면 부녀는 음혈陰血을 주로 하고 간肝을 선천先天으로 삼으며, 부녀의 경經, 대帶, 태胎, 산産의 병은 모두 대맥帶脈 이하 간신肝腎이 주관하는 영역의 병이다. 때문에 간肝으로 부인병의 치료를 논하는 것은 매우 광범위한 것이고, 이상은 대략적인 내용을 말한 것뿐이다.

02 체산(滯産): 중국 포털 검색 사이트인 Baidu에 의하면 분만시간이 24시간을 초과한 것을 가리키는데, 한국의 언어로 보면 '지연분만'에 해당되지 않을까 싶다. '지연분만'이란 '분만 개시 후 초산부는 30시간, 경산부는 15시간이 경과해도 만출이 안 되는 경우'를 말한다. 체산(滯産)과 난산難産)의 차이점은 체산(滯産)은 출산은 완벽하게 되지만 시간이 지체된 것을 말하는 것이고, 난산(難産)은 거대 태아, 경산도의 협착, 연산도의 불완전한 개대 등으로 출산이 불완전하게 되는 것을 말한다—역자주.

07 부인과 질환에 활혈화어법活血化瘀法을 응용하고 얻은 깨달음

활혈화어活血化瘀는 혈증血證을 치료하는 대법大法 중 하나이며, 예로부터 임상의가가 중요하게 여기고 응용한 것이다. 청대清代 왕청임王清任의 저작인《의림개착醫林改錯》이란 책은《소문素問·음양응상대론陰陽應象大論》의 "혈이 실하면 터줘야 하고, 기가 허하면 끌어올려야 한다[血實宜決之, 氣虛宜掣引之]"라는 취지에 따라 활혈화어活血化瘀와 보기화어補氣化瘀의 설을 만들었다. 당종해唐宗海의《혈증론血證論》에서 "무릇 혈증은 결론적으로 어혈을 제거하는 것이 중요하다[凡血證, 總以祛瘀爲要]"를 강조하며 치어治瘀의 법은 점차로 완벽해졌다. 최근에는 중서의中西醫의 결합으로 인해 활혈화어법活血化瘀法이 내과, 외과, 부인과, 소아과 등 각 과, 각 계통의 질환에서 광범위하게 응용되고 있으며, 모두 상당히 높은 치료효과를 내고 있다.

부인과 질환은 비록 복잡해 보이지만, 총체적으로 말하면 대체로 경經, 대帶, 태胎, 산產 등의 병에 불과하며, 그 발병요인은 외감육음外感六淫, 내상칠정內傷七情, 다산多產과 방로房勞 등의 구별이 있고, 그 병정病情 또한 한열허실寒熱虛實의 차이가 있을 뿐이다. 다만 부녀는 혈血을 위주로 하므로 병변은 모두 혈분血分의 허虛, 어瘀와 밀접한 관계가 있다. 따라서 활혈화어법活血化瘀法은 부인병을 치료하는 중요한 법칙 중 하나이다. 필자는 옛사람과 당대 현인의 경험을 토대로 학습하는 데 있어 개인적으로 약간의 얕은 깨달음을 얻은 것이 있어 담담하게 소개하고 동료들에게 가르침을 구한다.

(1) 어혈瘀血의 기원을 파악하는 것이 치료의 관건이다

《내경內經》에서는 "병을 치료하려면 반드시 그 근본을 찾아야 한다[治病必求其本]"라 하였고, "반드시 주된 바를 억제하고 원인을 먼저 구해야 한다[必伏其所主, 而先其所因]"라고 하였다. 활혈화어活血化瘀의 치법을 잘 파악하고 먼저 어혈瘀血의 근본 원인, 즉 어혈瘀血을 유발한 요인에 대한 깊은 이해가 필요하다. 부녀 어혈瘀血의 병인病因으로 임상에서 자주 보이는 것은 기체氣滯, 기허氣虛, 한응寒凝, 열울熱鬱, 습곤濕困, 타박상 및 출혈의 부적절한 처치 등이다.

㉠ 기체氣滯와 기허氣虛

혈血은 기氣의 모母이고, 기氣는 혈血을 지휘帥한다. 기氣는 혈血에 의해 실리고, 혈血은 기氣의 운행에 의지하므로 기행氣行하면 혈血도 움직이고 기체氣滯하면 혈어血瘀하게 된다. 따라서 《소문素問·거통론擧痛論》에서 "모든 병은 기에서 생겨난다百病生於氣也"라고 말한 것이다. 주단계朱丹溪는 "기혈이 온화하면 만병이 생기지 않고, 막히게 되면 모든 병이 생겨난다[氣血沖和, 萬病不生, 一有怫鬱, 百病生焉]"라고 하였다. 기체氣滯하면 기기氣機가 퍼뜨려지지 못하고 승강升降이 정상적으로 이루어지지 못하여 경맥經脈이 불리하게 되고 혈행血行에 장애를 받는다. 기허氣虛하면 기기氣機를 추동할 힘이 없어 혈액을 운행하여 통하게 할 수 없다. 기체氣滯나 기허氣虛가 나타나면, 비록 허실虛實의 차이는 있지만 모두 혈액 운행에 장애를 일으키고 어혈瘀血이 되어 정체된다. 그래서 《소문素問·조경론調經論》에는 "혈기가 불화하면 모든 병이 이에 변화하고 발생한다[血氣不和, 百病乃變化而生]"라는 논술이 있다.

㉡ 한응寒凝과 열울熱鬱

한寒은 음사陰邪이고, 그 성질은 당기고收引 응체凝滯하는 것이다. 따라서 혈血이 따뜻함을 얻으면 운행되고 한寒을 만나면 엉겨 붙는다. 바로 《소문素問·조경론調經論》에서 말한 "혈기는 따뜻한 걸 좋아하고 찬 걸 싫어하는데, 차가워지면 꺼칠꺼칠하여 흐를 수 없고, 따뜻하면 소통되어 나아간다 …… 한이 머무르면 혈은 응결되고 응결되면 맥이 통하지 않는다[血氣者, 喜溫而惡寒, 寒則泣而不能流, 溫則消而去之, ……寒獨留, 則血凝泣, 凝則脈不通]"와 같다. 부인과에서 한응혈어寒凝血瘀의 병증은 임상에서 많이 나타난다. 열울혈어熱鬱血瘀에 대해서는 《상한론傷寒論》의 "어열이 안에 있다[瘀熱在裏]", "어혈이 내려와서 이에 나았다[下血乃愈]"라는 이론이 나온 뒤에 곧 후세사람들이 열어熱瘀를 중시하게 되었다. 장결고張潔古, 이동원李東垣은 부인의 혈어경폐血瘀經閉(열어熱瘀)를 치료하려면 모두 화혈和血하고 사화瀉火해야 한다고 주장하였다. 당용천唐容川의 《혈증론血證論》은 "열어경폐熱瘀經閉"의 병리病理와 치법에 대해 비교적 치밀하게 분석하였고, 우리에게 한응혈어寒凝血瘀 외에도 열울혈어熱鬱血瘀 또한 무시하면 안

됨을 시사하였다. 그래서 한寒과 열熱은 비록 음양陰陽의 차이는 있지만 과도한 한寒과 과도한 열熱은 모두 혈액운행을 원활하지 못하게 하여 혈어血瘀가 될 수 있다.

ⓒ 습곤기기濕困氣機

부녀의 질병 발생은 모두 대맥帶脈 이하의 병변이고, 이는 하초下焦의 음습陰濕한 부위이다. 습濕은 음사陰邪이고 그 성질은 중탁점니重濁黏膩하여 양기陽氣를 막아 기기승강氣機升降의 실조를 일으키고 오장기혈五臟氣血을 조화롭지 못하게 하고 경락經絡을 막아 원활하지 못하게 하므로, 거듭하여 직접적으로 포맥胞脈을 막아 포궁胞宮을 손상시킨다. 그래서 어혈瘀血의 병변은 습사濕邪의 혼탁과도 밀접한 관계가 있다.

ⓡ 질박손상跌仆損傷

《영추경靈樞經·사기장부병형邪氣臟腑病形》에서 "낙상을 하면 내부에 좋지 않은 혈이 머무른다[有所墮墜, 惡血內留]"라고 하였다. 대체로 도상刀傷과 질박跌仆, 벌레와 짐승에 의한 교상咬傷은 기부肌膚와 경맥經脈에 직접 손상을 주고, 혹은 그 손상이 오장육부五臟六腑에 미쳐 혈액이 경맥經脈의 밖으로 일탈하고 조직 사이에 정체되어 어적瘀積의 병이 되기도 한다.

ⓜ 출혈에 대한 부적절한 처치

출혈이란 병변은 비록 한열허실寒熱虛實의 차이가 있지만 모두 이경지혈離經之血이다. 《혈증론血證論·어혈瘀血》에서는 "토혈, 뉵혈, 변혈, 누혈은 혈이 경락을 벗어나지 않은 것이 없다. ……그러나 이는 경락을 벗어난 혈이며, 비록 밝고 신선한 혈일지라도 이 역시 어혈이다[吐衄便漏, 其血無不離經. ……然既是離經之血, 雖淸血鮮血, 亦是瘀血]"라고 하였다. 출혈이 있을 때 만일 적절한 처치가 되지 않으면 어瘀가 남아 병이 된다. 지나치게 일찍 탄약炭藥(일체의 수렴약을 포함하여)을 복용하여 이경離經된 악혈惡血이 말끔하게 되지 않고 잔류하여 경수經隧를 막고, 신혈新血이 경락으로 돌아오지 못하면 이에 따라 어혈瘀이 머무르는 후환이 남게 된다.

(2) 어혈瘀血의 다양한 병인病因에 따라 다른 치료원칙을 선택한다

활혈화어법活血化瘀法은 총체적으로 말하면 소통경락疏通經絡, 거어생신祛瘀生新, 행혈지통行血止痛, 연견산결軟堅散結, 지혈귀경止血歸經 등의 작용이 있다. 다만 어혈瘀血의 형성은 이미 여러 종류의 원인에 의한 것이므로 반드시 활혈화어活血化瘀를 토대로 그 성질의 차이에 맞추어 임기응변해야 바야흐로 기대한 목적을 달성할 수 있다. 자주 사용하는 방법은 다음과 같다.

㉠ 이기화어理氣化瘀

대체로 칠정七情에 상하여 기기氣機가 펼쳐지지 못하고 승강升降이 실조되고 혈어血瘀가 되어 원활하지 못하게 되는 경우에 적합하다. 부녀의 월경이 밀리고, 월경 전에 흉협胸脅, 유방乳房, 소복少腹·소복小腹에 창통脹痛이 극심하고, 월경색이 자홍紫紅하고 덩어리가 있는 것은 기체혈어氣滯血瘀의 병이다. 《소문素問·지진요대론至眞要大論》에서 "그 혈과 기를 소통하여 조달되면 화평하게 된다[疏其血氣, 令其條達而致和平]"라는 정신을 본받아 소간이기疏肝理氣, 활혈화어活血化瘀의 치법을 선택하고, 처방으로는 시호소간산柴胡疏肝散에 금령자산金鈴子散, 실소산失笑散 등을 합방한다. 간肝은 소설疏泄을 주관하고 장혈藏血하며 충임衝任에 연결되어 있고, 부녀에게는 신腎과 함께 선천先天이 된다. 이기理氣하려면 반드시 소간疏肝해야 하고, 간肝이 조달條達할 수 있으면 경혈經血이 저절로 고르게 된다. 다만 간肝은 체음體陰이나 용양用陽하므로 간음肝陰은 쉽게 고갈되고 간양肝陽은 쉽게 항진되는데, 소간이기疏肝理氣하는 약재는 성질이 대부분 승산향조升散香燥하여 아주 쉽게 간음肝陰을 손상한다. 그래서 소간이기疏肝理氣의 방제 가운데 적당히 감윤甘潤한 약재를 더하여 그 편폐偏弊를 방지한다. 나는 일찍이 유벽乳癖(모 의원에서 유선 소엽의 증식증이라고 진단받음) 환자를 치료한 적이 있는데, 연속하여 소요산逍遙散 합 실소산失笑散에 도인桃仁, 홍화紅花, 노로통路路通 등을 가감하여 사용하였고, 30여 제를 복용하고 나서 유괴乳塊는 축소되었으나 협통脅痛, 유통乳痛은 줄어들지 않았다. 이후 자세하게 진찰하니 맥세

脈細하고 약간 삭數하며, 태소苔少, 설첨홍舌尖紅하고, 두훈頭暈과 밤에 수면이 좋지 않은 증상이 있었다. 간음肝陰이 이미 부족해진 뚜렷한 징조이므로 이에 자윤소간滋潤疏肝하는 일관전一貫煎으로 처방을 바꾸고 윤화소괴潤化消塊하는 소라환消瘰丸을 합하고 택란澤蘭, 소목蘇木, 과루피瓜蔞皮 등을 더하여, 소간이기疏肝理氣하면서 자양유간滋養柔肝하는 치법을 취하였고, 파어破瘀하면서 정기正를 상하지 않게 하였다. 연속해서 20여 제를 복용하고 유괴乳塊는 소실되었고, 모든 통증도 함께 사라졌다.

㉡ 익기화어益氣化瘀

정기正氣가 쇠약하여 기허氣虛로 운행하지 못하고 혈행血行도 원활하지 못하여 징하적취癥瘕積聚가 된 경우에는 모두 익기화어益氣化瘀의 치법을 쓸 수 있다. 왕청임王淸任의 보양환오탕補陽還五湯은 익기화어법益氣化瘀法의 공인된 대표 방제이다. 나는 보양환오탕補陽還五湯 혹은 계지복령환桂枝茯苓丸·탕湯 합 당귀보혈탕當歸補血湯에 가감하여 기허氣虛로 인한 난소낭종을 치료하는 데 자주 사용하였으며, 일정한 치료효과가 있었다. 기허혈어氣虛血瘀로 발생한 월경부조月經不調에는 도홍사물탕桃紅四物湯에 황기黃芪, 익모초益母草, 계혈등鷄血藤을 더하여 자주 치료하였고, 비교적 좋은 치료효과를 얻을 수 있었다. 황기黃芪는 감온甘溫하고, 익기생혈益氣生血하며, 화어약化瘀藥과 함께 쓰면 부정扶正하면서 화어化瘀할 수도 있다. 황기黃芪는 익기생혈益氣生血할 뿐 아니라 운양이수運陽利水하기도 하므로, 비기脾氣가 허약하여 수습불화水濕不化로 대하帶下가 끊이지 않는 경우에 황기黃芪를 배합하여 치료하면 효과가 매우 좋다. 만약 구건口乾, 구갈口渴하면 기氣와 진액津이 부족한 현상이므로 당삼黨參을 배합하여 익기생진益氣生津한다.

㉢ 온경화어溫經化瘀

대체로 한사寒邪의 응체로 인해 발생한 월경부조月經不調, 월경통, 무월경, 불임 등은 모두 "차가운 것은 덥게 한다[寒者熱之]"는 치법을 사용할 수 있으며, 온경화어溫經化瘀의 치법으로 치료한다. 그런데 한증寒에는 실한實寒과 허한虛寒

의 구별이 있는데, 전자는 온경溫經과 화어化瘀를 병용하고 후자는 온신부양溫腎扶陽에 보소補消를 함께한다. 예를 들어 월경이 뒤로 밀리고, 월경량이 적고, 색암홍色暗紅하고 덩어리가 있으며, 소복교통小腹絞痛한데 따뜻하게 하거나 혈괴血塊가 배출되면 편해지고, 외한지랭畏寒肢冷, 순면발청唇面發青 등을 동반하고, 태박백苔薄白, 맥침긴脈沈緊한 것은 실한實寒으로 유발된 월경부조月經不調이다. 온경탕溫經湯(《부인대전양방婦人大全良方》)에 익모초益母草, 원호元胡 등을 더하여 상용하여 온경화어溫經化瘀, 행기지통行氣止痛의 목적을 달성한다. 만약 양기부족陽氣不足으로 한寒이 내부에서 발생하여 궁한혈응宮寒血凝한 경우는 마땅히 부양온경扶陽溫經, 보허화어補虛化瘀를 병용해야 한다. 일찍이 신허腎虛하여 다년간 임신하지 못한 환자를 치료한 적이 있는데, 월경이 뒤로 밀리고 월경량이 적고, 혈색이 자암紫暗하고 덩어리가 있으며, 소복小腹에 통증이 있는데 만지면 완화되고, 요퇴산연腰腿酸軟, 신피핍력神疲乏力, 소변청장小便清長, 태박백苔薄白하고 활윤滑潤하며, 맥침지脈沈遲 등의 증상이 있었다. 육린주毓麟珠와 소복축어탕少腹逐瘀湯을 교대로 복용하게 하였고, 반년 동안 계속하여 월경은 정상이 되었고, 이후에 임신하였고 달을 채워 순산하였다.

ⓡ **량혈화어涼血化瘀**

울열鬱熱·화독火毒의 사기邪가 포맥胞脈에서 치성하여 혈액을 끓어 넘치게 하여 망행妄行하거나 혹은 진액津液을 작상灼傷하여 음혈陰血이 손상받아 혈액이 정체하여 어瘀가 된 경우는 모두 "열증에는 차갑게 한다[熱者寒之]"는 의론에 따라 청열량혈화어清熱涼血化瘀의 치법으로 치료한다. 원래 양陽이 성하여 월경이 앞당겨지고 양이 많으며 색홍色紅하고 자줏빛 덩어리가 있으며, 입이 쓰고 태황苔黃, 설홍舌紅, 맥삭脈數한 경우는 지골피음地骨皮飮에서 신찬辛竄한 성질의 당귀當歸, 천궁川芎을 빼고, 백모근白茅根, 하엽荷葉, 계혈등鷄血藤, 단삼丹參, 택란澤蘭, 익모초益母草 등 신감량辛甘涼한 약재를 더해 치료한다. 대개 부녀는 음혈陰血을 위주로 하므로, 고한苦寒한 약이 비록 퇴열退熱하지만 쓰기에는 적당치 않은데, 쉽게 화조상음化燥傷陰하여 비위脾胃의 생기生機를 해칠 수 있기 때문이다. 만약 신감량辛甘涼한 약재를 투여한다면 열熱을 내리게 할 뿐 아니라 양영익혈

養營益血의 효능 또한 있으므로 정기正氣를 보호하고 어괴瘀塊를 제거하는 효능을 모두 극대화할 수 있다.

㉤ **자음화어**滋陰化瘀

음허화왕陰虛火旺하여 월경이 앞당겨지고 혈괴가 있는 것은 마땅히 이 치법으로 치료해야 한다. 내가 16세의 여성을 치료한 적이 있었는데, 월경이 앞당겨지고 양이 적으며 작은 혈괴가 있었고, 월경할 때 심번이조心煩易躁하고 수면이 좋지 않고 소복창통小腹脹痛하였다. 평소 피부가 가렵고 상반신, 팔다리에 홍진紅疹이 발생하였는데 안면부에 비교적 많았고 나비 모양이었다(일찍이 모 의원에서 홍반성 낭창이라고 진단받았다). 당시 음허陰虛로 제화制火하지 못하고 사독邪毒이 안에 결합하여 혈액이 정체된 것으로 보고 치료하였다. 자음해독滋陰解毒, 청열화어淸熱化瘀를 치법으로 삼고, 기국지황환·탕杞菊地黃丸·湯에 단삼丹參, 홍화紅花, 능소화凌霄花, 자화지정紫花地丁, 야국화野菊花, 적작赤芍 등을 가감하여 연속해서 3개월여를 복용시켰다. 이후 월경주기는 정상이 되었고, 홍진紅疹 또한 단시간에 억제되었다.

㉥ **보혈화어**補血化瘀

기혈이 부족한데 혈어血瘀까지 있는 환자는 보혈화어補血化瘀의 치법을 써야 한다. 예를 들어 초산부는 기혈氣血이 갑작스레 약해져 단시일에 회복되지 않고, 또한 이경離經된 악혈惡血이 정체되어 허虛와 어瘀가 한데 섞인 몸이 되므로, 생화탕生化湯이 상용常用하는 처방이 된다. 글자 그대로 본 방은 생혈화어生血化瘀의 작용이 있고, 원래 각지의 임상의사와 민간에서 광범위하게 응용하여 확실히 효과가 있음을 실제로 분명하게 증명하였다. 허어협잡虛瘀夾雜한 환자에게 증證에 맞게 가감하고 용약用藥하는 데 있어 가장 좋은 것은, 보補하는 가운데 화化하고 화化하는 가운데 보補하는 약재인 계혈등鷄血藤, 단삼丹參 등이다. 대개 계혈등鷄血藤은 감평甘平, 미온삽微溫澁하고, 보혈활혈補血活血하고 서근활락舒筋活絡하는 작용이 있다. 단삼丹參은 고苦, 미한微寒하고, 옛사람들은 일찍이 "단삼은 사물탕과 작용이 같아 보혈활혈할 수 있다[丹參一味, 功同四物, 能補血

活血]"라고 하였다. 비록 그 말이 과장되긴 했지만 활혈화어活血化瘀하는 힘은 비교적 평온하여 확실히 허虛하면서 어瘀가 있는 경우에는 좋은 약이다. 이 외에 감함평甘鹹平한 소목蘇木과 고苦, 미온微溫한 택란澤蘭은 모두 화어化瘀하지만 정기正를 상하지 않는 약재로써 쓰기에 적당하며, 실로 사반공배事半功倍(적은 노력으로 많은 효과를 거두다)의 효과를 얻을 수 있다.

㉧ 조습화어燥濕化瘀

이미 혈어血瘀로 월경병이 있는데 대하帶下가 끊이지 않는 것은 조습화어燥濕化瘀의 치법을 써야 한다. 《부청주여과傅青主女科》에서 "무릇 대하는 모두 습증이다[夫帶下俱是濕症]"라고 하였는데, 대하帶下가 대부분 습濕과 관련 있음을 알 수 있다. 습濕은 음사陰邪이고 그 성질이 끈적이고 무겁고 탁하여, 습濕이 제거되지 않으면 대하帶下는 그치지 않고 혈어血瘀는 화化하기 어렵다. 따라서 《단계심법丹溪心法》에서 대하帶下의 치료법을 논할 때 "주로 조습하는 치료를 우선한다[主治燥濕爲先]"라는 논설이 있다. 나이가 30세인 한 여성은 결혼한 지 5년 되었는데 임신이 되지 않았다. 살찐 체형이고, 월경이 뒤로 밀리고 양은 적으며 자줏빛 덩어리가 있고, 월경 중 요산창腰酸脹, 소복少腹·소복小腹의 창통脹痛, 항문이 빠질듯한 느낌이 있고, 평소에 대하帶下가 끊이지 않고 물처럼 묽으며, 대변은 무른 변이다. 맥유완脈濡緩하고, 태박백苔薄白, 설질담눈舌質淡嫩하다. 양기陽氣가 허약하고 내부에서 음성陰盛한 것으로 진단하였고, 부자탕附子湯과 축천환·탕縮泉丸·湯을 합방하고 택란澤蘭, 소목蘇木을 더하여 치료하였다. 수 개월간 치료하였고 치료 후 대하帶는 그쳤고 월경이 고르게 되었으며 임신하였다. 대개 부자탕附子湯의 온화溫化와 축천환縮泉丸의 고삽固澁, 택란澤蘭, 소목蘇木의 활혈화어活血化瘀로 치습治濕하면서 치어治瘀하여 빈틈없이 고려하였고, 이에 약효가 빠르게 나타났다.

이상 부인과에서 자주 나타나는 어혈병瘀血病에 대해 몇 가지 치료원칙을 말하였다. 질박손상跌仆損傷과 출혈出血의 부적절한 처치로 어혈瘀血이 된 것은 정기正氣가 아직 쇠약하지 않았기에 직접 활혈행혈活血行血, 파어도체破瘀導滯하는 약재를 쓸 수 있다. 결론적으로 말하면 구체적으로 응용할 때 응당 병정病情의 변화에 따라 기존의 원칙에 더하여 융통성 있게 조치해야 비로소 예견된 효과를 얻을 수 있는 것이다.

(3) 완만하게 공벌하고 항상 정기正氣를 돌본다

치료과정에서 정기正氣와 어혈瘀血의 관계를 정확히 처리해야 한다. 왜냐하면 정기正氣는 본本이고 어혈瘀血은 표標이기 때문이다. 일반적으로 어혈병瘀血病은 대부분 완고한 질병이므로 무엇보다 정기正氣의 강약에 따라 완공緩攻할 것인지, 혹은 온화溫化할 것인지, 혹 량산涼散하거나 행혈行血하거나 연견軟堅하거나 자윤滋潤하거나 혹은 공보攻補를 함께할 것인지, 선보후공先補後攻할 것인지를 정해야 하며, 항상 정기正氣를 돌봐주어야 비로소 어거정복瘀去正複의 목적을 달성할 수 있다. 만약 맹렬하게 공격하여 짧은 시간 안에 함부로 효과를 내려고 한다면 종종 생기生機를 상하게 되어, 도리어 병정病情이 가중된다. 동시에 어혈瘀血이 이미 기본적으로 제거되었을 때에는 치료를 적당히 그쳐야 한다. 바로 《소문素問·오상정대론五常政大論》에서 말한 "큰 독으로 병을 치료하려면 열에 여섯 정도만 치료하고, 일상적인 독으로 병을 치료하려면 열에 일곱 정도만 치료하고 ……과하게 하여 정기를 상하게 해서는 안 된다[大毒治病, 十去其六, 常毒治病, 十去其七……無使過之, 傷其正也]"와 같다. 나는 일찍이 건장한 징하癥瘕(모 의원 부인과에서 만성 부속기염, 난소비대 진단) 환자를 치료한 적이 있는데, 치료를 시작할 때 속효를 기대하며 계지복령환·탕桂枝茯苓丸·湯에 천산갑穿山甲, 수질水蛭, 맹충虻蟲, 당귀미歸尾, 홍화紅花 등의 약재를 더하여 맹렬하게 공격하였고, 약효가 빠르게 나타나 입간견영立竿見影(장대를 세우면 그림자가 나타난다. 즉시 효과가 나타난다는 의미)의 공효를 얻을 수 있있다. 10여 제를 복용한 뒤에 소복少腹·소복小腹의 통증이 심해졌고, 허리가 끊어질 듯 뻐근하였으며, 게다가 두훈頭暈, 안화眼花, 이명耳鳴, 사지핍력四肢乏力 등의 증상까지 나타날지 어찌 알았겠는가. 이는 공벌攻伐이 지나치게 과한 것과 분명히 관계가 있으며, 어혈瘀血은 아직 제거되지 않았는데 정기正氣는 이미 손상되었다. 이에 도인사물탕桃仁四物湯으로 바꾸고 계혈등鷄血藤, 충위자茺蔚子, 북황기北黃芪를 더하여 치료하였고, 공攻과 보補를 함께하여 완공緩攻을 계획하였다. 부정거사扶正祛邪를 모두 중요하게 여기면서 한 달 넘게 치료하고 나서 효과가 나타났다.

결론적으로 활혈화어법活血化瘀法을 응용하는 과정에서 늘 정기正氣를 돌봐줘야 하고, 정기正氣를 보호하는 방법은 활혈파어活血破瘀하는 약재를 조심히 쓰고 준파맹공峻破猛攻을 삼가는 것 외에도 적당히 영양보충에 관심을 가져야 한다. 소위 "독약으로 사기를 공격하고, 오곡으로 자양하고, 오과로 보조하고, 오축으로 보익하고, 오채로 채워주는데, 이들은 모두 기와 미가 합해져 있어 이를 먹어서 정을 보하고 기를 더한다[毒藥攻邪, 五穀爲養, 五果爲助, 五畜爲益, 五菜爲充, 氣味合而服之, 以補益精氣]"(《소문素問·장기법시론臟氣法時論》)와 같다. 치병治病과 조양調養은 어느 하나도 소홀히 해서는 안 된다.

08 월경병의 예방치료

월경병이 포괄하는 내용은 매우 많으나 간단히 말하면 주기, 색, 질, 양의 변화와 동반된 창통脹痛과 불편함, 심하면 붕루崩漏가 끊이지 않거나 혹은 월경을 하지 않는 무월경 등에서 벗어나지 않는다.

월경병은 부녀의 4대 질병 중 하나이고, 이는 부녀의 신체 건강에 영향을 미칠 뿐 아니라 임신과 출산에 지장을 준다. 이에 따라 월경병의 예방치료는 대단히 중요한 의의가 있다.

(1) 월경병의 예방

월경은 부녀의 정상 생리현상이며, 월경에 가까워질 때와 월경기간에는 생리적인 변화로 인해 보통 신체의 저항력이 비교적 약해진다. 만약 일상생활에서 약간 부주의하면 종종 외사外邪가 허한 틈을 타고 침입하여 쉽게 각종 병변을 일으킨다. 그래서 평소 월경기간에는 반드시 예방에 주의하여 월경병이 발생되지 않도록 해야 한다. 그렇다면 예방하는 방법은 무엇인가?

① 하반신을 따뜻하게 유지하여 한습냉기寒濕冷氣가 들어오는 것을 피한다.

② 월경기간에는 수영이나 냉탕에서의 목욕과 차고 날 음식을 과식하지 않도록 하여 월경혈이 갑자기 응체되어 어혈瘀로 남아 병이 되는 것을 피한다.

③ 장기간의 불량한 정신적 자극을 막아 장기臟氣의 평온함을 유지함으로써 기혈氣血을 조화롭게 하고 편하게 월경하도록 한다.

④ 월경기간과 월경 바로 전에는 성관계를 절대 금지하여 충임衝任을 손상시키고 어혈瘀血을 발생시켜 포맥胞脈에 남게 되는 등의 불량한 결과를 방지한다.

⑤ 외음부를 청결하게 유지해야 하고, 월경대月經帶[03]를 자주 세탁하거나 갈아주며, 아울러 햇볕에 말려줘야 한다. 생리대는 깨끗해야 하고, 부드럽고 연해야 피부의 마찰을 피할 수 있다.

---

03 월경대(月經帶)는 중국에서 과거에 여자아이들이 사용했던 가늘고 긴 천으로 된 생리대 종류를 말하며, 부유층은 생리대(月經紙)를 월경대 위에 얹어서 사용하기도 했다. 즉, 월경기간 팬티 대신 입는 생리 전용 하의라고 보면 된다. 인터넷에 여전히 판매되고 있는 것을 보면 요즘에도 사용하는 듯하다—역자주.

⑥ 월경기간에는 음도陰道에 약을 쓰는 것은 부적절하고, 평소에 음도陰道에 약을 쓸 때는 신랄조양辛辣助陽하거나 한니음유寒膩陰柔한 약재는 사용을 피하여 동혈動血하거나 한응혈체寒凝血滯하지 않도록 해야 한다.

⑦ 정기적으로 부인과 검사를 하여 조기에 병을 발견하고 조기에 치료하도록 한다.

질병의 발생과 원인은 비록 다양하지만 내인內因이 주요하며 결정적인 요인이 된다. 바로《내경內經》에서 말한 "사기가 모이는 것은 기가 반드시 허하기 때문이다[邪之所湊, 其氣必虛]"와 같다. 만약 "예방위주"의 방침을 대단히 잘 수행할 수 있다면 미병未病을 미리 방지하고 이병已病은 전변을 막을 수 있으며, 정기正氣를 왕성하게 유지하여 월경병의 발생을 방지하거나 감소시킬 수 있다.

(2) 월경병의 병인病因

월경병의 발생 원인은 다른 각종 질병과 비슷하게 주로 외감外感과 내상內傷이다. 부녀의 생리적 특징에 의해 외감육음外感六淫 가운데 한寒, 습濕, 열熱이 주가 된다. 한寒과 습濕은 모두 음사陰邪이고, 한寒의 성질은 수인收引과 응체凝滯이며, 쉽게 양기陽氣를 상하여 혈액의 운행에 영향을 준다. 습사濕邪는 중탁重濁하고 끈적거리며 기기氣機를 저해하여, 혈액의 운행이 원활하지 않게 된다. 따라서 한습寒濕으로 병이 되면 항상 월경통, 월경후기가 되고 심하면 무월경이 되어 월경을 하지 않는 등의 병변이 나타난다. 열熱은 양사陽邪이고, 열熱이 지나치면 혈血을 핍박하여 망행하게 만들므로, 임상에서는 월경선기, 월경량이 늘어나고 심하면 경행토뉵經行吐衄, 붕루崩漏 등의 병이 된다.

내상內傷은 체질의 강약, 불량한 정신자극, 무절제한 음식섭취, 다산多産과 방로房勞를 가리켜 말한다. 이들 요인은 모두 직접 혹은 간접적으로 장부臟腑, 기혈氣血, 충임衝任의 정상생리기능에 영향을 주고, 이에 따라 각종 월경병을 발생시킨다. 품부稟賦의 부족으로 신기腎氣가 본래 약하면 종종 월경후기 혹은 무월경을 일으킨다. 오랜 기간의 불량한 정신적 자극은 기혈실조氣血失調를 일으키는데, 만약 간기肝氣가 울체鬱滞되면 월경통이나 월경을 하지 않게 된다. 만약 간화肝火가 지나치게 왕성해지면 월경이 앞당겨지거나 혹은 붕루崩漏가 된다. 음식은 인체 건강을 유지하는 영양물질이고 기혈氣血의 원천인데, 만약 폭음폭식하거나 생랭신열生冷辛熱한 약물을 지나치게 먹어 비위脾胃를 손상시키면 혈액을 통섭統攝하고 생화生化할 수 없게 되어 월경에 영향을 주고 병이 된다. 만약 지나치게 차가워지면 혈血이 응결되어 월경에 장애를 받는다. 만약 지나치게 뜨거우면 혈血이 망행하여 경행선기, 월경량 과다, 심하면 붕루崩漏가 된다. 방사房事와 임신, 출산은 포궁胞宮, 충임이맥衝任二脈과 밀접한 관계가 있다. 방사房事를 과하게 하거나 임신과 출산을 많이 하면 모두 직접 포궁胞宮과 충임이맥衝任二脈에 영향을 주어 혈액이 망행妄行하게 되고 각종 월경병을 만들므로, 만혼晩婚과 계획임신을 권장해야 한다.

(3) 월경병의 진단

월경병의 진단 또한 다른 질병과 동일하게 사진四診의 수집을 통해 국소의 병변과 전신증상을 찾아내고 종합적인 분석을 하여 한열허실寒熱虛實을 분명히 가리고 장병臟인지 부병腑인지 명확히 해야 비로소 정확히 진단을 해낼 수 있다. 여기에 중점을 두고 월경주기, 색, 양, 질적인 변화로부터 한열허실寒熱虛實의 변별과 병사病邪가 장臟에 있는지 부腑에 있는지를 이야기해보겠다.

㉠ 월경의 선후先後

월경은 혈血이고, 고정적이다. 월경의 주기는 일반적으로 28일 전후이다. 대체로 일주일 이상 앞당겨지거나 뒤로 밀리고 불편감을 수반하면 월경병이라고 본다. 월경이 앞당겨지는 것은 대부분 실증實이며 열증熱이고, 월경이 뒤로 밀리는 것은 대부분 허증虛이고 한증寒이다. 다만 반드시 전신의 겸증과 맥설脈舌의 변화로부터 판정을 끌어내는 데 주의를 기울여야 한다. 월경이 앞당겨지고 월경량이 많으며 색홍色紅하고, 태황苔黃, 설질홍舌質紅, 맥삭脈數한 것은 열증熱에 속한다고 할 수 있다. 월경이 앞당겨지고 월경량이 많으며 색담色淡하고 질이 묽고, 맥허脈虛, 설질담눈舌質淡嫩하면 기허氣虛로 섭혈攝血하지 못하는 것이다. 월경이 뒤로 밀리고 월경량이 적으며 색담色淡하고 사지가 따뜻하지 않고 맥허세脈虛細, 설질담舌質淡한 것은 허한虛寒한 증후에 해당한다. 만약 월경이 뒤로 밀리고 월경량이 많기도 적기도 하며, 월경기간에 소복少腹·소복小腹에 통증이 있고 만져도 통증이 줄지 않으며 월경색이 자암紫暗하고 덩어리가 있으면, 이는 어혈瘀血이 포맥胞脈을 막아 월경이 원활하지 않은 것이다.

㉡ 월경혈의 담자淡紫

월경의 정상 혈색은 전 과정에서 담홍淡紅－심홍深紅－담홍淡紅의 순서를 따른다. 일반적으로 말해 자색紫色은 대부분 열증熱이고, 쌀뜨물 같은 색은 대부분 한증寒이며, 자흑紫黑한 혈괴가 있고 색이 선명한 것은 대부분 열증熱이다. 물론 전신의 맥脈과 증상證을 결합하여 정해야 한다. 바로 섭천사葉天士가 말한 바와 같다. 혈흑血黑하면 열熱에 해당하는데 이것은 일반적인 것常을 말한다. 또한 풍랭風冷이 외부에서 들어와 속박된 것은 열 중에 한둘에 불과하다. 대개 한寒은 수인收引하는데, 소복小腹이 반드시 항상 냉통冷痛하고, 월경기에 수족궐랭手足厥冷, 순청唇靑, 면백面白, 척맥지尺脈遲 혹은 미이허微而虛 혹은 대이무력大而無力할 수 있다. 열증熱이면 척맥尺脈이 홍삭洪數하거나 실實하고 유력한데 맥脈과 증證을 참고한다.

㉢ 월경량의 다소多少

월경의 양은 일반적으로 50～100ml 전후이고, 매 월경기간은 3～5일이다. 월경량이 너무 많거나 너무 적은 것은 모두 병변임을 나타낸다. 대체로 월경이 과하게 많고 색담色淡, 질희質稀한 것은 기허氣虛로 섭혈攝血하지 못한 것이다. 월경량이 많고 자흑紫黑하며 선명한 것은 열사熱邪가 혈血을 핍박하여 망행하는 것이다. 월경이 지나치게 적고 색담色淡한 것은 기혈氣血이 모두 허虛한 것이다. 월경혈이 자색紫色이고 덩어리가 있으면 대부분 어열瘀熱로 병이 된 것이다. 물론 월경량의 많고 적음과 증證의 허실虛實은 여전히 전신의 상황과 결합하여 판단해야 한다. 예를 들면 체형이 비반肥胖하고 평소 대하帶下의 양이 많으면 비록 월경이 밀리고 양이 적어도 이는 양기陽氣가 펼쳐지지 못하고 담습痰濕이 경수經隧에 응체되어 혈행血行이 원활하지 않게 된 것이다. 반대로 체력이 약하고 마른 체형이고 심번소매心煩少寐하면 비록 월경이 앞당겨지고 월경량이 많아도, 이는 대부분 음허陰虛하여 양陽을 돕지 못하고 허화虛火가 안에서 동하여 혈실血室이 평온하지 못한 것이다.

㉣ 월경 질質의 짙고 옅음

월경의 질은 짙거나 묽지 않아야 하고, 뭉치지 않아야 하고, 혈괴도 없어야 하며, 특별한 냄새가 없는 것이 정상이다. 월경의 질이 기름이나 고름처럼 끈적거리고 냄새가 나는 것은 혈열증血熱證이고, 월경의 질이 맑고 묽으며 냄새가 없는 것은 기혈氣血이 부족한 징후이다.

총괄하자면 전체 월경병의 판단은 국소를 살펴봐야 하고 또한 전체를 염두에 둘 필요도 있다. 월경의 주기, 색, 질, 양의 변화에 대한 세밀한 이해가 필요할 뿐 아니라, 환자의 전신 맥증脈證의 상황에 대해서도 고려해야 하며, 더욱이 체질의 강약과 비수흑백肥瘦黑白도 더욱 소홀히 해서는 안 된다. 체질이 강하면 대부분 양증陽證, 실증實證 경향을 띠고, 체질이 약하면 대부분 음증陰證, 한증寒證 경향을 띤다. 비백肥白한 체형은 증證이 대부분 한화寒化, 습화濕化하고, 흑수인黑瘦人은 증證이 대부분 열화熱化, 화화火化한다.

(4) 월경병의 치료

월경병의 치료는 똑같이 변증논치辨證論治가 필요하고, 증證의 한열허실寒熱虛實에 근거하여 치료방법을 결정하게 된다. 월경병을 치료하는 과정에서 특별히 주의가 필요한 문제가 몇 가지 있다.

㉠ 치병治病하려면 구본求本해야 하고, 구본求本하려면 조경調經해야 한다

"병을 치료하려면 반드시 그 근본을 찾아야 한다[治病必求其本]", 이는 질병 치료의 근본 원칙이다. 월경병을 치료하는 것도 당연히 예외는 아니다. 옛사람들은 일찍이 이렇게 말했다. "부인의 병으로 인해 월경이 고르지 못한 것이 있고, 월경이 고르지 못하기 때문에 이후 병이 생긴 것도 있다. 병 때문에 월경이 고르지 못하게 된 것은 마땅히 먼저 병을 치료해야 하고, 병이 사라지면 월경은 저절로 고르게 된다. 만약 월경이 고르지 못한 것 때문에 이후 병이 생긴 거라면 마땅히 먼저 월경을 고르게 해야 하고, 월경이 고르게 되면 병은 저절로 사라진다[婦人有先病而後經不調者, 有因經不調而後生病者, 如先因病而後經不調者當先治病, 病去則經自調. 若經不調而後生病者, 當先調經, 經調則病自除矣]." 여기에는 비록 치병조경治病調經과 조경치병調經治病의 선후 구분이 있지만, 이는 모두 치본治本이 필요하며, 최종 목적은 조화로운 월경에 도달하는 것이다. 예를 들어 오랜 기간의 충적蟲積으로 기혈氣血이 부족하게 되어 월경이 뒤로 밀리고, 심하면 경폐經閉로 월경을 하지 않는 경우에는 당연히 거적살충祛積殺蟲하는 치법을 사용하여 치본治本해야 한다. 월경기마다 월경량이 지나치게 많아 기혈氣血이 쇠약해진 경우에는 마땅히 익기보혈益氣補血, 지루조경止漏調經의 치료법을 써야 한다. 두 가지 상황의 발병요인은 비록 같지 않지만 그 결과는 모두 기혈氣血이 부족한 병이 되었다. 그래서 이에 대한 치료는 치본治本과 함께 조경調經도 해야 비로소 소기의 성과를 거둘 수 있는 것이다.

ⓛ 조경調經하려면 순기順氣해야 하고, 순기順氣하려면 서간舒肝해야 한다

혈액은 월경의 주요 성분이다. 혈血과 기氣는 관계가 매우 밀접하다. 기氣는 혈血을 인솔하고 혈血은 기氣의 짝이 되어, 혈血이 기氣를 따라 운행하고 기氣는 혈血에 의지해 실리게 된다. 그래서 기氣가 움직이면 혈血이 움직이고, 혈血이 도달하면 기氣도 도달하고, 기氣가 막히면 혈血이 굳어지고, 기氣가 뜨거워지면 혈血도 뜨거워지고, 기氣가 차가워지면 혈血도 차가워지고, 기氣가 상승하면 혈血도 상승하고, 기氣가 하강하면 혈血도 하강한다. 그리하여 조경調經하려면 반드시 양혈養血해야 하고, 양혈養血하려면 순기順氣해야 하며, 순기順氣하려면 서간舒肝부터 착안해야 한다. 간肝은 장혈藏血하고 소설疏泄, 승발升發을 주관하며, 체음용양體陰用陽인 장臟이므로, 간기肝氣의 쾌적함 여부와 월경은 밀접한 관계가 있다. 간기肝氣가 원활하고 기기氣機가 순조로우면 월경이 때에 맞춰 온다. 간기肝氣가 울결되면 기기氣機가 막히고 혈행血行 또한 원활하지 않게 되어 종종 월경부조月經不調가 되고 심하면 경폐經閉로 월경을 하지 않게 된다. 따라서 합환화合歡花, 소형화素馨花, 시호柴胡 등의 서간개울舒肝開鬱하는 약재가 종종 순기조경順氣調經하는 데 쓰인다.

ⓒ 건비화위健脾和胃하여 월경혈의 생화生化를 유리하게 한다

위胃는 소화시키고 부숙腐熟을 주로 하여 수곡水穀의 바다가 되고, 비脾는 운화運化를 주로 하고 혈액을 통섭統攝한다. 그래서 비위脾胃는 함께 후천지본後天之本이 되고, 인체를 영양하는 창고이며, 기혈氣血의 근원이 된다. 비脾가 상승시키고 위胃가 하강시키면 기혈氣血의 내원來源이 가득 차고 정상적으로 월경을 하게 된다. 반대로 비위脾胃가 허약하여 음식물을 부숙腐熟하고 운화運化할 수 없다면 기혈氣血의 원천이 결핍되어 월경이 고르지 않고 심하면 경폐經閉로 월경을 하지 않게 된다. 그래서 조경調經의 치법은 서간舒肝뿐 아니라 비위脾胃를 보양할 필요가 있으며, 월경의 원천이 채워지면 월경을 기약할 수 있게 된다.

ⓔ 신기腎氣를 자보滋補하여 월경의 토대를 굳건히 한다

신腎은 장정藏精하고 주칩봉장主蟄封藏하며, 음양기혈陰陽氣血의 근원이고, 선천先天의 근본이다. 신기腎氣의 강약은 월경의 통행通行과 고장固藏에 직접적으로 매우 밀접한 관계가 있다. 그래서 《내경內經》에서는 "신기가 성하고 천계가 이르고 임맥이 통하고 태충맥이 성하면 월경을 때에 맞춰서 하게 된다[腎氣盛, 天癸至, 任脈通, 太衝脈盛, 月事以時下]"라는 논설이 있다. 더욱이 붕루崩漏라는 병은 종종 신기腎氣가 온전치 못하여 고장固藏하지 못하는 것과 관련이 있다. 치병구인治病求因을 기초로 하고, 토사자菟絲子, 복분자覆盆子, 오미자五味子 등의 평보음양平補陰陽하는 약재를 감안하여 가미하면, 지루섭혈止漏攝血이 비교적 빠를 뿐 아니라 치료효과를 공고히 할 수도 있다. 이것은 신腎이 수화水火의 장臟으로 수水가 충족되고 정精이 채워지면 신기腎氣가 왕성해져 기초가 견고해지기 때문이며, 월경병을 치료할 뿐 아니라 불임 등의 병증도 치료할 수 있다. 그래서 조경調經의 치법은 반드시 신기腎氣를 자보滋補하고 음양陰陽을 조정하는 데 주의를 기울여야 하고, 이에 따라 경혈經血을 조양調養하는 목적을 이룰 수 있다.

㉤ 치경治經하려면 대하帶를 치료해야 하고, 치대治帶해야 조경調經할 수 있다

월경병과 대하병帶下病은 부녀에게 자주 나타나는 질병이고, 둘은 종종 함께 나타나기도 한다. 월경병을 치료할 때 반드시 대하병帶下病과의 상호영향에 대해 적당히 고려해야 하고, 습열濕熱로 인한 병일 때는 더욱 그렇다. 습열濕熱이 훈증되어 포궁胞宮을 막아 수정水精이 화化하지 못하게 되고, 습탁濕濁이 아래로 흘러 대하帶下가 그치지 않게 된다. 또한 충衝, 임任, 대帶의 모든 경맥을 손상하여 월경이 정상적이지 못하게 된다. 그래서 치료할 때에는 치경治經하는 것 외에도 치대治帶할 필요가 있다. 간혹 증세가 심하여 습탁대하濕濁帶下가 엄중하게 되면 치대治帶를 통해 조경調經해야 비로소 기대한 효과를 얻을 수 있다.

㉥ 조경調經은 유형을 나누어 치료를 논해야 한다

증證에는 한열허실寒熱虛實의 구분이 있고, 사람의 체질 또한 강약비수強弱肥瘦의 구별이 있다. 이 때문에 치료할 때는 치료의 기본원칙을 완전히 파악해야 할 뿐 아니라 환자의 구체적인 정황과 임상증상의 분형논치分型論治를 결합해야 한다. 월경병은 임상에서 일반적으로 다음과 같은 유형이 있다.

㉮ 혈열증血熱證

본 유형의 주요 증상은 월경이 앞당겨지고, 월경량이 많고, 색은 심홍深紅하거나 자흑紫黑하고, 월경혈의 질은 진하고 농후하며, 구갈口渴, 심번心煩을 동반하고, 설홍태황舌紅苔黃하고, 맥활삭유력脈滑數有力하다. "열증은 차갑게 한다[熱者寒之]"라는 원칙에 따라 본 유형의 치료는 응당 청열량혈清熱涼血을 위주로 해야 한다. 《경악전서景岳全書》의 청화음清化飮**04**을 써서 치료할 수 있다. 처방 중 생지生地, 단피丹皮, 적작赤芍, 황금黃芩은 청열清熱하고 량혈涼血하기도 하고,

---

04 청화음(清化飮): Baidu 醫砭 참고—역자주.
-처방 용량: 작약(芍藥) 맥문동(麥門冬) 각 6g, 단피(丹皮) 복령(茯苓) 황금(黃芩) 생지(生地) 각 6~9g, 석곡(石斛) 3g, 300ml의 물을 사용하여 210ml가 될 때까지 달여서 공복에 복용한다.
-효능: 청열량혈(清熱涼血), 양음생진(養陰生津)
-주치: 부녀의 출산 후 음허화왕(陰虛火旺)으로 인한 발열, 그리고 혈열망행(血熱妄行)
-가감: 골증다한(骨蒸多汗) 加 지골피(地骨皮) 4.5g
심한 열과 갈증 혹은 두통 加 석고(石膏) 3~9g,
하초열로 소변삽 加 목통(木通) 3~6g, 혹 加 황백(黃柏), 치자(梔子)
외사발열(外邪發熱)을 겸하면 시호(柴胡) 3~6g

석곡石斛과 맥문동麥門冬은 양위생진養胃生津하고, 복령茯苓은 건비健脾하고 녕심신寧心神한다. 전체 처방이 청淸하는 가운데 윤潤하므로 진실로 청열량혈淸熱凉血의 좋은 처방이다. 월경이 시작되려 할 때 소복少腹·소복小腹, 유방의 창통脹痛이 있으면 간울화화肝鬱化火의 증에 해당하므로, 천련자川楝子, 합환화合歡花, 시호柴胡, 산치자山梔子 등을 적절히 더하여 해울청열解鬱淸熱한다. 월경량이 지나치게 많고 혈괴血塊가 있으면 익모초益母草, 우절藕節, 한련초旱蓮草 등을 더하여 화어지혈化瘀止血한다. 만약 월경이 앞당겨지고 월경량이 적고 월경혈이 색홍色紅하고, 조열관홍潮熱顴紅하고 설홍소태舌紅少苔, 맥세삭脈細數한 것은 음허혈열陰虛血熱의 상象이다. 《부청주여과傅靑主女科》의 양지탕兩地湯05으로 양음청열養陰淸熱한다. 처방 중 증액탕增液湯, 백작白芍, 아교阿膠는 자음양혈滋陰養血하고, 지골피地骨皮는 허부虛浮된 열사熱邪를 맑힌다. 전체 처방이 자양익음滋養益陰을 위주로 하여 "수기를 키우는 데 주요한 것은 양광을 제어하는 것이다[壯水之主, 以制陽光]"라는 목적에 달성하였다. 또한 한련초旱蓮草, 여정자女貞子, 충위자茺蔚子 등을 적당히 가미하여 보신자음補腎滋陰의 효능을 강화할 수 있다.

㉯ 혈한증血寒證

본 유형의 주요 증후證候는 월경이 뒤로 밀리고 월경량이 적고 색암色暗하고 소복동통小腹疼痛이 있는데 따뜻하게 하면 줄어들고, 외한지랭畏寒肢冷, 면색창백面色蒼白, 대변당박大便溏薄, 소변청장小便淸長하고, 설태박백舌苔薄白, 설질담舌質淡, 맥침세脈沈細 등의 증상이 나타난다. "한증을 덥게 한다[寒者熱之]"가 본 유형의 치료원칙이므로 마땅히 온경산한溫經散寒해야 한다. 《금궤요략金匱要略》의 온경탕溫經湯(오수유吳茱萸, 당귀當歸, 천궁川芎, 백작白芍, 당삼黨參, 계지桂枝, 아교阿膠, 단피丹皮,

---

05 양지탕兩地湯)—Baidu 醫砭 참고—역자주.
- 저방 용량: 대생지(大生地: 주초) 30g, 현삼(元參) 30g, 백작약(白芍藥: 주초) 15g, 맥동육(麥冬肉) 15g, 지골피(地骨皮) 9g, 아교(阿膠) 9g, 물에 달여 복용한다.
- 효능: 자음청열(滋陰淸熱)
- 주치: 신수(腎水)의 부족으로 허열(虛熱)이 안에서 치성하여 발생하는 월경선기(月經先期), 량소색홍(量少色紅) 질조점(質稠粘)과 조열(潮熱), 도한(盜汗), 인건구조(咽乾口燥)를 동반하고, 설홍태소(舌紅苔少), 맥세삭무력(脈細數無力)한 것을 치료한다.
- 처방해설: 생지(生地), 현삼(玄參), 맥문동(麥門冬)은 양음자액(養陰滋液), 량혈청열(涼血淸熱)한다. 지골피(地骨皮)는 사신화(瀉腎火), 제골증(除骨蒸)한다. 아교(阿膠), 백작(白芍)은 양혈익음(養血益陰)한다. 배합하여 처방을 이루니 모두 자음보혈(滋陰補血), 량혈청열(涼血淸熱)하는 효능을 발휘한다.

제반하制半夏, 맥문동麥門冬, 자감초炙甘草, 생강生薑)으로 치료한다. 본 처방은 온경산한溫經散寒할 뿐 아니라 익기양혈益氣養血의 작용도 있어 혈허한응血虛寒凝의 증證에는 대체로 이 처방에 가감하여 치료할 수 있다. 한성寒性은 수인收引하기 때문에 소복少腹·소복小腹의 통증이 극심한 경우에는 소회향小茴香, 향부香附, 애엽艾葉 등을 더하여 온경지통溫經止痛한다. 혈괴血塊가 있으면 아출莪朮, 택란澤蘭, 익모초益母草를 더하여 화어소괴化瘀消塊한다.

㉰ **혈허증血虛證**

본 유형의 주요 증후로는 월경이 뒤로 밀리고 월경량이 적으며 색담色淡하고 심하면 경고불행經枯不行하고, 안색이 위황萎黃하고, 두훈심계頭暈心悸, 설담태소舌淡苔少, 맥허세脈虛細 등이 있다. "허하면 보한다[虛則補之]"는 본 유형의 치료원칙이므로, 마땅히 보혈익기補血益氣해야 하며, 《화제국방和劑局方》의 인삼양영탕人參養榮湯(당삼黨參, 북황기北黃芪, 복령茯苓, 백출白朮, 당귀當歸, 숙지熟地, 백작白芍, 육계肉桂, 진피陳皮, 원지遠志, 오미자五味子, 감초甘草, 대조大棗, 생강生薑)을 사용하여 치료할 수 있다. 이 처방은 후천後天인 비위脾胃를 보양하는 데 치중하므로, 증상을 참고하여 토사자菟絲子, 복분자覆盆子, 녹각교鹿角膠 등을 더하여 선천先天의 근본을 온양溫養함으로써 혈액생성의 원천을 촉진한다. 예를 들어 혈고경폐血枯經閉라면 당연히 보補하고 통通하는 방법을 사용해야 하며, 일관전一貫煎(당귀신歸身, 생지生地, 구기자枸杞子, 사삼沙參, 맥문동麥門冬, 천련자川楝子)에 인삼參, 황기芪, 우슬牛膝, 지실枳實을 고려하여 치료한다.

㉱ **기허증氣虛證**

본 유형의 주요 증후로는 월경이 앞당겨지고 월경량이 많고 색담질희色淡質稀하며, 팔다리가 나른하고 안색이 희고, 심계다한心悸多汗, 설질담舌質淡, 태박백苔薄白, 맥허약무력脈虛弱無力 등이 있다. "쇠약하면 보한다[衰者補之]"가 본 유형의 치료원칙이며, 보기섭혈補氣攝血을 위주로 하고 승제升提의 법으로 보좌한다. 《비위론脾胃論》에 있는 보중익기탕補中益氣湯에 가감하여 치료한다. 처방 중 인삼參, 황기芪, 백출朮, 감초草는 건비익기健脾益氣하고, 당귀當歸는 보혈조경補血調經하고, 진피陳皮는 이기理氣하고, 승마升麻, 시호柴胡는 승제升提한다. 만약 출혈이 과다하고, 두훈목현頭暈目眩을 동반하면 수오首烏, 구기자枸杞子를 더해 자음양혈滋陰養血하고, 형개탄荊芥炭, 종려탄棕櫚炭을 더하여 고삽지혈固澁止血한다. 월경이 끝난 뒤에 소복少腹·소복小腹이 면면히 아픈 것은 기혈氣血이 부족하여 근맥筋脈이 영양을 받지 못한 징조이다. 삼기사물탕參芪四物湯에 소회향小茴香, 향부香附를 더하여 치료한다.

㉲ **기체증**氣滯證

본 유형의 주요 증후로는 월경이 뒤로 밀리고 월경량이 적고 색암홍色暗紅하거나 정상이고 간혹 혈괴血塊가 있고 월경 전이나 월경 중에 소복少腹·소복小腹의 통증보다 창만脹이 더 심하고 눌러도 완화되지 않으며, 흉완비민胸脘痞悶, 유협창통乳脅脹痛한데 만지면 더 심해지고, 설질자암舌質紫暗 혹은 어점瘀點이 있고, 맥침현脈沈弦 혹 삽澁 등이 있다. "억눌린 것은 흩는다[抑者散之]"가 본 유형의 치법이며 행기활혈行氣活血을 위주로 하고 화어化瘀로 보좌한다. 자소음紫蘇飮(자소紫蘇, 당귀當歸, 백작白芍, 당삼黨參, 진피陳皮, 대복피大腹皮, 감초甘草)과 실소산失笑散(오령지五靈脂, 포황蒲黃)을 합방하고 아출莪朮, 감송甘松을 더하여 치료한다. 기체氣滯하면 대부분 혈어血瘀가 있으므로 현호색玄胡索, 도인桃仁, 홍화紅花 등을 자주 배합하여 사용한다.

㉳ **어혈증**瘀血證

본 유형의 주요 증후로는 월경 전과 월경기에 소복少腹·소복小腹의 통증이 있고 만져도 완화되지 않으며, 월경이 앞뒤로 불규칙하고 월경량이 일정치 않으며 때때로 월경량이 적어 뚝뚝 떨어지는 게 계속되며, 때로는 갑작스럽게 출혈량이 많고, 색자암色紫暗하고 덩어리가 있고 덩어리가 배출되면 통증이 줄어들고, 설질자암舌質紫暗 혹은 설변첨舌邊尖에 어점瘀點이 있고, 맥침삽脈沈澁 혹은 침긴沈緊 등이 있다. "뭉친 것은 흩는다[結者散之]"가 본 유형의 치료원칙이므로 행기화어行氣化瘀를 위주로 하고 지통섭혈止痛攝血로 보좌한다. 도홍사물탕桃紅四物湯과 실소산失笑散을 합방하여 치료한다. 월경통이 극심하면 금령자산金鈴子散, 목향木香, 향부香附를 더하여 이기행체理氣行滯한다. 출혈이 뚝뚝 떨어지며 끊이지 않거나 혹은 출혈량이 많으면 화어化瘀하고 지혈止血하기도 하는 삼칠三七, 천근茜根, 익모초益母草, 우절藕節, 아교阿膠 등의 약재를 고려하여 추가한다.

④ **담습증**痰濕證

본 유형의 주요 증후로는 월경이 뒤로 밀리고 월경량이 적고 색담色淡하고 심하면 경폐불행經閉不行하며, 대하량帶下量이 많고 색이 희고 묽으며 살이 찐 체형이고, 흉민범오胸悶泛惡, 지체권태肢體倦怠하고, 태백니苔白膩, 맥활脈滑 혹은 세완細緩 등이 있다. 《금궤요략金匱要略》에서 말한 "담음으로 병이 된 것은 마땅히 따뜻한 약으로 조화롭게 해야 한다[病痰飮者, 當以溫藥和之]"가 본 유형의 치료원칙으로 마땅히 건비조습健脾燥濕, 행기화담行氣化痰해야 하고, 창부도담환蒼附導痰丸(복령茯苓, 제반하制半夏, 진피陳皮, 감초甘草, 향부香附, 창출蒼朮, 담성膽星, 지각枳殼, 생강生薑)을 사용하여 치료한다. 대하帶下의 색이 누렇고 끈적이면 황백黃柏, 연교連翹, 고삼苦參, 의이인苡仁 등을 더한다. 경폐經閉로 월경을 하지 않으면 활혈인통活血引通하는 약재를 참고하여 사용하는데 당귀當歸, 천궁川芎, 우슬牛膝, 지실枳實 등의 약이다. 반드시 담습痰濕이 화化할 수 있도록 힘써 경맥經脈이 통通하게 된다면, 이것이 바로 "월경병을 치료하려면 대하를 치료해야 하고, 대하를 치료하면 월경병을 치료할 수 있다[治經要及帶, 治帶可及經]"는 뜻이다.

⑤ **비허증**脾虛證

본 유형의 주요 증후로는 월경이 앞뒤로 불규칙하고 혹은 폭붕하혈暴崩下血하거나 혹은 임력부절淋瀝不絕하고, 색담질희色淡質稀하고, 기단핍력氣短乏力, 안색이 창백蒼白하거나 허부虛浮하고, 사지가 따뜻하지 않고 납차변당納差便溏하며, 설질담눈舌質淡嫩, 맥세약脈細弱 혹은 허지虛遲 등이 있다. "허로하면 따뜻하게 한다[勞者溫之]"가 본 유형의 치료원칙이며, 건비익기健脾益氣, 양혈지루養血止漏의 치법을 써야 한다. 이중탕理中湯에 북황기北黃芪, 익모초益母草, 당귀當歸를 더하여 치료한다. 만약 폭붕하혈暴崩下血이 있다면 동혈動血하는 당귀當歸는 적절하지 못하고, 해표초海螵蛸, 형개탄荊芥炭, 아교阿膠 등을 더한다. 대하帶下의 양이 많고 색이 희고 묽으면 부자탕附子湯과 축천환縮泉丸을 합방하여 비신脾腎을 따뜻하게 하여 고삽온화固澁溫化한다.

⑥ **신허증**腎虛證

본 유형의 주요 증후로는 월경이 앞뒤로 불규칙하고 월경량이 적고 색담色淡하고 심하면 경폐불행經閉不行하거나 혹은 임력부단淋瀝不斷하고, 요슬산연腰膝酸

軟, 두훈이명頭暈耳鳴, 정신부진精神不振, 면색회암面色晦暗, 변당뇨장便溏溺長하고, 태박백苔薄白, 설질담舌質淡, 맥세약脈細弱 등이 있다. "허손된 것은 보익한다[損者益之]"와 같이 본 유형은 허손虛損의 증證에 해당하며, 치료는 보양신기補養腎氣, 양혈조경養血調經해야 한다. 고음전固陰煎(당삼黨參, 숙지熟地, 회산약懷山藥, 산유육山萸肉, 토사자菟絲子, 원지遠志, 오미자五味子, 자감초炙甘草)에 녹각상鹿角霜, 복분자覆盆子, 충위자茺蔚子, 당귀신歸身을 더하여 치료한다. 만약 경폐불행經閉不行하면 우슬牛膝, 지실枳實을 더하여 인강하행引降下行한다. 출혈량이 많거나 임력부단淋瀝不斷한 것은 붕루崩漏의 징조이므로 당연히 양허陽虛인지 음허陰虛인지를 구분해야 하고, 양허陽虛면 북황기北黃芪, 천단川斷, 상표초桑螵蛸, 강탄薑炭, 애엽艾葉을 더하여 온신지혈溫腎止血하고, 음허陰虛면 현삼玄參, 여정자女貞子, 한련초旱蓮草, 아교阿膠를 더하여 자신섭혈滋腎攝血한다.

결론적으로 질병은 천변만화千變萬化하니 용약用藥과 선방選方 또한 증證에 따라 영민하게 가감해야 한다. 이상의 유형별 논치論治는 단지 임상에서 자주 보이는 것을 언급했을 뿐이고, 임상에서는 환자 체질의 강약, 병정病情의 변화 및 지리地理 환경, 기후의 한열온량寒熱溫涼에 근거하여 치료원칙을 결정해야 비로소 기대한 효과를 거둘 수 있다.

09 신腎과 월경병의 치료

월경經은 혈血이고, 혈血이란 음陰이며, 충임衝任의 두 경맥이 주관한다. 충임이맥衝任二脈은 모두 포중胞中에서 기원하고 모두 신腎을 통과하는데, 신腎은 주칩主蟄하고 장정藏精하며 포胞와 연결되었기 때문에 부녀의 월경병이 무릇 허증虛證이면 대부분 신腎과 직접 혹은 간접적인 관련이 있다. 그래서 임상에서 치신治腎과 치경治經은 지극히 밀접한 관계가 있는 것이다. 월경月經의 성쇠영휴盛衰盈虧는 오장五臟과 모두 관계가 있지만 신腎과의 관계가 가장 밀접하다. 《소문素問·상고천진론上古天眞論》에서 "여자는 7세가 되면 신기가 성하고 이빨을 갈고 머리털이 길어지고, 14세에는 천계가 이르고 임맥이 통하고 태충맥이 성하여 월경을 때에 맞춰서 하게 되고 …… 49세에는 임맥이 허해지고 태충맥이 쇠약하고 천계가 고갈되고 지도가 통하지 않으므로 형체가 무너지고 자식을 가질 수 없다[女子七歲, 腎氣盛, 齒更發長. 二七而天癸至, 任脈通, 太衝脈盛, 月事以時下. ……七七, 任脈虛, 太衝脈衰少, 天癸竭, 地道不通, 故形壞而無子也]"라고 하였다. 또한 《여과경론女科經綸》에서도 "하물며 월수는 전적으로 신수에 의해 만들어지는데 신수가 모자라면 경수도 날이 갈수록 마르게 된다[況月水全賴腎水施化, 腎水旣乏, 則經水日以幹涸]"라고 하였다.

신腎은 진음眞陰을 저장하고 원양元陽이 거주하여 수화水火의 장臟이 되며, 인체에서 매우 중요한 기관이므로 "선천의 근본先天之本"이라 부른다. 주요 작용은 "장정藏精"이다. 정精은 생명의 원시물질이고, 생명활동의 가장 기본이 되는 물질이며, 단지 견고하게 저장할 뿐 새어 나가게 하면 안 된다. 그래서 일반적으로 신腎은 표증表證이 없고, 실증實證이 없다고 말하며, 그 병변은 대부분 음허陰虛거나 양허陽虛의 증證에 해당한다. "허하면 보한다虛則補之"라는 원칙에 따라 음허陰虛는 감윤甘潤한 약재로 장수壯水하여 자양滋養해야 하고, 양허陽虛는 감온甘溫한 약재로 익기益氣하여 온양溫養해야 한다. 다만 음양陰陽은 서로 뿌리가 되는 밀접한 관계이므로, 음陰이 없으면 양陽이 생生할 수 없고, 양陽이 없으면 음陰이 장長할 수 없다. 그래서 장경악張景岳은 "양을 잘 보하려면 반드시 보음하는 가운데 양을 구해야 한다. 음을 잘 보하려면 반드시 보양하는 가운데 음을 구해야 한다[善補陽者, 必於陰中求陽. 善補陰者, 必於陽中求陰]"라고 말하였다. 그가 만든 좌귀환左歸丸, 우귀환右歸丸이 바로 보음補陰에 배양配陽하고, 보양補陽에 배음配陰한 대표적인 방제이다.

신腎의 음양陰陽이 편성偏盛하거나 편쇠偏衰했다고 한다면, 유여有餘한 것을 사瀉하는 것이 아니라 그 부족不足한 것을 보補하는 것이며, 음양陰陽의 편파를 조절하여 가까스로 배원고본培源固本의 목적을 달성할 수 있는 것이다.

월경月經은 신腎과 밀접한 관계에 있기 때문에 월경병月經病에 대해서는 종합적으로 분석하고 그 한열허실寒熱虛實 병이 어떤 장臟, 어떤 부腑에 있는지 변별하여 치료를 진행하는 것 외에도, 또한 반드시 고신배본固腎培本하여 그 예후를 좋게 해야 한다. 아랫면에 부녀의 월경병月經病에서 치신법治腎法의 응용을 담담히 서술하였다.

(1) 월경부조月經不調

본 증症은 자주 나타나는 부녀의 월경병月經病이다. 대체로 월경이 앞뒤로 불규칙하고 월경량도 일정치 않으며, 끊임없이 계속되어 그치지 않고 요산슬연腰酸膝軟한 것은 대부분 간신휴손肝腎虧損에 기인하며, 치료는 자신장수滋腎壯水, 양음섭혈養陰攝血해야 한다. 맥미지황환麥味地黃丸(맥문동麥門冬, 오미자五味子, 숙지熟地, 택사澤瀉, 산수유山茱萸, 단피丹皮, 회산약懷山藥, 복령茯苓)과 이지환二至丸(한련초旱蓮草, 여정자女貞子)을 합하고 익모초益母草를 더하여 치료한다. 월경이 앞당겨지고 월경량이 적고 색이 붉으며, 심번조열心煩潮熱하고, 맥세삭脈細數한 것은 음수陰水가 부족하고 내부에서 화火가 왕성한 것이므로 지골피음地骨皮飮(당귀當歸, 백작白芍, 생지生地, 천궁川芎, 지골피地骨皮, 단피丹皮) 혹은 양지탕兩地湯(지골피地骨皮, 맥문동麥門冬, 현삼玄參, 생지生地, 백작白芍, 아교阿膠)을 사용하여 치료한다. 신수腎水가 채워지길 기다리면 화火는 저절로 소실되고 월경은 자연스레 고르게 된다. 만약 양허陽虛로 자궁이 차서 월경이 뒤로 밀리고 월경량이 적고 색담色淡하며 월경이 끝나고도 면면히 통증이 있다면 온신난궁溫腎暖宮을 치법으로 하고 계부사물탕桂附四物湯(육계肉桂, 부자附子, 당귀신歸身, 천궁川芎, 백작白芍, 숙지熟地)에 가미하여 치료한다. 신허腎虛로 발생한 월경병月經病은 신腎과 관련하여 치료를 논해야 하고, 설령 비허간울脾虛肝鬱로 발생한 월경부조月經不調일지라도 치료는 여전히 신腎에서 벗어날 순 없다. 대개 "신은 선천이고, 비는 선천의 기가 아니면 생화할 수 없다[腎爲先天, 脾非先天之氣不能化]"라고 하였고, 간肝은 신腎의 자식子이 되므로 간울肝鬱하면 신腎 또한 울체된다. 따라서 비허脾虛하면 건비온신健脾溫腎을 병용하여 조선단助仙丹(복령茯苓, 백출白朮, 진피陳皮, 백작白芍, 회산약懷山藥, 토사자菟絲子, 두충杜仲, 감초甘草)과 같은 약을 써야 한다. 또한 간울肝鬱하면 간신肝腎의 기氣를 풀고, 간신肝腎의 정精을 보해야 하므로, 정경탕定經湯(당귀當歸, 백작白芍, 숙지熟地, 토사자菟絲子, 회산약懷山藥, 복령茯苓, 형개수荊芥穗, 시호柴胡)에 가감하여 치료한다. 울결된 기氣를 조절하고 간신肝腎의 음陰을 자양하는 것으로, 소疏하는 가운데 자양養을 소홀히 하지 않고 간신肝腎을 함께 치료하기에 혈血이 채워지고 정精이 충만되어 월경이 저절로 고르게 된다.

임상례①

웨이魏모 씨, 여성, 20세, 난닝南寧 모 학교의 학생.

1977년 8월 초진.

16세에 초경을 하였다. 이후 줄곧 월경이 7~10일 앞당겨졌고, 월경량은 보통이고, 색암담色暗淡하고 간혹 자괴紫塊가 있으며, 월경이 끝나고 허리와 아랫배에 더부룩한 느낌이 있는데 면면히 통증이 있었고 3~5일간 지속되었다. 평소 대하帶下의 양이 많고 색이 희거나 누렇고 특별하게 냄새가 나진 않았다. 맥세완脈細緩하고, 태박백苔薄白하고 윤潤하며, 설질담舌質淡하였다. 비신양허脾腎兩虛하고 충임부족衝任不足하여 간목肝木이 영양을 받지 못한 것이다. 온신溫腎, 보비補脾, 조간調肝의 법으로 치료한다.

【처방】

토사자菟絲子 9g, 백작白芍 9g, 계혈등鷄血藤 15g, 당귀신歸身 9g, 복분자覆盆子 9g, 당삼黨參 12g, 회산약懷山藥 18g, 익모초益母草 9g, 복령茯苓 9g, 형개수荊芥穗 2g, 감초甘草 5g.

상기 처방을 매일 물에 달여 1제씩 복용하였고, 연속해서 6일을 복용하였는데 다음 월경의 주기가 정상이 되었고 허리와 소복少腹·소복小腹에 창통脹痛이 사라졌으며, 평소 대하帶下 또한 많이 줄어들었다.

임상례②

쩡曾모 씨, 여성, 37세, 난닝南寧 모 유치원 교사.

1977년 2월 초진.

다년간 월경이 앞당겨지고 월경량이 많았으며, 색은 담자淡紫하였다. 월경 시 소복少腹·소복小腹에 경미한 창동脹疼이 있고, 입이 마르나 음수를 많이 하진 않으며, 잘 수는 있지만 꿈이 많고, 대변이 굳고 소변은 자주 보고 혼탁하였다. 맥허세脈虛細, 태박백苔薄白, 설질담홍舌質淡紅하고, 피부는 건조하고 몸이 마르고 약했다. 수水가 고갈되고 화火가 왕성한 증證에 해당한다. 자음청열滋陰淸熱, 장수이제화壯水以制火하는 치법으로 치료한다.

【처방】

지골피地骨皮 10g, 생지生地 12g, 현삼玄參 15g, 백작白芍 10g, 익모초益母草 10g, 갈근葛根 15g, 한련초旱蓮草 15g, 천근茜根 10g, 계혈등鷄血藤 18g.

위 처방을 물에 달여 매일 1제씩 연속해서 3제를 복용하였고, 이후에는 원방에 가감하여 연속해서 10여 제를 복용하였다. 이후 월경주기는 정상이 되었고, 색홍色紅하여 자줏빛은 나타나지 않았으며 양은 보통이었다.

(2) 통경痛經

본 병을 일으키는 원인은 비록 기체氣滯, 혈어血瘀, 한습寒濕, 혈허血虛, 간신휴손肝腎虧損 등의 구분이 있지만, 총체적으로 말하면 허虛와 실實 두 방면의 원인에서 벗어나지 않는다. 실증實證의 병변은 병정病情에 근거하여 소간조기疏肝調氣, 활혈화어活血化瘀, 온경산한溫經散寒, 건비삼습健脾滲濕 등의 방법으로 나누어 치료한다. 허증虛證의 병변은 《여과경론女科經綸》의 "월경을 고르게 하는 것보다 혈을 기르는 것이 더 낫고, 혈을 기르는 것보다 수와 화를 자양하는 것이 더 낫다[調經莫如養血, 而養血莫如滋水養火]"라는 이론을 본받아, 그 치료는 마땅히 신腎에 중점을 두고 경수經水의 생화生化를 촉진시킨다. 이렇게 하여 경수經水가 채워지고 근맥筋脈이 자양을 받고 간신肝腎의 기氣가 편안해지길 기다리면 월경통은 저절로 사라진다. 예를 들어 월경량이 적고 색담色淡하고, 월경이 끝나면 소복少腹·소복小腹이 은은하게 아프고, 요산슬연腰酸膝軟, 설질담舌質淡,

맥세약脈細弱한 것은 간신肝腎이 부족한 것인데 월경 후에 혈해血海가 공허空虛해져 근맥筋脈을 영양하지 못한 병변이다. 치료는 《부청주여과傅靑主女科》의 조간탕調肝湯(당귀當歸, 백작白芍, 회산약懷山藥, 산수유山茱萸, 아교阿膠, 파극巴戟, 감초甘草)을 자주 사용하여 익정益精과 유간柔肝을 함께한다. 여기에 천단川斷, 천두충川杜仲, 소회향小茴香 등을 적절히 사용하면 이 처방으로 간신肝腎의 음陰을 보충하기도 하고 또한 간신肝腎의 기氣를 완만하게도 할 수 있어, 치본治本하되 치표治標를 소홀히 하지 않는 것이다. 약이 증에 맞으면 병이 저절로 낫는다.

임상례③

펑彭모 씨, 여성, 19세, 모 대학교 학생.

1977년 8월 초진.

14세에 초경을 하였다. 초경 이후 월경이 4~6일 뒤로 밀렸으며, 월경량은 보통이고 색자암色紫暗하고 덩어리가 있고, 월경 시 소복少腹·소복小腹에 창통脹痛이 극심하여 일과 학업을 할 수 없을 정도였고, 두훈頭暈, 순청지랭唇靑肢冷, 식사를 할 수 없고 심하면 구토하는 증상을 동반하였다. 월경 3일째에 이르고 나서야 상술한 증상이 비로소 완화된다. 현재 월경 4일째이고, 월경량은 이미 줄어들었다. 다만 소복小腹에는 여전히 창통脹痛이 있고, 따뜻하게 하면 편해지고, 입맛이 없어 먹으려 하지 않았고, 대변은 2일에 한 번 보고, 소변은 정상이다. 평소 대하량帶下量이 많고, 색이 희고 묽었다. 맥허세脈虛細하고, 태박백苔薄白, 설질담舌質淡하며, 안색이 위황萎黃하였다. 증證은 비신양허脾腎陽虛, 한응혈체寒凝血滯로 발생한 월경통에 해당하며 온경산한溫經散寒, 양혈조경養血調經의 치법으로 치료한다.

【처방】

제부자制附子 9g(선전先煎), 당귀當歸 9g, 천궁川芎 5g, 백작白芍 9g, 숙지熟地 12g, 애엽艾葉 5g, 당삼黨參 12g, 익모초益母草 9g, 소회향小茴香 2g, 오수유吳茱萸 2g, 자감초炙甘草 6g.

위 처방을 연속해서 3제를 달여 복용하되 매일 1제를 복용하였고, 이후 본방에 가감하여 모두 12제를 복용하고 다음 달에 월경통이 소실되었다.

(3) 붕루崩漏

붕루崩漏는 월경병月經病 중 자주 나타나고 비교적 중한 병이다. 본 병을 일으키는 원인은 비록 어瘀, 허虛, 한寒, 열熱의 구별이 있으나 신腎이 봉장지본封藏之本이고 포궁胞宮과 연결되어 있으므로 신腎 기능의 성쇠盛衰가 월경月經의 많고 적음에 직접 영향을 주고 심하면 붕루崩漏가 끊이지 않거나 혹은 월경이 막혀 통하지 않게 된다. 그중에서도 출산·육아를 많이 한 여성, 혹은 사춘기가 시작되는 소녀에게 붕루崩漏가 나타나는 까닭은, 전자前者는 대부분 충임衝任의 손상으로 신기腎氣가 견고하지 못하여 병이 된 것이고 허虛하지만 어瘀 또한 존재하므로 치료는 자음양혈滋陰養血하되 화어化瘀로 보좌해야 하며, 종종 양지탕兩地湯에 익모초益母草, 전칠화田七花, 택란澤蘭 등을 더하여 치료한다. 후자後者는 대부분 발육이 온전치 않아 신기腎氣가 아직 채워지지 않은 것으로 오자연종환五子衍宗丸(토사자菟絲子, 차전자車前子, 복분자覆盆子, 오미자五味子, 천기자川杞子)을 상용하며 익모초益母草, 한련초旱蓮草, 회산약懷山藥 등을 더하여 치료한다. 이렇게 충임衝任을 조양調養하고 음양陰陽을 조화롭게 함으로써 신腎이 채워지고 본本이 견고해지길 기다리면 붕루崩漏는 저절로 낫는다.

붕루崩漏의 치료효과를 공고히 하는 것에 관해 예로부터 치비治脾와 치신治腎의 설이 있다. 비脾는 운화運化를 주관하고 통혈統血하여 기혈생화氣血生化의 원천이 된다. 신腎은 주칩主蟄하고 봉장지본封藏之本이 된다. 치비治脾와 치신治腎은 모두 근거있는 이론이고, 임상에서도 확실히 치료효과가 있다. 다만 비脾와 신腎은 선후천先後天의 관계이고, 비脾의 운화運化는 신양腎陽의 온후溫煦에 의지하고 신腎은 오장육부五臟六腑의 정精을 저장하는데 비脾의 건운健運에 의지해야 한다. 바로 《부청주여과傅靑主女科·임신妊娠》에서 말한 "비장은 후천이고 신은 선전으로 비는 선전의 기가 아니면 운화할 수 없고 신은 후전의 기가 아니면 생할 수 없다. …… 선천과 후천인 비와 신을 보하는 것은 바로 포태의 기와 혈을 보하는 것인데 어찌 비와 신을 함께 보하지 않을 수 있겠는가![然脾爲後天, 腎爲先天, 脾非先天之氣不能化, 腎非後天之氣不能生, ……補先後二天之脾與腎, 正所以固胞胎之氣與血, 脾腎可不均補乎]"와 같다. 따라서 붕루崩漏의 고본固本하는 치료는 신腎을 위주로 하고 비신脾腎을 함께 치료하는 것이 치비治脾 혹은 치신治

腎을 단독으로 치료하는 것에 비해 치료효과가 뛰어나다고 할 수 있다.

임상례④

황黃모 씨, 여성, 49세, 핑궈현平果縣 청관구城關區 인민공사 사람.

1977년 12월 8일 초진.

1977년 9월에 음부의 반복적인 출혈로 인해 그 지역 병원에서 입원 치료하였고, 10여 일의 치료를 받고 음부출혈이 멎어 퇴원하였다. 그러나 20일 후에 다시 음부출혈이 발생하였고, 처음 1~4일은 월경량이 많고 색자홍色紫紅하고 혈괴가 있었고, 이후 점차 줄어들었으며, 중약과 양약을 통해 치료하였으나 효과가 만족스럽지 못하였다. 현재 여전히 음부에서 점적출혈이 있고 색담홍色淡紅하고 양은 많지 않아 매일 생리대를 3~4차례 갈아주고 있고, 복통은 없고 혈괴도 없다. 수면과 식사는 보통이고 대소변도 정상이다. 진료 시 맥허세脈虛細하고, 설태박백舌苔薄白, 설질담눈舌質淡嫩하였고, 안색이 위황萎黃하고 화색이 적었으며, 기색이 좋지 않았다.

이상의 맥脈과 증證에 근거하면 이는 노년老年의 경루經漏이며 기허혈체氣虛血滯의 병변에 해당한다. 여러 차례 반복 출혈로 인해 이미 기혈양허氣血兩虛의 증이 되었다. 선후천先後天을 함께 보충해야 하므로 온신보비溫腎補脾, 익기섭혈益氣攝血의 치법으로 치료한다.

【처방】

생당삼生黨參 18g, 백출白朮 9g, 회산약懷山藥 18g, 북황기北黃芪 12g, 천초근茜草根 9g, 복분자覆盆子 9g, 사병絲餅[06] 9g, 곤초坤草[07] 9g, 승마升麻 5g, 형개탄荊芥炭 2g, 감초甘草 5g.

2제를 복용하되 매일 1제를 물에 달여 복용한다.

---

06 사병(絲餅): 사병이란 단어만 보면 중국의 빵 종류 음식이지만 문맥상 처방에 음식이 들어가진 않을 것이다. 비슷한 단어로 토사병(菟絲餅) 또는 대토사병(大菟絲餅)이란 단어가 있는데 이는 토사자를 법제하여 만든 것이다. 역자의 견해로는 보신하는 의미로 토사자가 들어간 것이 아닐까 한다. 토사병(菟絲餅)을 만드는 방법은 다음과 같다. 깨끗한 토사자(菟絲子)를 솥에 넣고 물을 넣고 끓여 튀밥처럼 될 때까지 한다. 회갈색의 걸쭉한 죽 모양이 되면 다져서 전병을 만들거나 혹은 황주(黃酒)와 밀가루를 넣고 전병을 만들고, 잘라서 햇볕에 말려서 만든다—역자주.

07 곤초(坤草)는 익모초(益母草)의 이명(異名)이다—역자주.

• 두 번째 진료(12월 10일)

이전 처방을 복용하고 컨디션이 비교적 좋아졌고, 음부의 출혈은 이미 줄어들어 생리대를 매일 2차례만 갈게 되었으며, 맥설脈舌은 이전과 같다. 같은 처방에 형개탄荊芥炭을 빼고, 녹각상鹿角霜 9g을 더하여 온신고삽溫腎固澁의 효능을 강화하였다. 연속해서 3제를 물에 달여 복용한다.

• 세 번째 진료(12월 15일)

이전 처방을 1제 복용하고 음부출혈이 완전히 멎었고, 기력이 좋아졌고, 수면과 식사도 모두 좋았으며, 대소변은 정상이었다. 진료해보니 맥상脈象이 세완細緩하고, 태박백苔薄白, 설질담홍舌質淡紅하였다. 계속해서 보신양음補腎養陰하고, 고삽固澁으로 보좌하여 예후를 좋게 하였다.

【처방】

토사자菟絲子 9g, 천기자川杞子 12g, 당삼黨參 12g, 복분자覆盆子 9g, 계혈등鷄血藤 15g, 회산약懷山藥 15g, 한련초旱蓮草 15g, 지골피地骨皮 9g, 백급白及 9g, 백과白果 9g.

매일 1제를 복용하고 연속해서 6제를 복용한다. 한 달 넘게 관찰하였으나 재발하지 않았다.

(4) 폐경閉經

폐경閉經08의 형성은 허실虛實의 구분이 있다. 실實한 것은 대부분 기체혈어氣滯血瘀 혹은 한습응체寒濕凝滯로 인해 포맥胞脈이 장애를 받아 경혈經血이 통행하지 못한 까닭이다. 허虛한 것은 대부분 비신기허脾腎氣虛로 기혈氣血의 생화生化가 부족해져 경원經源이 약해지고 혈해血海가 공허해져 폐경閉經되는 것이다. "허하면 보하라[虛則補之]", "실한 것은 덜어내라[實則瀉之]"는 원칙에 따라 치료할 때는 당연히 병정病情의 허실虛實에 집중하여 입법용약立法用藥해야 한다. 다만 월경은 신腎에 기원하고, 허虛와 실實은 모두 신腎과 충衝, 임任, 독督 3맥三脈과 관련이 있으므로 치료에 보補와 사瀉가 있더라도 여전히 신腎에 뿌리를 두

08 폐경(閉經): 중의서적에서의 폐경은 보통 경폐(經閉), 즉 무월경을 말한다. 한국에서의 여성호르몬 저하로 인한 폐경을 의미하는 것이 아니다—역자주.

어야 한다. 예를 들어 한습응체寒濕凝滯로 무월경에 이르렀다면, 본래 실폐實閉의 증證이므로 치법은 계속해서 온신부양溫腎扶陽하고 통행通行하는 약재로 보좌한다. 무릇 신腎은 수장水臟이고 원양元陽이 나오는 곳인데, 신양腎陽이 온후溫煦하여 기氣가 증등蒸騰하면 한습寒濕이 저절로 화化하게 된다. 《상한론傷寒論》의 부자탕附子湯을 상용하고, 익모초益母草, 파극巴戟, 익지인益智仁, 우슬牛膝 등을 더하면 부양扶陽, 거한祛寒, 화습化濕의 효능을 거둘 수 있고, 이에 따라 온통경행溫通經行의 목적을 이룰 수 있다. 만약 비신양허脾腎兩虛로 정혈精血이 부족하여 무월경이 된 것이라면 마땅히 장경악張景岳의 좌귀환左歸丸 혹은 우귀환右歸丸 등에 가감하여 치료함으로써 자수양혈滋水養血 혹은 온경난궁溫經暖宮의 효과를 얻을 수 있고, 이에 따라 경수經水가 오는 것을 촉진한다.

임상례⑤

황黃모, 여성, 32세, 난닝南寧시 모 소매점 판매원.

1973년 9월 5일 초진.

28세에 첫아이를 분만한 이후로 지금까지 4년이 지났는데 아직 임신하지 못했다. 최근 2년 동안 월경이 10~20일 정도 밀리고, 월경량이 적고 색은 암담暗淡하고 소복少腹·소복小腹에 차가운 느낌이 든다. 평소 대하帶下의 양이 많고, 색은 희고 질은 묽으며 특별한 냄새는 없다. 최근 반년 내에는 아예 월경을 하지 않았고, 여전히 대하帶下 외에 다른 불편함은 없었다. 설태는 박백薄白하고 설담눈舌淡嫩, 맥허세脈虛細하며 살이 찐 체형이다. 신양腎陽이 부족하고 한습寒濕이 정체되어 무월경이 된 증證이다. 온양화습溫陽化濕의 치법으로 치료한다.

【처방】

제부자制附子 9g, 익지인益智仁 9g, 복령茯苓 12g, 태오약台烏藥 9g, 초회산약炒懷山藥 15g, 백출白朮 9g, 계혈등鷄血藤 15g, 익모초益母草 9g, 백작白芍 9g, 노당삼路黨蔘 2g, 광진피廣陳皮 5g.

매일 1제를 물에 달여 복용하고 연속해서 6제를 복용한다.

• 두 번째 진료(9월 20일)

이전 처방을 복용하고 소복小腹이 차갑지 않게 되었고 대하帶下는 비교적 줄었고, 맥설脈舌의 변화는 크지 않았다. 계속해서 이전 처방을 고수하여 다시 6제를 매일 1제씩 복용하였다.

• 세 번째 진료(10월 2일)

여전히 월경은 하지 않았다. 다만 소복小腹은 이미 따뜻해졌고, 대하帶下도 이미 소실되었다. 계속해서 이전 처방에 우슬牛膝 9g, 지실枳實 6g, 천박川朴 5g을 추가하고 익모초益母草를 30g까지 늘려 인강통행引降通行하는 힘을 강화하였다. 3제를 복용하고 월경을 하였고, 양은 보통이고 색은 자암紫暗하고 덩어리가 있었다.

(5) 도경倒經

도경倒經은 경행토뉵經行吐衄이라고도 한다. 이것의 형성은 간울화화肝鬱化火, 기역혈열氣逆血熱, 비허기약脾虛氣弱, 혈실통섭血失統攝, 폐신음허肺腎陰虛, 심화독항心火獨亢 등 몇몇 방면의 원인이 있지만, 임상에서 봤을 때 간신음허肝腎陰虛로 화火가 왕성해져 위로 충역沖逆하여 발생한 병변이 대부분이다. 《소문素問·지진요대론至眞要大論》에서는 "치밀어 오르는 것은 모두 화에 속한다[諸逆沖上, 皆屬於火]"라고 하였다. 화火는 허화虛火와 실화實火의 구별이 있다. 실화實火는 대부분 육음지사六淫之邪가 변화한 것이고, 허화虛火는 신수腎水가 부족하기 때문이다. 따라서 도경倒經의 치료는 자음강화滋陰降火를 상용하고 잠행潛行하는 약재로 보좌해야 한다. 예를 들어, 지백팔미환·탕知柏八味丸·湯에 우슬牛膝, 익모초益母草 등을 더하여 써서 수水가 채워지고 화火가 사그라들기를 기다리면 월경이 저절로 나오게 된다.

임상례⑥

모莫모 씨, 여성, 25세, 난닝南寧 모 학원 근로자.

1976년 4월 초진.

월경주기는 정상이고, 월경색과 양은 보통이다. 다만 최근 2개월 내에 월경이 오기 1~2일 전에 코피가 나는데 양은 적고 색은 붉었다. 평소 머리가 약간 어지럽고, 잠이 들기가 어려우며 잠들더라도 꿈을 많이 꾸고, 허리가 시큰거리고 빼근하고 무릎이 약해졌다. 식욕과 소화가 좋지 않고, 대소변은 정상이고, 몸이 수척하다. 맥현세脈弦細하고 약간 삭數하며, 설태박백舌苔薄白, 설변첨홍舌邊尖紅하다. 증證은 신수腎水가 부족하고 허화虛火가 내동內動하여 경혈經이 위로 역상한 것이다. 자음강화滋陰降火의 치법으로 치료하고, 처방은 맥미지황환麥味地黃丸·탕湯에 가감한다.

【처방】

생지황生地黃 12g, 택사澤瀉 9g, 단피丹皮 9g, 백모근白茅根 15g, 복령茯苓 12g, 회산약懷山藥 15g, 오미자五味子 6g, 맥문동麥門冬 12g, 현삼玄參 15g, 감초甘草 5g.

매일 1제를 복용하고 연속해서 6제를 복용한다.

다음 달에 월경을 하였고, 월경하기 전에 어떠한 상역上逆의 변화도 없었다. 기존 처방에 가감하여 다시 6제를 복용하였고, 1년을 관찰하였으나 재발하지 않았다.

상술한 내용을 종합하자면 월경병의 치료는 병정病情의 한열허실寒熱虛實에 근거하여 다양한 치법을 채택해야 하지만 월경經이 신腎에 기원하고 월경月經과 신腎은 지극히 밀접한 관계에 있기 때문에 치신治腎은 월경병月經病의 치료에서 매우 중요한 위치를 차지한다는 것이다. 만약 변증시치辨證施治를 기초로 신腎 기능을 매우 잘 조정하여 그 뿌리를 배양한다면 월경병經病은 나을 수 있다.

10 붕루崩漏의 치법

정상 상황에서 부녀의 월경주기는 30일에 한 번으로 매달 한다. 만약 월경기간이 아닌데 돌연 대량의 음부 출혈이 있거나 혹은 지속적으로 뚝뚝 떨어지는 출혈이 그치지 않는다면 이를 붕루崩漏라고 한다. 붕崩과 루漏는 임상증상에 분명한 구별점이 있는데, 전자는 음부에서 갑자기 대량의 출혈이 있고 기세가 매우 급박하여 산악山嶽이 붕괴하는 것과 매우 비슷하므로 경붕經崩이라고 한다. 후자는 기세가 비교적 완만하고 출혈량이 많지 않으나 다만 조금씩 흐르면서 그치질 않으므로 경루經漏라고 한다. 그러나 둘의 병인病因과 치법은 기본적으로 같고, 게다가 병변病變의 과정에서 또한 상호전화한다. "누는 붕이 진행된 것이고, 붕은 누가 심해진 것이다[漏者崩之漸, 崩者漏之甚]"라고 하여 예로부터 항상 붕루崩漏라고 함께 불렀다.

본 병은 월경병 중 비교적 자주 나타나고 엄중한 질환이다. 그래서 조국의학(한의학)에서는 일찍부터 매우 온전한 치료법이 존재하였다. 명대明代의 만전萬全이 쓴 《부인비과婦人秘科》에서는 "무릇 부인과 여자가 처음 붕루의 병이 발생하였을 경우에는 지혈하는 약을 써서 급히 그 표를 다스려야 하는데, 사물탕에 십회산을 복용하여 치료하고 지혈이 될 때까지 한다. 출혈이 그치면 청열하는 약을 복용하는데 양혈지황탕을 써서 치료한다. 만약 혈이 그치지 않았으면 다시 십회환을 먹는다. 혈이 이미 그쳤고 내열이 제거되었으면 보중하는 약을 써야 하는데 가미보중익기탕으로 치료한다[凡婦人女子, 初得崩中暴下之病者, 宜用止血之劑, 乃急則治其標也, 四物調十灰散治之, 以血止爲度.血止即服清熱之劑, 用涼血地黃湯主之.如血未盡, 再吞十灰丸.血已盡止, 裏熱已除, 宜用補中之劑, 加味補中益氣湯主之]"라고 하였다. 방약지方約之는 더욱 상세히 천술闡述하였는데, 그가 말하길 "붕증을 치료하는 순서는 처음에는 지혈하는 약을 써서 그 흐름을 막고, 중간에는 청열량혈하는 약을 써서 그 근원을 맑게 하고, 마지막에는 보혈하는 약을 써서 원래대로 돌아가게 한다. 만약 지혈을 하였으나 근원을 맑히지 않았다면 쏟아져 나오는 열을 막을 수 없다. 만약 근원을 맑혔으나 복구하지 않는다면 외로운 양기를 바로 세울 수 없다. 따라서 본말을 빠뜨리지 않고, 전후가 어지럽지 않으면 바야흐로 치료되었다 말할 수 있다[治崩次第, 初用止血以塞其流, 中用清熱涼血以澄其源, 末用補血以還其舊; 若止流而不澄源, 則滔滔之熱不可遏; 若只澄源而不復舊, 則孤子之陽無以立, 故本末不遺, 前後不紊, 方可言治]"라고 하였다. 간단히 말하면 "처음엔 지혈하고 다음에는 청열하며 그 뒤에는 보허한다[初止血, 次清熱, 後補其虛]"라는 것이다. 이러한 치료방법은 전인前人이 장기간의 임상 실천에서 얻은 경험의 결정으로 붕루崩漏를 치료하는 대법大法이며, 시종일관 의자醫者가 받들어야 할 부분이다.

이제 내가 임상에서 실천하는 유연한 운용과 상술한 방법을 결합하여 붕루 치료에 대해 얻은 얕은 깨달음을 아래와 같이 소개하고자 한다.

(1) 색류塞流

급격한 하혈로 출혈이 과다하여 환자의 생명이 위험한 경우에는 마땅히 "위급하면 그 표를 다스려야 한다[急則治其標]"라는 원칙에 따라 먼저 흐름을 막아 지혈하는 것이 치료면에서 가장 절실하고 정확한 조치이다. 다만 색류지혈塞流止血하는 가운데 마땅히 활혈화어活血化瘀하는 약재를 참고하여야 하는데, 삼삼칠參三七, 익모초益母草, 오령지五靈脂, 현호색玄胡索과 같은 부류이다. 막으면서 화化하기 때문에 그 근원이 계속 붕괴하고 범람하는 것을 막을 수 있고, 또한 이경離經된 패혈敗血을 화할 수도 있다. 만약 색류塞流만 하고 화어化瘀하지 않는다면 이경離經된 혈血이 원래의 길로 복구할 수 없고, 또한 정상적인 혈과 융합할 수 없게 되어 도리어 내부에 쌓여 경맥經脈과 기도氣道를 막고 생기生機에 장애를 주어 끊임없이 후환을 남기고 심하면 적취積聚 등의 병변을 일으킨다.

일반적으로 말하면 색류지혈塞流止血은 표標를 치료하는 방법이다. 하지만 때로는 치본治本하기도 한다. 예를 들어 기허氣虛로 섭혈攝血하지 못하여 발생하는 붕루 환자는 독삼탕獨參湯을 투여하여 익기고탈益氣固脫, 색류지혈塞流止血하는 효능을 취하는데, 이는 표본標本을 같이 치료하는 법이다.

임상례①

리李모 씨, 여성, 기혼, 36세, 수공업 노동자, 룽수이融水 먀오족자치현苗族自治縣 사람.

평소 체력이 약한데 임신 3개월여쯤 부주의로 넘어져 유산하였다. 이후 2개월 내에 음부에서 찔끔찔끔 피가 나오며 그치질 않았고, 혈색은 자암紫暗하였고 간혹 작은 덩어리가 나왔다. 허리와 무릎이 시큰거리고, 아랫배가 단단하며 통증이 있고 만져도 통증이 줄어들지 않았다. 소화가 잘 되지 않았고, 사지가 노곤하며, 안색이 창백한데 보랏빛을 띠고, 설담舌淡, 맥허세삽脈虛細澁하였다. 유산 이후로 붉은색 점적출혈이 끊이지 않았고, 자색혈에 덩어리가 있었으며 아랫배가 단단하며 통증이 있고 만지는 걸 싫어하였다. 이는 어혈적체瘀血積滯의 징후이므로 본래 화어지혈化瘀止血하는 치료를 해야 하지만, 환자가 수척한 체형에 안색이 창백하고 맥상脈象이 허세虛細하고 삽澁한 것은 병이 오래되어 정기가 허약해지고 기허氣虛하여 섭혈攝血하지 못하기 때문이다. 증證이 실實한 가운데 허虛가 있고, 허虛한 가운데 실實하기 때문에 단순히 공격만 해서는 안 되고 순전히 보하기만 해서도 안 된다. 《부청주여과傅靑主女科》의 "보혈하는 가운데 축어하고 생혈하는 가운데 소괴한다[逐瘀於補血之中, 消塊於生血之內]"라는 치법을 따라 치료하였고, 생화탕生化湯에 당삼黨參 15g, 익모초益母草 15g, 단삼丹參 12g, 홍화紅花 3g, 삼삼칠參三七 3g을 더하여 잠시 투약하였고 연달아 5제를 복용시켰는데, 출혈이 그치고 통증도 소실되었다. 계속해서 성유탕聖愈湯에 익모초益母草를 넣어 10제를 처방하여 그 예후를 좋게 하였다.

(2) 징원澄源

병의 발생에는 반드시 원인이 있다. 붕루崩漏의 치료도 기타 치법과 동일하게 "병을 치료하려면 반드시 그 원인을 찾아야 한다[治病必求其本]"와 같다. 출혈이 비교적 적어지거나 출혈이 멎은 상황에서는 응당 한 걸음 나아가 병을 일으킨 원인을 찾아야 하고, 허증인지 실증인지 판가름하며 증證에 따라 치료를 논해야 한다. 혈열血熱이면 청열량혈淸熱涼血해야 하고, 기허氣虛하면 보기섭혈補氣攝血해야 하고, 노손勞損이 있다면 보기고중補氣固中해야 하고, 기울氣鬱이라면 소간이기疏肝理氣해야 하고, 어혈瘀血이 있다면 화어지혈化瘀止血해야 한다. 반드시 증을 변별하여 원인을 찾고辨證求因, 원인을 분석하고 치료를 논하며審因論治 질병의 문제점을 근본적으로 해결해야 한다. 만약 지나치게 "汱淸熱"의 치법에 구애받아 일률적으로 청열량혈淸熱涼血의 약재를 투여하면 발을 깎아 신에 맞추는 것削足適履과 다르지 않으니, 허허실실虛虛實實의 우를 범하지 않도록 경계해야 한다! 설령 증상과 병정이 확실히 열증熱證이라 하여도 고한지제苦寒之劑를 과용하여 생발지기生發之機를 손상시키지 않도록 해야 한다. 장경악張景岳의 말이 매우 적절하다. "청열해야 한다면 단지 지유, 자초, 측백엽, 목단피, 치자 등에서 한두 개를 골라 쓰면 되고, 황금, 황련이 적합한 경우는 많지 않다. 본래부터 한량한 약을 써야 한다는 이치는 없는 것이다[縱當淸熱, 止有地楡, 紫草, 柏葉, 柏皮, 丹皮, 梔子之類擇用一二, 宜於芩連者已不多見, 本無用寒涼之理]." 하물며 실혈失血한 뒤에 양기陽氣가 이미 힘이 없는데 다시 한량寒涼의 치법을 써서는 안 된다.

결론적으로 붕루崩漏라는 병은 허실한열虛實寒熱의 구분이 있고, 다시 기체氣滯, 혈어血瘀의 구별이 있다. 때문에 청열淸熱의 치법은 단지 증상과 병정에 근거하여 화열火熱에 속할 때만 사용하고, 맹목적으로 투여해서 불행하게 질병이 발생하는 것은 피해야 한다.

(3) 복구復舊

예후를 좋게 하고 치료효과를 공고히 하는 데 주요한 것은 비위脾胃를 조리하는 것이다. 이동원李東垣은 하혈증下血證에 대해 무엇보다 먼저 비위脾胃가 손상받아 혈을 통섭하지 못하여 원천으로 돌아가지 못하기 때문이라고 여겼다. 장경악張景岳은 "따라서 혈탈 등의 증이 나타나면 반드시 단맛의 약재로 비위를 보하여 생발하는 기를 더해줘야 한다. 대개 감미는 혈을 생할 수 있고 영을 기르는데 단지 비위를 강하게 해주면 양이 생하고 음이 길러져 혈이 저절로 경락으로 돌아간다. 따라서 비가 혈을 통솔한다고 하는 것이다[故凡見血脫等證, 必當用甘藥先補脾胃, 以益生發之氣. 蓋甘能生血, 甘能養營, 但使脾胃強, 則陽生陰長, 而血自歸經矣, 故曰脾統血]"(《경악전서景岳全書·부인규婦人規》)라고 하였다. 비위脾胃는 기혈氣血을 생화生化하는 원천이고, 후천後天의 근본이다. 그 기능의 정상 여부는 혈탈증血脫證과의 관련이 매우 크므로 예로부터 예후를 조절하고 치료효과를 다지는데 비위脾胃의 기능회복을 중요하게 본 것이며, 이는 귀중한 경험의 총결이다. 이외에도 신腎은 수화水火의 장臟이고, 전신의 원음元陰, 원양元陽의 근원이 되며, 정精을 저장하고 자궁과 연결되며, 주칩봉장主蟄封藏하는 근본이 된다. 혈기血氣는 모두 신腎으로부터 시생하고, 충맥沖은 혈해血海를 주관하고, 임맥任은 제음諸陰을 주관하며, 두 경맥은 모두 포중胞中에서 기인한다. 혈血이 비정상적으로 붕중崩中·누하漏下되는 까닭은 신腎의 개합開合과 폐장閉藏 및 충임衝任 두 경맥의 휴손虧損과 지극히 밀접한 관계가 있다. 그래서 "붕증을 치료할 때 신장을 잊어서는 안 된다[治崩不忘腎]"란 말이 있는 것이며, 이는 확실히 경험에서 우러나온 말이다. 당종해唐宗海가 저술한 《혈증론血證論·용약의기론用藥宜忌論》에서는 "혈증의 보법은 ……비를 보하는 것이 10 중 3, 4가 되고 신장을 보하는 것이 10 중 5, 6이 되어야 한다[血證之補法……當補脾者十之三四, 當補腎者十之五六]"라고 하였다. 당씨唐氏는 이 말이 비록 일반적인 혈증血證의 용약금기라고 말했지만 또한 출혈증出血證에서 치신治腎의 중요성을 살펴볼 수 있는 부분이다. 경자혈야經者血也란 말처럼 월경병은 곧 혈병血病이다. 그래서 본 증은 치료효과를 다지는 데 있어서 건강의 회복을 촉진하고 비위脾胃의 조리를 중요시하는 것 외에도, 신腎의 고장固藏기능을 돌보고 신음腎陰과 신양腎陽의 편휴偏虧를 명확히 살펴 적시에 치료를 제공하여야 한다.

임상례②

황黃모 씨, 여성, 24세, 미혼, 종업원, 핑궈현平果縣 사람.

일 년째 음부에서 반복적으로 출혈을 하였는데 뚝뚝 떨어져 그치질 않고 혈색은 담홍淡紅하였다. 매번 청열지혈淸熱止血 혹은 건비고중健脾固中하는 처방을 복용하면 출혈이 그쳤다. 다만 종종 보름 혹은 한 달의 기간 뒤에 똑같이 재발하였고, 여러 번 치료해도 여러 번 재발하여 계속 끊이질 않았다. 진료받으러 왔을 때도 음부에서 누혈이 있은 지 3일째였고, 양은 적고 색은 담홍淡紅하며, 두훈목현頭暈目眩, 심계이명心悸耳鳴하고, 사지가 권태로우며 입이 마르나 물을 먹고자 하진 않았다. 설담홍舌淡紅, 소태少苔하고 맥상脈象은 허세虛細하였다.

맥脈과 증症에 근거하여 기허氣虛로 섭혈攝血할 수 없는 것이라고 진단하고, 귀비탕歸脾湯에 익모초益母草 12g, 아교阿膠 12g을 더하여 3제를 연속하여 복용시켰고 출혈이 그쳤다. 계속해서 인삼양영탕人參養榮湯 10제를 복용하도록 하여 기혈氣血의 회복을 촉진시켜 예후를 좋게 하였다.

1개월 후에 환자가 다시 내원하였는데, 음부에서 다시 누혈이 시작되었고 양은 적고 붉은색이며, 허리와 배에 약간 뻐근한 통증이 있다고 하였다. 심계불매心悸不寐하고, 오후에는 미열微熱이 있으며, 입이 마르지만 음수를 즐겨하진 않았다. 태소苔少, 설첨홍舌尖紅하고 맥상脈象은 허세虛細하고 약간 삭數하다.

이 의안은 비위脾胃를 조리하는 치법을 써서 효과를 거두었으나, 다만 견고하게 하진 못한 것으로 이는 신腎의 주칩봉장主蟄封藏 기능과 분명히 관련이 있는 것이다. 다시 진료했을 때 증證에 미열微熱, 심계불매心悸不寐, 맥세삭脈細數 등의 증상이 동반되었고, 이는 신음부족腎陰不足의 징후이다. 신음腎陰이 허하면 화火가 내부에서 동하고 충임衝任이 불고不固하여 누홍漏紅한 것이다. 따라서 육미지황환·탕六味地黃丸·湯에 당귀신歸身 6g, 백작白芍 9g, 시호柴胡 2g, 수오首烏 15g, 아교阿膠 12g, 구판龜板 20g, 충위자茺蔚子 9g, 삼삼칠參三七 3g 등을 가미하여 연속해서 5제를 복용시켰고, 과연 출혈이 그치고 정신이 맑아졌다. 계속해서 10여 제를 복용시켜 예후를 좋게 하였고, 1년을 관찰하였으나 재발하지 않았다.

임상례③

양楊모 씨, 여성, 15세, 중학생, 난닝南寧시 사람

초경을 시작한 지 근 1개월이 되었다. 시작하고 나서 3~5일에 출혈량이 많았고, 붉은색이며, 복통은 없었다. 근 1개월째 계속해서 점적출혈이 그치지 않고, 색홍色紅하며, 양은 시작할 때에 비해 줄어들었다. 맥침세脈沈細, 태박백苔薄白하고 약간 누렇다. 다른 특별한 불편함은 없었다. 환자는 비록 이칠二七(14세)의 나이이지만 신기腎氣의 발육이 온전치 않아 충임衝任의 주혈主血·주음主陰하는 힘이 부족하다. 따라서 비록 초경을 하였으나 저절로 그치지 않은 것이다. 보신익기補腎益氣, 고탈지루固脫止漏의 치법으로 하고, 《금궤金匱》의 교애탕膠艾湯에 가감하여 쓴다.

【처방】

당귀신歸身 6g, 천궁川芎 3g, 백작白芍 6g, 숙지熟地 12g, 애엽艾葉 2g, 생당삼生黨參 12g, 토사자菟絲子 9g, 수오首烏 18g, 아교阿膠 9g(녹여서), 감초甘草 3g, 한련초旱蓮草 18g.

이상의 약을 3제 연달아 복용시켰는데, 두 번째 진료받으러 왔을 때 말하기를 처음 1제(1일분)를 복용하고 월경이 바로 그쳤다고 하였다. 보기고신補氣固腎의 치법으로 바꾸고, 성유탕聖愈湯에 토사자菟絲子 12g, 수오首烏 15g, 복분자覆盆子 9g을 더하여 연달아 2제를 복용시켰다.

10일 뒤에 다시 진료하였고, 음부에서 다시 소량의 혈액이 배출되었다고 하였고 복통은 없었다. 맥침세脈沈細하고, 태박백苔薄白하며 다른 불편함은 없었다. 증症이 본래 신기부족腎氣不足으로 인해 발생했음을 고려하여 계속해서 보신補腎의 치법으로 치료하였다. 처방은 아래와 같다.

【처방】

하수오何首烏 30g, 천초근茜草根 9g, 여정자女貞子 9g, 상심자桑椹子 9g, 한련초旱蓮草 18g, 생당삼生黨參 9g, 항백작杭白芍 9g, 감초甘草 5g.

상기 처방을 연달아 5제 복용하도록 하고, 아울러 신선한 익모초益母草, 흑두黑豆를 각기 적당량으로 요리하여 먹도록 하였다. 4개월을 관찰하였고, 재발되지 않았다.

총괄하자면, 붕루崩漏는 허증虛이 있고 실증實이 있으며, 한증寒과 열증熱이 있다. 또한 충임衝任의 손상으로 섭혈攝血할 수 없는 경우, 열熱이 하초下焦에 있어 박혈망행迫血妄行하는 경우, 원기元氣가 크게 쇠약해져 섭혈攝血하지 못하는 경우, 혈어血瘀가 내부를 막아 신혈新血이 경락으로 돌아오지 못하는 경우가 있다. 치료하는 방법은 "색류塞流, 징원澄源, 복구復舊"의 대법大法을 따르는 것 외에도, 마땅히 병정病情의 구체적인 정황과 결합해야 한다. 예를 들어 소축어혈消逐瘀血, 혹은 한량강화寒涼降火, 혹은 수렴고삽收斂固澁, 혹은 건비부위健脾扶

胃, 혹은 보기섭혈補氣攝血 등으로, 구애받지는 말되 한번 정해지면 바꾸지 말아야 한다. 동시에 치료효과를 공고히 하고 건강을 회복하는 측면에서 더욱 온보신기溫補腎氣, 조양충임調養衝任을 중요하게 여기고 신腎의 고장固藏하는 능력을 강화할 필요가 있다. 용약用藥 방면에서는 신온辛溫으로 행혈行血하는 약재를 신중하게 써야 하며, 비록 천궁芎, 당귀歸의 부류를 쓰더라도 소량 사용해야 한다. 왜냐하면 그 신온辛溫한 성미性味로 혈중血中의 양약陽藥이 되지만 종종 주찬走竄하여 쉽게 동혈動血하기 때문이다. 이 외에 약물의 포제炮制 또한 주의를 기울여야 하는데, 예를 들어 승마升麻, 형개荊芥는 초초醋炒해서 써야만 간肝으로 들어가 승제升提할 수 있으며 수렴고탈收斂固脫의 효과도 나타난다. 또한 모든 유형의 탄약炭藥은 그 고삽固澁하는 능력을 취하여 색류지혈塞流止血의 작용을 하지만, 너무 일찍 쓰거나 과용하지 않도록 해야 어혈을 남기는 후환을 피할 수 있다.

11 대하병帶下病의 치료

대하帶下는 생리生理적인 것과 병리病理적인 것으로 구분된다. 부녀의 발육이 성숙해진 다음에는 월경 전후 혹 임신기간에 질에서 소량의 백색白色, 무취無臭한 분비물이 있는데, 이는 생리生理적인 대하帶下에 해당하며 병으로 인식되지 않는다. 만약 대하량帶下量이 과다하고 색택色澤이 누렇거나 붉거나 희며, 비린내가 나고, 심하면 허리에 산통酸痛 및 소복少腹·소복小腹이 얼얼하고 뻐근하며 음부가 가려운 등의 증상이 나타나는데, 이는 병리病理적인 대하帶下이며 조기에 치료해야 한다.

대하병帶下病은 광의廣義와 협의狹義의 차이가 있다. 전자(광의)는 부인과의 경經, 대帶, 태胎, 산産 등 병변을 널리 가리켜 말하는 것으로 본문의 토론 범주에는 해당되지 않는다. 후자는 질 내 분비물의 증가, 색택色澤의 이상, 질質이 묽거나 끈적이거나 혹은 특별한 냄새가 나는 등 일정한 증상을 동반하는 경우를 말하며, 본문에서 주로 다루는 것은 후자이다.

대하帶下의 색택色澤과 동반 증상에 근거하여 임상에서는 백대白帶, 황대黃帶, 적대赤帶, 흑대黑帶, 청대靑帶, 오색대五色帶 등 다양한 명칭으로 구분하며, 그중 백대白帶, 황대黃帶, 적대赤帶가 많이 나타나고, 오색대五色帶는 대부분 질과 자궁 내의 오래된 악창惡瘡의 증후이며 비교적 난치難治이다.

대하병帶下病은 부녀의 4대 질병 중 하나이고, 일반적으로 엄중한 위해危害는 아니라고 말한다. 그러나 오랜 세월을 면면히 흐르게 되면, 진액津液이 장기간 은연중에 소모되고 음정陰精이 줄어들어 근골筋骨이 자양받지 못하여 요산腰酸, 소복少腹·소복小腹의 랄통辣痛, 지체핍력肢體乏力 등의 병변을 일으킨다. 게다가 월경의 문란, 임신곤란 혹은 임신 이후에 쉽게 유산이 되는 등 불량한 결과가 조성될 수 있다. 그래서 이 병은 미병未病일 때 먼저 예방하고 병이 발생하였다면 변화되는 것을 막아야 하며, 철저하게 근치根治하여 부녀의 건강을 지켜야 한다.

(1) 병인病因은 다양하나 습濕이 주主가 된다

대하병帶下病의 발병요인은 주로 다음 4가지이다.

㉠ 간울화화肝鬱化火

간肝은 소설疏泄을 주관하고 간맥肝脈은 음기陰器를 두르고 있다. 간울肝鬱로 화화化火되면 비脾는 건운健運을 잃고 신腎은 봉장封藏하지 못한다. 이에 따라 습열濕熱이 하주下注하여 포궁胞宮을 막고, 임맥任脈은 견고하지 못하고 대맥帶脈은 약속約束할 수 없게 된다. 따라서 면면히 대하帶下가 흐르고, 색은 희거나 누렇고, 지저분한 양상이거나 음부에 가려움이 있게 되는 것이다.

㉡ 비실건운脾失健運

비脾는 통혈統血하고 수습水濕의 운화運化를 담당하는데, 비脾가 튼튼하면 승청升淸하고 진액津液을 전신에 수포輸布한다. 비기脾氣가 허약하면 중기中氣가 밑으로 처지고 수곡水穀의 정미精微를 운화運化하여 전신에 퍼뜨리지 못하고, 도리어 중초中焦에 저류하여 습사濕邪로 변한다. 습탁濕濁이 포궁胞宮으로 흘러가면, 대맥帶脈, 임맥任脈이 기능을 잃기 때문에 대하량帶下量이 많아지고 흰색의 콧물이나 타액 같은 양상이 나타난다.

㉢ 신기허약腎氣虛弱

신腎은 정精을 저장하고 수水를 주관하며 봉장지본封藏之本이다. 신기腎氣가 허약하여 하원下元이 한랭하면 진액津液을 온후溫煦하고 승등升騰하여 퍼뜨리지 못한다. 또한 폐장閉藏하여 고본固本할 수 없게 되므로 수진水津을 화化하지 못하고 활탈滑脫하여 밑으로 흐르게 된다.

㉣ 습독내침濕毒內侵

월경, 출산 후에 포맥胞脈이 공허한데, 약물 혹은 기계적인 손상, 혹은 음부에 불결한 도구를 사용하면 외부의 습탁예악濕濁穢惡의 독毒이 허한 틈을 타 내부로 침입하여 외음부와 자궁에 울체되고, 울체가 오래되면 화열化熱하고 생충生蟲하므로 대하滯下가 황백黃白하고 냄새가 나며 음부가 가렵고 작통灼痛하게 된다.

총체적으로 말하자면 대하병帶下病의 원인은 비록 상술한 여러 가지이지만, 모두 수곡정미水穀精微가 수포輸布되어 생혈生血하지 못하고 도리어 저류하여 습濕이 되고 하초下焦로 흘러 들어 포궁胞宮을 정체시키고 충衝, 임任, 대帶의 모든 경맥을 손상하여 발생하는 병변이다. 습濕의 경중다소輕重多少는 병정病情의 얕고 깊은 정도와 직접적인 관계가 있다. 습濕이 중하면 대하帶가 많고, 습濕이 가벼우면 대하帶 또한 적다. 《부청주여과傅青主女科·대하帶下》에서 "무릇 대하는 모두 습증이다[夫帶下俱是濕症]"라고 한 말은 습濕과 대하병帶下病의 밀접한 관계를 말해준다.

(2) 치료법은 여럿이나 거습祛濕이 우선이다

대하병帶下病의 치료는 병정病情의 허실한열虛實寒熱의 차이에 따라 비록 온화溫化, 청열淸熱, 조습燥濕, 거담祛痰, 보허補虛, 사실瀉實의 구분이 있지만 그 병인病因이 습濕 위주이므로 치료도 당연히 거습祛濕을 우선한다. 일반적으로 말하자면 치습治濕의 법은 습濕이 위쪽, 바깥쪽에 있으면 약간 땀을 내어 해소하고, 습濕이 아래쪽, 안쪽에 있으면 온신건비溫腎健脾하여 소변으로 내보낸다. 또한 《소문素問·음양응상대론陰陽應象大論》에서 말한 "피부에 있으면 땀을 내어 발산한다[其在皮者, 汗而發之]", "아래에 있으면 아래로 이끌어 마르게 한다[其下者, 引而竭之]"라고 한 것이다. 구체적으로 말하면 습濕이 한화寒化하면 온조이습溫燥利濕해야 하고, 습濕이 열화熱化하면 고한苦寒한 약물로 청리淸利해야 한다. 맥脈과 증證이 모두 실實하고 수습水濕이 옹성壅盛하면 공축이수攻逐利水해야 하고, 맥脈과 증證이 모두 허虛하고 형기形氣가 부족하면 부정배원扶正培元해야 한다. 본증本證은 습사濕邪가 내부와 아래쪽에 있는 병변인데, "모든 습으로 부종과 창만한 것은 모두 비에 속한다[諸濕腫滿, 皆屬於脾]", "비장은 습을 싫어하는데 급히 쓴맛을 먹어 마르게 해야 한다[脾苦濕, 急食苦以燥之]"라는 말은 본 병의 치료원칙이 건비健脾, 승양升陽, 제습除濕이 주가 된다는 것을 말하며, 이는 벌써 임상의사가 공인公認한 바이다. 다만 습사濕邪의 병변은 비약脾弱과 관련 있을 뿐 아니라 기타 장부의 기능실조 또한 관련이 있다. 예를 들어 신腎은 수화水火의 장臟이고 원음元陰, 원양元陽이 나오는 곳이며, 정精을 저장하고 포胞와 연결되어 있는데, 신허腎虛하면 수랭水冷하여 하원下元이 견고하지 못하므로 대하帶下가 묽게 된다. 그래서 본 병의 치료는 건비健脾뿐 아니라 온양신기溫養腎氣도 꼭 필요하다.

거습祛濕의 방법에 대해 방서方書에 기재된 것이 자못 많다. 본 병에 대해 내가 가장 중요하게 여기는 것은 온화溫化와 청리淸利이다. 습濕은 음사陰邪이기 때문에 중탁重濁하고 끈적끈적하다. 온신건비溫腎健脾를 통해서 비脾의 건운健運작용과 신腎의 온후溫煦작용을 강화해야만 비로소 수습水濕의 맑은 부분淸者을 전신에 수포輸布하여 각 장기조직을 자양할 수 있고, 탁한 부분濁者이 방광膀胱을 통해 체외로 배출되게 할 수 있다. 수액대사水液代謝가 정상화되고 습濕이 제거되면 대하帶는 저절로 그친다. 습사濕邪는 가장 쉽게 양기陽氣를 억제하므로, 울체가 오래되면 화열化熱하고 생충生蟲하게 된다. 따라서 청열이습淸熱利濕, 해독살충解毒殺蟲의 치법 또한 본 병을 치료할 때 자주 쓰인다. 물론 우리가 온화溫化와 청리淸利를 강조하지만, 기타의 방법을 부정하는 것은 아니다. 예를 들어 적대赤帶 같은 병변은 고한조습苦寒燥濕의 치법을 사용할 뿐 아니라 활혈화어섭혈活血化瘀攝血의 치법 또한 써야 한다. 대하량帶下量이 많고 양상이 지저분하고 냄새가 나면 방담선화芳淡宣化하는 치법을 다용하여 거습祛濕한다. 오랜 대하帶로 정기正氣가 허약해지면 언제나 부정고삽扶正固澁의 약재를 골라 쓴다.

(3) 증을 변별하여 치료를 논하되 훈세熏洗의 치료도 겸한다

본 병은 전신증상 외에도 국부에 병소가 있기 때문에 치료에서 변증논치辨證論治와 더불어 국소의 외치外治인 훈세熏洗에도 주의를 기울일 필요가 있다. 본 병의 각종 유형에 대한 기본적인 치료법을 다음과 같이 소개한다.

㉠ 비허증脾虛證

대하帶下의 색이 희거나 혹은 담황淡黃하고, 냄새가 없으며, 양이 많고 물처럼 묽으며, 때때로 쌀뜨물 같고, 끊임없이 나온다. 안색이 창백하거나 위황萎黃하고 사지가 따뜻하지 않으며, 심하면 하지가 붓고 입맛이 없으며 대변이 묽다. 설질담舌質淡, 태박백苔薄白하고, 맥완약脈緩弱하다. 본 유형은 비脾가 건운健運하지 못하여 습濕이 하초下焦에 머무른 것이며, 치료는 건비승양제습健脾升陽除濕을 주로 하고 서간해울舒肝解鬱하는 약재로 보좌해야 한다. 《부청주여과傅靑主女科》의 완대탕完帶湯에 가미하여 치료한다. 처방 중 인삼參, 출朮, 감초草, 회산약懷山은 보비익기補脾益氣하여 기氣를 운행함으로써 습濕을 화化한다. 이출二朮(창출과 백출)을 함께 쓰면 건비조습健脾燥濕의 효능이 배가 된다. 백작白芍, 시호柴胡, 진피陳皮는 서간해울舒肝解鬱, 이기승양理氣升陽한다. 차전자車前子는 감한甘寒으로 활리滑利하고 강설제습降泄除濕한다. 흑형개黑荊芥는 혈분血分으로 들어가 서간舒肝할 뿐 아니라 거풍승습祛風勝濕한다. 전체 처방이 보補하되 사기邪를 머무르게 하지 않고, 소消하되 정기正氣를 상하지 않게 하니, 바로 《부청주여과傅靑主女科》에서 "이 처방은 비, 위, 간 세 경맥을 함께 치료하며 흩는 중에 보하고 승거하면서 제거한다[此方脾, 胃, 肝三經同治之法, 寓補於散之中, 寄消於升之內]"라고 말한 바와 같다. 만약 요통이 있다면 골쇄보骨碎補, 토사자菟絲子, 두충杜仲을 더한다. 소복少腹·소복小腹이 창통脹痛하다면 소회향小茴香, 향부香附, 애엽艾葉을 더한다. 대하帶가 오래되었고 양이 많으며 색이 희고 물과 같이 묽다면 파극巴戟, 녹각상鹿角霜, 파고지破故紙 등을 추가하여 온신부양溫腎扶陽한다. 만약 대하帶下의 색이 노랗고 진득거리며 냄새가 나면 비허脾虛에 열熱을 낀 증證이므로 이묘산二妙散, 사묘산四妙散류에 가감하여 치료한다.

㉡ 신허증腎虛證

본 증에는 양허陽虛와 음허陰虛의 구분이 있다. 양허陽虛의 경우에는 대하帶下의 색이 희고 양이 많으며, 물처럼 묽어서 뚝뚝 떨어진다. 또한 허리가 끊어질 듯 시큰거리고, 소복小腹이 냉통冷痛하고 맑은 소변을 자주 보며 야간에는 더 심해지고, 설질담舌質淡, 맥세지脈細遲하다. 음허陰虛의 경우에는 대하帶下의 양이 많기도 적기도 하고, 색황色黃 혹은 적백赤白이 섞여 있으며, 음부 소양감을 동반하기도 하고, 심하면 작열감이 있기도 하다. 또한 심번이노心煩易怒, 두훈목현頭暈目眩, 구건이명口乾耳鳴, 실면심계失眠心悸, 때때로 한출汗出, 허리가 시큰하고 노곤하며, 설홍소태舌紅少苔, 맥세삭脈細數 혹 현삭弦數 등의 증상이 있다. 본 유형의 치료는 양허陽虛인 경우에는 온신부양溫腎扶陽, 고삽지대固澁止帶의 치법을 써야 하고, 《상한론傷寒論》의 부자탕附子湯에 녹각상鹿角霜, 상표초桑螵蛸 등을 더하여 치료한다. 양陽이 촘촘해지면 견고하게 되고, 기氣가 왕성하면 습濕이 화化한다. 오랜 대하久帶는 대부분 허증虛이므로 북황기北黃芪, 편두扁豆, 검실芡實, 복분자覆盆子 등의 부정렴삽扶正斂澁하는 약재를 더하여 쓴다. 음허陰虛하면 대부분 화왕火旺하는데, 음허陰虛의 경우에는 장수壯水로 제화制火해야 하므로 《의종금감醫宗金鑒》의 지백팔미환知柏八味丸에 곡정초穀精草, 야교등夜交藤, 백작白芍, 등심초燈心草 등을 더하여 치료한다.

ⓒ 간화증肝火證

대하帶下의 색이 붉거나 혹은 적백赤白이 혼재되어 있거나 혹 황록黃綠하며, 걸쭉하고 지저분하고, 뚝뚝 떨어져 그치질 않는다. 월경이 전후로 불규칙하고, 정서적으로 억울되어 있고 쉽게 화를 내며, 흉협창만胸脅脹滿, 구고인건口苦咽乾하고, 설홍태황舌紅苔黃, 맥현삭脈弦數 등의 증상을 나타낸다. 본 유형은 간경肝經의 습열濕熱이 아래로 포궁胞宮에 흘러 들어가 발생한 병변으로 《의종금감醫宗金鑒》의 용담사간탕龍膽瀉肝湯으로 치료한다. 처방 중 용담초龍膽草, 황금黃芩, 치자梔子, 시호柴胡는 소간청열사화疏肝清熱瀉火하고, 목통木通, 차전자車前子, 택사澤瀉는 거습이수祛濕利水하고, 당귀當歸, 생지황生地黃은 양혈보간養血補肝하여 사기邪를 제거하되 정기正를 상하지 않게 하며, 감초甘草는 비위脾胃를 조리하고 모든 약을 조화롭게 한다. 전체 처방이 사간화瀉肝火, 이습열利濕熱의 효능이 있어, 간울화화肝鬱化火로 대하帶下의 색이 붉거나 황록黃綠한 실증實證에는 모두 사용할 수 있다.

ⓔ 습독증濕毒證

대하帶下가 농膿과 같은 노란색이거나, 혹은 쌀뜨물처럼 혼탁하거나, 혹은 콩비지 같거나, 혹은 혈액이 섞여 있고, 불결하고 냄새나며 음부에 작열감, 가려움이 있다. 또한 소변이 적삽赤澁하고, 입술이 마르고 입이 쓰며, 설홍태황舌紅苔黃, 맥현삭脈弦數 혹은 활삭滑數 등의 증상이 보인다. 본 유형은 습독濕毒이 내부로 침입하여 충임衝任과 포궁胞宮을 손상하고, 축적되어 열을 발생하고 탁濁하게 변화한 병변이다. 《세보재불사방世補齋不謝方》의 지대방止帶方에 가감하여 치료해야 한다. 처방 중 인진茵陳, 치자梔子, 저령豬苓, 복령茯苓, 차전자車前子, 택사澤瀉는 청열해독淸熱解毒, 통설이수通泄利水하고, 적작赤芍은 량혈해독涼血解毒하고, 우슬牛膝은 주走하면서 보補할 수 있고 모든 약을 이끌고 하행한다. 전체 처방이 청열해독淸熱解毒, 거습지대祛濕止帶하는 효능이 있다. 황백黃柏, 은화등銀花藤, 연교連翹, 어성초魚腥草, 지부자地膚子 등을 가미하여 청열淸熱, 해독解毒, 이습利濕의 효능을 증가시킬 수 있다. 음부가 가려운 것은 대부분 습열濕熱로 생충生蟲한 병변이니 내복약 외에도 고삼苦參, 사상자蛇床子, 토복령土茯苓, 빈랑檳榔, 황백黃柏, 고반枯礬 등을 물에 달여 뜨겁게 훈세熏洗하고 매일 2~3차례 하도록 한다.

총괄하자면, 대하병帶下病의 치료는 건비온신健脾溫腎을 으뜸으로 삼아야 하고 거습祛濕을 우선하되, 맥脈, 증症의 차이를 고려하고 분별하여 소간사화疏肝瀉火, 청열해독淸熱解毒, 활혈화어活血化瘀, 부정배원扶正培元의 약재로 보좌하고, 적당히 외치법을 사용한다. 치법이 증證에 맞고, 용약用藥이 적중한다면 좋은 치료효과를 기대할 수 있다.

12 신장腎과 대하치료

다년간의 임상에서 필자가 깨달은 것은, 건비승양제습健脾升陽除濕이 확실히 대하를 치료하는 대법大法 중 하나라는 것이다. 다만 탐본구원探本求源(사물의 근원을 탐구)이란 말처럼 치병治病에는 반드시 그 본本을 찾아야 한다는 측면에서 말하자면, 치신治腎과 치대治帶의 관계는 더욱이 밀접하다. 이것은 다음 3가지 측면에서 이해할 수 있다.

첫째, 포궁胞宮은 신腎에 연결되고, 충임衝任 두 개의 경맥은 신腎에서 근원하며, 신기腎氣의 성쇠盛衰는 직접적으로 충맥衝脈의 잉휴盈虧와 임맥任脈의 통삽通澁 및 포궁胞宮의 기능에 영향을 준다. 신기腎氣가 왕성해야만 비로소 태충맥太衝脈이 성해지고 임맥任脈이 통창되며 포궁胞宮의 기능이 왕성해져 정상적인 월경을 보증할 수 있다. 만약 신기腎氣가 부족하면 태충맥太衝脈이 약해지고 임맥任脈은 감소하며 포궁胞宮은 정상 기능을 잃게 되고, 이에 따라 대하帶下 및 기타 병변이 발생한다. 그래서 《소문素問·골공론骨空論》에서 "임맥이 병들면…… 여자는 대하병과 징하, 적취가 생긴다[任脈爲病……女子帶下瘕聚]"라고 말하였다.

둘째, 대하병帶下病의 원인은 다양한데, 간울화화肝鬱化火, 비실건운脾失健運, 신기허약腎氣虛弱, 습독내침濕毒內侵 등과 같다. 그러나 이것은 모두 신腎이 진액을 증화蒸化하지 못하고 개합開闔기능을 잃어 충임衝任이 불고不固하고 대맥帶脈이 불약不約하여 수습水濕이 아래로 흘러 포궁胞宮을 막은 것으로 귀납된다. 이는 인체 수액의 저류, 분포, 배설 등으로 인하며, 비록 비脾, 폐肺, 위胃 등 각 장기가 모두 관련이 있지만 신腎과의 관계가 더욱 밀접하다. 신腎은 수화水火의 장臟이고, 이음二陰에 개규開竅하며, 방광수부膀胱水府와 서로 표리表裏가 되고, 삼초三焦가 수도를 관리하는 동력이 나오는 곳이며, 개합開闔 기능을 담당하고 있다. 신기腎氣가 충족되어야 비로소 수액의 흡수, 수포, 배설의 정상운행을 담보할 수 있다. 따라서 옛사람들은 "물의 근원은 신장에 있다[水之本在腎]"라고 말하였다.

셋째, 신주수腎主水, 비주습脾主濕인데 수水와 습濕의 관계는 매우 밀접하여 치습治濕은 반드시 치수治水해야 하고, 치수治水하려면 치습治濕해야 한다. 비脾가 반드시 승청升淸하고 건운健運해야 부단히 수습水濕을 운화할 수 있다. 그런데 주승主升하고 건운健運하는 것은 신양腎陽의 온후溫煦에 의존한다. 따라서 수습水濕이 지나치게 왕성하여 대하병帶下病을 일으키면 반드시 온신건비溫腎健脾하는 약을 병용해야만 비로소 기대한 효과를 거둘 수 있다. 때문에 대하병帶下病의 발생은 신腎과 밀접한 관계가 있고, 치대治帶와 치신治腎 또한 밀접한 관계가 된다. 그래서 대하병帶下病의 변증논치辨證論治는 반드시 신腎 기능의 조절에 입각하고, 수水와 습濕의 운화에 착안해야 한다.

대하帶下의 다양한 임상증상에 근거하여 치신治腎의 각도에 중점을 두고 본병의 치료를 다음과 같이 담담하게 서술하였다.

대하帶下의 색이 희거나 담황淡黃하고, 양이 많고 냄새는 없으며, 물처럼 묽거나 쌀뜨물 같고, 안색이 창백 혹은 위황萎黃하고, 손발이 차고, 심하면 하지가 붓고 입맛이 없으며, 대변이 묽고, 설질담눈舌質淡嫩, 태박백윤苔薄白潤, 맥세완脈細緩한 증상이 보이는 것은 비脾가 건운健運하지 못하여 습濕이 하초下焦로 흘러 포궁胞宮으로 들어가 대帶·임任 두 경맥이 기능을 잃어서 병이 된 것이다. 치료는 온신건비溫腎健脾, 승양제습升陽除濕해야 하며, 처방은 완대탕完帶湯을 쓰되 파극巴戟, 파고지破故紙, 녹각상鹿角霜, 천초川椒 등의 온신부양溫腎扶陽하는 약재를 더하여 쓰면 화습지대化濕止帶하는 힘이 더욱 빨라진다.

대하帶下의 색이 희고 양이 많으며, 물처럼 묽고 하루 종일 계속 나오며, 요산여절腰酸如折, 소복少腹·소복小腹이 냉통冷痛하고, 맑은 소변이 잦고, 설질담舌質淡, 맥세지脈細遲한 증상이 보이는 것은 신기腎氣가 허약하고 하원下元이 한랭하여 진액을 온후溫煦, 증등蒸騰하여 퍼뜨릴 수 없고, 또한 폐장閉藏으로 고본固本하지 못하기 때문에 수정水精이 변화하지 못하고 습탁濕濁이 포궁胞宮으로 흘러 들어가 병이 된 것이다. 치료는 온신부양溫腎扶陽, 온화수습溫化水濕해야 하고, 처방은 《상한론傷寒論》의 부자탕附子湯에 파극巴戟, 익지인益智仁, 북황기北黃芪, 육종용肉蓯蓉, 녹각상鹿角霜, 천초川椒 등의 온신난궁溫腎暖宮, 고섭충임固攝衝任하는 약재를 더하여 쓴다.

대하帶下의 색이 붉고 혹은 적백赤白이 섞여 있거나 혹은 황록黃綠하며, 끈적거리고 지저분하고 끊임없이 떨어지며, 흉협창만胸脅脹滿, 심번이노心煩易怒, 구고인건口苦咽乾을 동반하고 태황설홍苔黃舌紅, 맥현삭脈弦數의 증상을 보이는 것은 간울肝鬱이 화화化火하여 비脾가 건운健運하지 못하고 신腎이 폐장閉藏하지 못하여, 습열濕熱이 포궁胞宮으로 흘러 들어가 충임衝任이 불고不固하고 대맥帶脈이 실약失約하여 병이 된 것이다. 치료는 청열이습淸熱利濕, 방향화탁芳香化濁해야 하며 일반적으로 용담사간탕龍膽瀉肝湯을 사용한다. 처방 중 목통木通, 택사澤瀉, 차전자車前子는 기미氣味가 감고한甘苦寒하고 신경지화腎經之火와 방광지열膀胱之熱을 배설하는 효능이 있다. 간肝은 신腎의 자식 격이고, 간맥肝脈은 음기陰器에 연결되어 있으며, 《난경難經》의 "실하면 그 자식을 사해야 한다[實則瀉其子]"라는 논술에 근거하여, 용담초龍膽草, 황금黃芩, 치자梔子, 시호柴胡로 청간사화淸肝瀉火하는데, 명색이 사간瀉肝이지만 실제로는 사신瀉腎하는 것이다. 습열濕熱은 혼탁하고 성질이 매우 끈적끈적하여 치자梔子, 용담초龍膽草, 황금黃芩의 "쓴맛으로 조하게 한다[以苦燥之]" 외에도 "간은 흩고자 하므로 매운 것을 빨리 먹어 흩어준다[肝欲散, 急食辛以散之]"라는 원칙에 따라 창포菖蒲, 패란佩蘭, 곽향藿香을 좌약佐藥으로 참고하여 그 방향화탁芳香化濁의 효능을 취한다. 이에 따라 수습水濕의 증화蒸化를 촉진하여 치대治帶의 목적을 달성한다.

대하帶下의 색이 농膿처럼 백황白黃거나 혹은 쌀뜨물처럼 혼탁하거나 혹은 콩비지 같거나, 혹은 혈액이 있고 비린내 나고 불결하고, 음부陰部에 작열감이 있고, 벌레가 기어 다니듯 가려우며, 소변이 적삽赤澁하고, 구고순건口苦脣乾하며, 설홍태황舌紅苔黃, 맥현삭脈弦數 혹은 활삭滑數 등의 증상이 나타나는 것은 대부분 월경기나 산후와 같이 포맥胞脈이 공허空虛한 시기에 약물, 기계로 손상을 받거나 혹은 질에 불결한 도구를 사용한 뒤 외부의 습탁예악濕濁穢惡한 독이 허한 틈을 타고 침입하여 음호陰戶와 포궁胞宮에 울체되고, 울체가 오래되어 화열생충化熱生蟲하고, 충임衝任을 손상시켜 병이 된 것이다. 치료는 청열해독淸熱解毒, 통설이수通泄利水해야 하며, 지대방止帶方(《세보재불사방世補齋不謝方》)에 은화등銀花藤, 어성초魚腥草, 지부자地膚子, 토복령土茯苓 등을 더하여 다용한다.

총괄하자면, 대하帶下라는 병은 비록 한열허실寒熱虛實의 차이가 있어 그 치법은 언제나 부정배원扶正培元, 소간사화疏肝瀉火, 청열해독淸熱解毒, 활혈화어活血化瘀 등으로 구분하지만, 이 질환은 모두 포궁胞宮과 충衝, 임任, 대帶 삼맥에 파급되어 습사濕邪가 하초下焦에 흘러 들어 병이 된 것이다. 따라서 온화溫化는 온신건비溫腎健脾를 기둥으로 삼고, 청리淸利 또한 설신泄腎과 사간瀉肝을 법으로 삼는다.

13 태전병胎前病의 예방치료에 대한 깨달음

부녀의 임신에서 분만 전까지의 일정한 시기를 태전胎前이라고 칭한다. 이 시기에는 생리상의 특수한 변화로 인해 종종 임신과 관련된 몇 가지 질병이 쉽게 발생하게 되는데 이를 태전병胎前病이라 부른다. 상견常見되는 태전병胎前病에는 오조惡阻, 종창腫脹, 복통, 태루하혈胎漏下血, 태동불안胎動不安, 자간子癎, 전포轉胞, 활태滑胎, 타태墮胎 등이 있다. 이러한 질병을 제때 예방하고 치료하지 않는다면 심한 경우에는 태아와 임신부의 안전에 위험이 미칠 수 있다. 그래서 역대 의가들은 태전병胎前病을 부녀의 사대병四大病 중 하나로 배속하였다.

(1) 예방이 치료보다 중요하고, 일과 휴식을 적절히 한다

중국의 역대 근로자(의가)들은 긴 시간 동안 질병과 투쟁한 과정에서 태전병胎前病의 예방에 대해 일정 정도의 경험을 축적하였다. "제멋대로 약을 먹어서는 안 된다, 지나치게 음주해서는 안 된다, 함부로 침구치료를 해서는 안 된다, 이상한 곳을 향해 소변보지 마라, 무거운 걸 들거나 높은 곳을 오르거나 험한 곳에 가서는 안 된다, 무절제하게 성관계하지 말라, 잠을 많이 자면 안 된다, 때때로 걸어라, 너무 따뜻하게 입지 말라, 과식하지 말라, 만약 비위가 불화하고 영위가 쇠약해지면 자식은 반드시 많이 허약하고 병이 많게 된다[勿亂服藥, 勿過飮酒, 勿妄針灸, 勿向非常地便溺, 勿擧重登高涉險, 勿恣欲行房, 勿多睡眠, 時時行步, 衣毋太溫, 食毋太飽, 若脾胃不和, 榮衛虛怯, 子必多羸多病]" 등의 논술은 태전병胎前病의 예방에 대해 말한 것이다. 지금의 관점으로 보자면 이러한 논술은 전반적으로 부족하지만, 일정 부분은 여전히 지도적 의미가 있다. 이제 전인前人의 경험과 나의 체회體會를 결합하여, 태전병胎前病의 예방에 대해 다음과 같이 몇 가지를 제시하였다.

① 활력을 가득 차게 유지하고 몸과 마음이 유쾌하면 기혈氣血의 창통暢通을 촉진하여 기기氣機가 원활해지고, 이에 따라 면역력이 증가된다.

② 신체 활동을 적당히 하고 신선한 공기와 햇볕을 많이 쐬어 기부肌膚를 온윤溫潤하고 근골筋骨을 튼튼하게 하여 질병을 예방한다. 다만 과도한 노동은 피

해야 한다.

③ 정해진 시간에 휴식하고, 충분한 수면을 한다.

④ 정량을 식사하고, 영양가 있고 쉽게 소화되는 음식을 먹으며, 과식하거나 굶지 말고, 신온향랄辛溫香辣, 비감후미肥甘厚味 등의 자극적이고 기름진 음식을 먹어서는 안 된다. 비위脾胃에 손상을 주어 기혈氣血의 생화生化에 영향을 주는 것은 피해야 한다.

⑤ 과하게 끼는 옷차림을 삼가고 대소변의 통창에 주의하여 기혈氣血이 막혀 태아의 생장발육에 영향을 주는 것을 피한다.

⑥ 성욕을 절제하고 방사房事를 삼가 타태墮胎와 소산小産을 막는다. 습관성 유산 기왕력이 있는 임신부는 더욱 주의를 기울여야 한다.

⑦ 산전産前에 정기적으로 검사를 해두고, 질병을 일찍 발견하고 일찍 치료하거나 교정한다.

⑧ 질병이 있으면 의료기관에 가서 진료받아야 하고, 제멋대로 약을 복용하거나 침구치료를 해서는 안 되며, 이에 따라 불필요한 고통과 심한 예후불량을 야기하지 말아야 한다.

(2) 변증논치辨證論治하되 태기胎氣를 고려한다

부녀는 임신기간에 태아胎兒에게 혈액과 영양을 공급해야 하므로 음혈陰血의 편허偏虛가 쉽게 조성된다. 다른 한편으로는 태아胎兒가 점점 성장하면서 기기氣機의 승강升降에 영향을 주어 기체氣滯, 담울痰鬱 등의 병변을 쉽게 유발한다. 진료 시 사진四診의 수집과 팔강八綱의 분변分辨을 통해 질병의 병인病因, 병위病位, 병성病性 및 사정소장邪正消長의 정황을 찾아내는 것 외에 반드시 태기胎氣의 정황에도 눈을 돌려야 한다. 이는 모병母病이 태아胎兒에게 영향을 줄 수 있고, 태병胎病 또한 모병母病을 일으킬 수도 있기 때문이다. 변증辨證할 때 모병母病이 태병胎病을 일으킨 것인지, 아니면 태병胎病이 모병母病을 일으킨 것인지 변별해야 하고, 그런 다음에 치료원칙을 결정해야 한다. 예를 들어 임신부가 열사熱邪를 받아 태루하혈胎漏下血이 된 경우에 치료는 당연히 모열母熱을 맑히는 것을 위주로 해야 하며, 열이 물러가면 누혈漏血은 저절로 그치게 된다. 태기胎

氣가 옹체壅滯되어 모병母病으로 복통을 유발한 경우는 순기안태順氣安胎의 치법으로 치료해야 하며, 기氣가 순조롭게 흐르면 복통은 저절로 사라진다. 동시에 안태安胎를 위해 준하峻下, 활리滑利, 주규走竅, 행혈行血, 파혈破血, 모기耗氣, 산기散氣 및 모든 유독有毒한 약에 해당하는 것은 모두 신중하게 사용하거나 사용하지 말아야 한다.

임상례①

농農모 씨, 여성, 30세, 난닝南寧시 사람.

1971년 4월 1일 초진.

임신한 지 6개월이고, 음부에서 출혈이 발생한 건 2일째이다. 혈색은 선홍색이고 덩어리는 없으며, 양은 적기도 많기도 하고, 소복小腹에 가벼운 추통墜痛이 있다. 심번心煩[09]하고 쉽게 초조해지며, 밤에 잠들기 어렵고, 입이 마르고 갈증이 나며, 찬 음료를 좋아하고, 소변은 단황短黃하고, 대변은 정상이다. 맥활삭脈滑數하고, 피부에 열감이 느껴지고 안면에 홍조가 있으며, 태황이건苔黃而乾하고 설홍순조舌紅唇燥하다.

이상의 맥脈과 증證에 따르면, 이는 열熱이 충임衝任에 잠복하여 혈해血海가 견고하지 못하고 혈血을 핍박하여 망행妄行한 병변이다. 따라서 태루胎漏로 하혈下血한 것으로 색이 붉고 양은 적기도 많기도 한 것이다. 또한 태동불안胎動不安하므로 소복小腹이 추통墜痛한 것이다. 열사熱邪가 심心을 훈증하여, 정신이 안정되지 못하므로 심번心煩하고 쉽게 초조해지며, 밤에 잠들기 어렵고, 피부에 열감이 있고 안면에 홍조가 있는 것이다. 열熱이 양사陽邪이고 진액津液을 손상시키므로, 입술과 입이 마르고 갈증이 나며 찬 음료 마시길 좋아하고, 태황이건苔黃而乾, 소변단황小便短黃한 것이다. 심心은 혈맥血脈을 주관하고 혀에 개규開竅하므로, 설홍舌紅하고 맥삭脈數한 것이다. 이는 화동어중火動於中, 열박혈맥熱迫血脈한 징후이다. 청열양음淸熱養陰, 량혈지혈凉血止血의 치법으로 치료한다.

---

09 심번(心煩): 마음이 좋지 못하고 조급하며 가슴이 답답한 것—역자주.

【처방】

생지生地 12g, 백작白芍 9g, 현삼玄參 15g, 맥문동麥門冬 12g, 지골피地骨皮 9g, 황금黃芩 9g, 황백黃柏 5g, 한련초旱蓮草 18g, 상기생桑寄生 12g, 아교阿膠 9g(녹여서) 천단川斷 9g.

물에 달여 매일 1제를 복용하고, 연속해서 3제를 복용한다.

처방 중 황금芩, 황백柏, 지골피地骨皮는 화열火熱의 사기邪를 청제淸除하여 안태安胎한다. 백작白芍, 증액탕增液湯은 생진生津, 화혈和血, 렴음斂陰한다. 아교阿膠, 한련초旱蓮草는 보신자음補腎滋陰, 렴혈지누斂血止漏한다. 천단川斷, 상기생桑寄生은 고신안태固腎安胎한다. 전체 처방은 청열양음淸熱養陰, 량혈지누涼血止漏, 보신안태補腎安胎의 작용이 있다. 처음 1제를 복용하고 출혈이 적어졌고, 2제를 복용하고 출혈이 그쳤으며, 3제를 복용하고 태아가 편안해하였다.[10]

임상례②

탕唐모 씨, 여성, 28세, 친저우欽州의 작은 읍내 거주민.

1972년 5월 6일 초진. 첫 아이를 임신한 지 5개월이 넘었는데, 때때로 가슴과 명치가 갑갑하였고, 애기噯氣가 자주 나왔으며, 혹은 소복小腹에 면면히 통증이 있었고, 식욕이 좋지 않았으며, 대소변은 정상이다. 맥현활脈弦滑하고, 태박백苔薄白하다.

이상의 맥脈과 증證에 따르면 이는 태기胎氣가 옹체하여 기기氣機의 승강升降이 정상적으로 이뤄지지 못하고 비脾가 승건升健하지 못해 발생한 병변이다. 순기안태順氣安胎를 치법으로 하고 자소음紫蘇飮을 본뜨고 가감하여 치료한다.

【처방】

자소紫蘇 9g, 당귀신歸身 6g, 백작白芍 9g, 지각枳殼 2g, 사인각砂仁殼 2g, 광진피廣陳皮 5g, 형개荊芥 2g, 감초甘草 3g.

위의 약을 연속해서 2제 복용하고 나서 기氣가 순조로워지고 태아胎는 편안해졌다.

---

10 여기서는 복통이 줄었다는 의미로 봐야 한다—역자주.

(3) 비신脾腎을 위주로 하고, 양간養肝을 겸한다

태전胎前의 질병은 비록 병인病因에 내상內傷, 외감外感의 구별이 있지만 총체적으로 말하면 대부분 임신 후에 생리적으로 발생한 특수한 변화로 말미암아 장부기혈음양臟腑氣血陰陽의 편성偏盛 혹은 편쇠偏衰를 일으켜 발생한 것이다. 따라서 치료는 대부분 장부기혈음양臟腑氣血陰陽을 조절하고 편성偏盛과 편쇠偏衰를 교정하는 것부터 시작하며, 그중 보신부비補腎扶脾를 위주로 한다. 신腎은 장정藏精하고 포胞에 연결되어 있으며, 선천先天의 뿌리가 되기 때문에 보신補腎하는 것이 실제로 고태固胎의 중심이 되는 것이다. 비脾는 운화運化를 주관하고 후천後天의 근본이므로, 부비扶脾하는 것으로 기혈氣血의 원천을 채울 수 있다. 뿌리가 견고하고 혈血이 충족되면 태胎는 저절로 안전해진다. 간肝은 장혈藏血하고 생발生發을 주관하며, 체음體陰이나 용양用陽하는 장臟으로 충맥衝脈과 연결되어 있다. 따라서 유간柔肝, 양간養肝의 치법 또한 자주 사용한다. 간肝이 평화롭고 목木이 흥성하며 생기生機가 왕성해지는 것은 태아의 생장발육에 있어서도 양호한 작용을 한다.

임상례③

둥董모 씨, 여성, 31세, 라이빈來賓현 거주민.

1975년 11월 1일 초진.

1970년에 결혼하였고, 이듬해에 달을 채워 한 명의 아이를 순산하였다. 1974년 11월과 1975년 5월 전후로 두 차례 유산하였고, 현재 임신한 지 2개월여이다. 머리가 어지럽고 안화眼花가 있으며, 허리와 무릎이 시큰거리고, 몸이 나른하고 입맛이 없으며, 대변이 굳고 소변은 정상이다. 두 차례의 유산으로 인한 두려움으로 진료받으러 오게 되었다. 진료해보니 체력이 약한 편이고, 맥침세활脈沈細滑하고, 설태박백舌苔薄白, 혀 모양이 마르고 작았으며, 설변에 치흔이 있고 설질은 담눈淡嫩하다.

이상의 맥脈과 증證에 따르면 이는 기허증氣虛證이다. 보신부비補腎扶脾, 양간養肝의 치법으로 치료하여 누탈漏脫을 예방한다.

【처방】

토사자菟絲子 9g, 천기자川杞子 9g, 복분자覆盆子 9g, 천두충川杜仲 9g, 당귀신當歸身 9g, 상기생桑寄生 12g, 하수오何首烏 15g, 자노당삼炙路黨蔘 15g, 회산약懷山藥 15g, 자북기炙北芪 12g, 자감초炙甘草 6g.

물에 달여 복용한다.

처방 중 삼자三子(토사자, 구기자, 복분자), 당귀신歸, 백작芍[11], 수오首烏는 자양간신滋養肝腎하고, 당삼參, 황기芪, 감초草, 회산약懷山은 부비익기扶脾益氣하고, 상기생寄生, 두충杜仲은 고신안태固腎安胎한다. 전체 처방이 온溫하되 조燥하지 않고 보補하되 니체膩하지 않으며, 음양陰陽을 조절하고 화합하며 기혈氣血을 기르는 작용이 있어 부정안태扶正安胎의 효과를 거둘 수 있다. 이후 본 처방에 가감하여 매달 3~5제를 복용하였고, 1976년 5월에 남아 한 명을 순산하였다.

(4) 표본標本을 함께 치료하고, 태루漏를 예방하고 안태安胎한다

"증세가 급하면 표를 치료하고 증세가 완만하면 본을 치료한다[急則治其標, 緩則治其本]"라는 이 말은 일반적인 치료원칙이다. 태전병胎前病의 치료 특징에 근거하여 모병母病의 치료도 필요하고 또 안태安胎해야 하므로 표본標本을 함께 치료하는 것이 더 좋다. 때문에 표본標本을 함께 치료해야 비로소 병사病邪의 전변傳變을 막고, 기혈음양氣血陰陽의 상호 협조를 촉진할 수 있으며, 이에 따라 모안태고母安胎固의 목적을 달성하게 된다. 만약 치본治本만 하고 치표治標를 하지 않는다면 사기邪가 남는 병폐가 있을까 우려된다. 단지 치표治標로 거사祛邪만 하고 본치本治를 하지 않으면 정기正氣를 상하여 태동胎動 혹은 태루胎漏의 우

11 본문의 백작약은 방해에는 나오지만 처방에는 보이지 않는다. 반슈원 선생의 다른 책을 봐도 같은 내용이 복제되어 있어 정확한 내용을 확인할 수 없었다. 반슈원 선생의 임상례를 참고하여 역자의 개인적인 판단을 내리자면, 만약 임신부가 임신 중 출혈이 있다고 하면 백작약을 쓰지 않는 것이 맞고, 임신 중 출혈 없이 태동이 있거나 일반적인 안태약일 경우에는 백작약을 가미하는 것이 맞다고 본다. 이는 이후에 나오는 〈의안(醫案)편〉의 태동불안(胎動不安), 태루(胎漏), 활태(滑胎) 등의 임상례 처방을 보면 확인할 수 있을 것이다. 일반적으로 백작약은 근육 수축을 억제하는 작용 때문에 태동과 같은 자궁의 수축을 진정하는 데 사용하지만, 자궁의 출혈일 때는 오히려 수축하여 지혈을 시켜야 하는데 백작약이 그 작용을 방해하기 때문에 쓰지 않는 것으로 추정한다—역자주.

환이 있게 된다.

임상례④

천陳모 씨, 여성, 35세, 구이린桂林시 사람.

1974년 10월 5일 초진.

임신한 지 4개월이 넘었다. 평소 식욕이 부진하고 몸에 힘이 없고 피곤하며, 최근 3일 동안 머리가 어지럽고 아프며, 코막힘, 맑은 콧물, 간혹 기침을 하고 소량의 묽고 흰 가래가 있으며, 대소변은 정상이다. 맥허부脈虛浮하고, 태박백苔薄白, 설담舌淡하고, 야윈 체형이며 안색이 창백하다.

몸이 야위고, 피로하며, 설담舌淡, 맥허脈虛한 것은 기혈부족氣血不足의 징후이다. 두훈통頭暈痛, 비색유체鼻塞流涕, 해수유담咳嗽有痰은 최근 외사外邪에 감수되어 경락의 기氣가 장애를 받고 폐기肺氣가 선발宣기능을 잃은 징후이다. 정허사실正虛邪實, 혈허외감血虛外感의 병변이다. 부정扶正으로 거사祛邪하며, 익기益氣, 양혈養血, 소해疏解의 치법으로 치료한다.

【처방】

당귀신歸身 9g, 당삼黨參 12g, 생황기生黃芪 15g, 초백출炒白朮 9g, 총백蔥白 9g, 자소엽紫蘇葉 9g, 광진피廣陳皮 5g, 길경桔梗 5g, 노생강老生薑 3편.

물에 달여 복용한다.

처방 중 당삼參, 황기芪, 당귀신歸, 백출朮은 익기보혈益氣補血하여 부정안태扶正安胎한다. 진피陳皮, 길경桔梗은 지해화담止咳化痰한다. 총백蔥白, 소엽蘇葉, 생강生薑은 소해疏解하여 거사祛邪한다. 표본標本을 함께 치료하였고, 2제 복용 후에 사기邪는 사라지고 태아는 편안해졌다.

(5) 곡육穀肉과 과채果菜 등 음식으로 양생에 힘쓰다

약물은 물론 질병 치료의 중요한 수단이긴 하지만, 만약 쓰임이 적당치 못하면 종종 불량한 결과를 일으킨다. 《소문素問·오상정대론五常政大論》에서 말하길 "큰 독으로 병을 치료하려면 열에 여섯 정도만 치료하고, 일상적인 독으로 병을 치료하려면 열에 일곱 정도만 치료하고, 적은 독으로 병을 치료하려면 열에 여덟 정도만 치료하고, 독이 없는 약으로 치료하려면 열에 아홉 정도만 치료한다. 곡식, 고기, 과일과 채소로 조리하여 병을 낫게 해야 한다[大毒治病, 十去其六, 常毒治病, 十去其七. 小毒治病, 十去其八, 無毒治病, 十去其九. 穀肉果菜, 食養盡之]"라고 하였다. 다시 말하면 약물로 질병을 치료할 때 약물 사용이 증證에 맞아야 할 뿐 아니라 약물의 양을 엄격하게 파악해 적당한 정도에서 그치게 함으로써 지나치게 용약用藥하여 정기正氣를 상하게 하지 않도록 한다는 것이다. 태전胎前의 병에서 중요한 것은 장부기혈음양臟腑氣血陰陽의 실조로 말미암아 발생한다는 것이다. 따라서 음식을 통해 몸조리해야 한다. 예를 들어, 오랜 기간 변비가 있는 일부 임신부는 고구마로 밥을 하거나 고구마로 반찬을 하여 대변을 통하게 할 수 있다. 또한 일부 임신부의 부종에는 옥수수수죽을 식사로 대신 하면 소변을 통리通利하고 부종을 가라앉히는 효능이 있다. 고구마는 감윤甘潤하고 옥수수는 감담甘淡한데, 단맛은 자음양혈滋陰養血로 부정扶正하고, 담윤淡潤하면 소리疏利하여 사邪를 제거할 수 있다. 사기邪가 제거되니 정기正가 상하지 않고, 정기正가 상하지 않으면 태胎가 견고해진다. 총괄하자면 곡식, 육류, 과일, 채소는 음식조양飮食調養의 기본물질인데, 질병의 정황에 따라 사정邪正의 성쇠盛衰를 연구하고 각종 음식요법을 잘 이용하여 장부기혈臟腑氣血의 충만과 음양조화를 촉진시킴으로써 모안태고母安胎固의 목적을 달성할 수 있다.

14 산후병 치료의 몇 가지 문제

산후질환은 일반적으로 부녀의 분만 후(타태, 소산을 포함) 1개월 이내에 발생한 병변을 가리킨다. 임신부가 달을 채워 분만하는 것은 '오이가 익으면 꼭지가 저절로 떨어진다[瓜熟蒂落]'와 같은 정상 생리과정이다. 다만 출산 시 출혈로 인해 원기元氣가 쇠약해지고 항병력抗病力이 약해져 쉽게 각종 질병이 발생한다. 그래서 산후의 간호는 충분한 주의가 요구되고, 산후질환에 대해선 제때의 발견과 치료가 필요하다.

다른 질병의 치료와 마찬가지로 산후병도 똑같이 병인病因에 근거할 필요가 있고, 병리病理와 사정소장邪正消長의 정황으로 치료원칙을 결정해야 한다. 산후에는 보통 허증虛과 어혈증瘀의 특성이 모두 있기 때문에 산후병의 치료는 반드시 보혈補血과 화어化瘀, 유양柔養과 식풍熄風, 통리通利와 고삽固澁, 온약溫藥과 량약涼藥 등의 치료원칙을 정확하게 파악하고 운용해야 한다. 이에 따라 4개 방면으로 나눠 일부 얕은 견해를 하단에 기재하였다.

(1) 보혈補血과 화어化瘀

산후병의 치료에 대해 선현들은 주허주어主虛主瘀의 학설을 폈다. 예를 들어 주단계朱丹溪는 "산후에 허하지 않을 수 없기에 기혈을 크게 보하는 것이 우선이 된다. 다른 병증이 있더라도 나중에 치료한다[産後無不虛, 當大補氣血爲先, 雖有他證, 以末治之]"라고 하였다. 그러나 장자화張子和는 "산후에는 모두 허증으로 보고 치료해서는 안 된다[産後慎不可作諸虛不足治]"라고 하였다. 주단계朱丹溪, 장자화張子和 두 의가가 제시한 논설은 모두 이유가 있으나 완벽하게 만족스럽진 못하다. 산후에는 기혈氣血이 대부분 부족하기 때문에 마땅히 보허補虛를 위주로 해야 한다. 그러나 산후에는 또한 어혈瘀血이 포맥胞脈을 막는 경우가 많아 활혈통락活血通絡하여 화어化瘀해야 하므로, 둘 중에 어느 한쪽도 소홀히 할 수 없다. 산후복통産後腹痛을 예로 들자면, 비록 혈허血虛와 혈어血瘀로 나누지만, 둘의 치료에서 양혈부정養血扶正도 필요하고 활혈거어活血祛瘀도 필요하다. 어혈이 제거되면 정기正氣가 안정되므로 생화탕生化湯을 상용처방으로 한다. 이 처방은 생혈生血할 수도 있고, 거어祛瘀할 수도 있다. 혈허복통血虛腹痛은 인삼參, 황기芪, 향부香附, 소회향小茴香 등을 고려하여 가미한다. 혈어血瘀로 복통이 있으면 원호元胡, 홍화紅花, 익모초益母草 등을 가미한다. 또한 혈허血虛와 혈어血瘀의 차이에 근거하여 치료면에서도 보중유화補中有化, 화중유보化中有補로 나눠야 한다.

임상례①

천陳모, 여성, 32세, 난닝南寧시 모 판매점 점원.

환자의 말에 의하면 월경이 멎은 지 2개월 가까이 되었는데, 갑자기 소복少腹·소복小腹에 극심한 통증이 발생하였고, 음도陰道에서 출혈이 있었다. 모 의원에서는 "자궁외 임신"으로 진단하였고, "궁외잉탕宮外孕湯"에 가미하여 치료하였다. 치료 후 소복少腹·소복小腹의 통증은 줄었고, 음도陰道의 출혈이 멎었다. 그러나 임신검사에서는 여러 차례 양성으로 나타나 이에 수술을 하였다. 수술 후에 일반적인 정황은 좋았으나, 다만 수술부위에 섬통閃痛 혹은 자통刺痛이 불시에 발생하였고, 밤이 되면 더 심해지며, 피곤하고 입맛이 없고 소화가 안 되며 맥침세삽脈沈細澁하고, 설담대자舌淡帶紫하였다. 허증虛證에 실증實證이 끼어 있는 증후에 속하므로, 부정扶正과 거어祛瘀를 병용한다.

【처방】

당귀신歸身 18g, 천궁川芎 6g, 포강炮薑 2g, 도인桃仁 5g, 익모초益母草 9g, 소목蘇木 9g, 현호색玄胡索 9g, 북황기北芪 18g, 산사山楂 9g.

물에 달여 매일 1제를 복용한다.

위 처방을 20제 연속으로 복용하고 어혈瘀血이 제거되고 정기正氣를 회복하였고, 신체가 건강해졌다.

(2) 유양柔養과 식풍熄風

산후에는 음혈陰血이 급속도로 부족해지고 양기陽氣가 부산浮散하므로, 병변이 망혈상진亡血傷津하면서 어혈내조瘀血內阻하여 대부분 허실협잡虛實夾雜이 나타난다. 《금궤요략金匱要略》에서 "경痙", "울모鬱冒", "대변난大便難" 등을 신산삼병新産三病이라고 하였는데, 후대에서 신병神病, 근병筋病, 액병液病으로 간단히 요약하였고, 그 실제는 망혈상진亡血傷津하여 근맥筋脈이 영양을 잃고 허풍虛風이 내동內動한 것이다. 그래서 산후병의 치료는 유양柔養하고 식풍熄風하는 약재를 자주 사용하여야 한다. 다만 유양柔養하는 약재는 대부분 양기陽氣를 막고 어체瘀滯가 되고, 식풍熄風하는 약재는 쉽게 건조하게 만들고 양기陽氣를 상하게 하므로, 사용 시에는 반드시 양혈養血로 어체瘀滯할 염려가 없게 하고, 식풍熄風으로 건조하지 않게 주의해야 한다.

임상례②

황黃모, 여성, 36세, 바이써百色현 모 공사의 사원.

남편이 대신 이야기하였다. 원래 타고난 체질이 약하였는데, 분만하고 3일째부터 피로하고 말수가 적어지거나 말을 하지 않았고, 손가락이 불시에 떨리며, 식사량이 줄고, 3일간 대변을 보지 못했고, 소변도 줄었다. 진찰할 때 형체가 마르고 허약하였고, 안색이 핏기 없이 누렇고, 피부에 윤기가 없고, 손가락이 때때로 떨렸으며, 질문을 하면 답하지 않을 때도 있었다. 설담舌淡하고, 맥허세脈虛細하였다. 출산으로 혈허血虛하여 근맥筋脈이 영양을 받지 못하고, 정신은 멍하여 활발하지 못하고, 허풍虛風이 내동內動한 증후이다. 양혈養血, 식풍熄風, 안신安神의 치료법으로 치료하였다.

【처방】

당귀신歸身 18g, 백작白芍 9g, 맥문동麥門冬 12g, 육종용肉蓯蓉 15g, 자구판炙龜板 24g, 구등鉤藤 9g, 석창포石菖蒲 5g, 익모초益母草 9g.

물에 달여 매일 1제를 복용한다.

위 처방을 연속해서 3제를 복용하고, 대변을 보았고, 손가락 떨림의 횟수가 줄었다. 약이 증상에 맞으니 두 번째 진료에서는 원 처방에서 육종용肉蓯蓉을 빼고 연속으로 3제를 복용시켰고, 그 후 손가락은 떨리지 않았고 정신이 맑아졌다. 이후 인삼양영탕人參養榮湯을 가감하여 예후를 좋게 하였다.

(3) 통리通利와 고삽固澁

산후의 병변은 허실협잡虛實夾雜에 기초하는데, 종종 누탈漏脫과 폐색閉塞이 함께 보인다. 예를 들어 산후에 신양腎陽이 부족하면 소변불통小便不通, 소변빈삭小便頻數 혹은 소변실금小便失禁을 일으킬 수 있는데, 치료는 신기환腎氣丸을 써서 온신부양溫腎扶陽한다. 다만 전자는 양허陽虛로 화수化水할 수 없어서 수기水氣가 운행되지 않은 것이 원인이다. 온신조양溫腎助陽하는 것 외에도 저령豬苓, 통초通草와 같은 통리通利약물로 보조해야 한다. 후자는 양허불고陽虛不固하여 폐장閉藏하지 못하기 때문이다. 상표초桑螵蛸, 복분자覆盆子, 파고지破故紙 등으로 명문지화命門之火를 보충하여 온신고삽溫腎固澁하는 효능을 증가시켜야 한다. 또한 어혈瘀血로 인해 오로불하惡露不下 혹은 오로부절惡露不絕이 발생한다면 활혈거어活血祛瘀의 치법으로 치료해야 한다. 다만 전자는 통리利하는 가운데 고삽澁하여[化中有止], 너무 격렬하게 통리通利되는 것을 방지하고 어혈瘀血은 제거하되 정기正氣는 상하지 않게 한다. 후자는 고삽澁하는 가운데 통리利하여[止中有化], 지나치게 막히는 것을 방지하고 출혈은 멈추되 어혈瘀血이 남지 않도록 한다.

임상례③

쩡曾모, 여성, 28세, 난닝南寧시 모 공장 근로자.

스스로 말하길 유산한 지 한 달쯤 되었는데 음도陰道에서 출혈이 멎지 않는다. 양은 많지 않았고 색은 자암紫暗하며 간혹 작은 덩어리가 있다. 소복少腹·소복小腹에 창통脹痛이 있고, 허리와 무릎이 시큰거렸다. 일찍이 고삽지혈固澁止血하는 처방을 사용하였는데(약품은 알 수 없음), 치료효과가 뚜렷하지 않았다. 맥상脈象은 세삽細澁하고, 설남舌淡하며, 의기소침한 상태였다. 기혈양허氣血兩虛한데 어혈瘀血이 제거되지 않고 신혈新血이 경맥經脈으로 돌아오지 못해 발생한 병이다. 간신肝腎을 자양滋養하고, 충임衝任을 고섭固攝하는 치료를 위주로 하고, 거어祛瘀하는 치료로 보좌하여 표본標本을 함께 치료한다.

【처방】

토사자菟絲子 9g, 당귀신歸身 9g, 백작白芍 9g, 복분자覆盆子 9g, 해아삼孩兒參

15g, 회산약懷山藥 15g, 천기자川杞子 9g, 천초근茜草根 9g, 택란澤蘭 9g, 익모초益母草 15g, 계혈등鷄血藤 15g, 홍조紅棗 5매.

물에 달여 매일 1제를 복용한다.

위의 처방을 연속해서 3제를 복용하고, 음도陰道의 출혈이 바로 멎었다. 다시 이공산異功散을 가감하여 비위脾胃를 조리함으로써 기혈氣血의 생성을 촉진시켜 예후를 좋게 하였다.

(4) 온약溫藥과 량약涼藥

산후의 병은 원래 허실虛實과 한열寒熱의 구분이 있다. 다만 "임신 중에는 찬 약을 쓰고, 출산 후에는 따뜻한 약을 쓴다[胎前宜涼, 産後宜溫]"라는 의론의 영향을 받아 보통 방서方書에 나오는 산후병의 치료는 대부분 온조溫燥한 용약用藥에 치우쳐 있다. 다만 출산 후 기혈氣血이 소모된 걸로만 말하자면 이는 나무랄 데가 없다. 그러나 증證에는 허실한열虛實寒熱의 차이가 있고 용약用藥에는 보補, 사瀉, 온溫, 청清의 구별이 있으므로, 산후병 용약用藥의 한량온열寒涼溫熱에 대해서는 질병의 구체적 정황에 따라 결정해야 한다. 일반적으로 말하자면 한증寒證은 온법溫法보다 감온甘溫이 더 적절하고 열증熱證은 한법寒法보다는 감량甘涼이 더 좋다. 대개 감미甘味는 영혈營血을 길러 생혈生血할 수 있어 기혈氣血의 재생에 유리하다.

임상례④

류劉모, 여성, 35세, 난닝南寧시 모 초등학교 교사.

스스로 말하길 분만 후 이틀째인데 발열오한發熱惡寒, 두신동통頭身疼痛, 요산배초腰酸背楚하고, 구건口乾이 있으나 물을 마시고 싶지 않고, 땀은 나지 않는다고 한다. 태백苔白, 설담舌淡하고, 맥부脈浮하다. 출산 초기로 혈허血虛한데 외감外感한 증에 속한다. 양혈거풍養血祛風을 치료법으로 한다.

【처방】

당귀當歸 9g, 천궁川芎 5g, 백작白芍 9g, 생지生地 12g, 형개荊芥 6g, 방풍防風 9g, 소엽蘇葉 9g, 진교秦艽 6g, 감초甘草 3g.

물에 달여 매일 1제를 복용한다.

위 처방을 2제 복용 후 증상이 해소되지 않고 도리어 갈증으로 물이 당기고, 맥부脈浮한데 약간 삭맥數脈이 있고, 태박백황苔薄白黃, 설질담홍舌質淡紅하였다. 이는 온약溫藥을 과하게 사용하여 사기邪氣가 안으로 들어가려는 것이다. 양혈신량고감법養血辛涼苦甘法으로 바꿔 치료하였다.

【처방】

당귀신歸身 9g, 단삼丹參 9g, 백작白芍 9g, 생지生地 12g, 은화銀花 9g, 연교連翹 9g, 황금黃芩 6g, 상지桑枝 18g, 어성초蕺菜(즙채) 9g(따로 달여 후하), 감초甘草 5g

물에 달여 매일 1제를 복용한다.

위의 처방을 연속해서 3제를 복용하고 모든 증상이 소실되었다. 이후에 인삼양영탕人參養榮湯을 사용하여 예후를 좋게 하였다.

결론적으로 "병을 치료하려면 반드시 그 근본을 찾아야 한다[治病必求其本]", 산후병의 치료에서는 "산후라는 상황에 구애받지 말아야 하고, 또한 산후라는 상황을 잊어서는 안 된다[勿拘於産後, 亦勿忘於産後]", 부족한 것은 보한다[虛者補之], 실한 것은 덜어낸다[實者瀉之], 한증은 따뜻하게 해야 한다[寒者當溫], 열증은 시원하게 해야 한다[熱者宜淸] 등의 이론을 기본으로 하되, 산후에는 기혈氣血이 대부분 부족하다는 측면을 고려하고 또한 어혈瘀血이 잔류한다는 측면에도 주의할 필요가 있다. 병사病邪의 성쇠진퇴盛衰進退에 근거하여, 변증을 상세히 하고 약을 쓰면 비로소 부정거사扶正祛邪라는 목적을 이룰 수 있다.

15 《금궤요략金匱要略》의 부인과 세 편에 대해 논함

《금궤요략金匱要略》은 한대漢代 장중경張仲景이 "이전에 사람들이 죽어간 것이 한스럽고 횡사와 요절을 구하지 못한 것이 애달파, 옛 기록을 부지런히 찾아보고 여러 처방을 널리 채집하였다[感往昔之淪喪, 傷橫夭之莫救, 乃勤求苦訓, 博采眾方]"를 토대로 장기간의 임상실천에 근거하여 저술한 《상한잡병론傷寒雜病論》 가운데 잡병雜病 부분이다. 이理가 있고, 또한 법法이 있으며, 처방의 선택이 매끄럽고 용약用藥이 광범위하고 다채로워 현재까지도 변함없이 임상의 변증논치辨證論治에서 매우 중요한 지도적 의의가 있다. 이제 그중 부인과 3편을 개인적인 체회體會와 결합하여 논술해보겠다.

(1) 내용이 정곡을 찌르고 간결하나, 정밀하고 신중하다

소위 부인과 세 편은 《부인임신병맥증병치婦人妊娠病脈證並治》, 《부인산후병맥증병치婦人産後病脈證並治》, 《부인잡병맥증병치婦人雜病脈證並治》이다. 이 세 편의 원문은 모두 43절밖에 없지만 부녀의 경經, 대帶, 태胎, 산産의 상견 질병을 논술할 뿐 아니라 장조臟躁, 매핵기梅核氣 등과 같은 부녀의 정서와 관련된 질병까지 언급하였다.

임신부의 병은 모체의 건강에 영향을 주기도 하고, 또한 태원胎元의 정상발육을 방해하여 심하면 타태墮胎, 요절夭折하기도 한다. 그래서 장중경 선생은 《부인임신병맥증병치婦人妊娠病脈證並治》에서 임신의 진단, 임신과 징병癥病의 감별에 대한 논술 외에도 임신구토, 임신복통, 임신하혈, 임신소변난, 수기水氣 등의 질병에 대해 병인病因, 병기病機와 변증辨證, 방약方藥 등의 방면까지 논술하였고, 그중 특별히 임신복통妊娠腹痛과 임신하혈妊娠下血의 설명에 중점을 두었다. 복통과 하혈은 서로 간에 영향을 줄 수 있고, 또한 대부분 동시에 나타나서 가장 직접적으로 태원胎元의 발육에 영향을 줄 수 있고, 심하면 타태墮胎를 일으킬 수 있기 때문이다. 따라서 임신복통의 병기病機에 대해 원문에서는 양허음성陽虛陰盛, 충임허한衝任虛寒, 간비불화肝脾不和 등으로 귀납하였고, 이에 따라 치료는 온경산한溫經散寒하는 부자탕附子湯, 온양충임溫養衝任하는 교애탕

膠艾湯, 조양간비調養肝脾하는 당귀작약산當歸芍藥散 등으로 나누었다. 부인의 하혈下血은 원인이 다양한데, 임신부에게 있어서는 "반산半産", "포조胞阻", "징고해癥痼害" 등이 원인이 된다. 치료는 병정病情에 중점을 두는데, 무릇 어혈瘀血이 포맥胞脈에 정체되어 누하漏下가 그치지 않게 된 것은 실實과 어瘀에 해당하는 증證이고, 계지복령환桂枝茯苓丸 등을 사용하여 활혈화어活血化瘀해야 한다. 어혈瘀血이 제거되면 신혈新血이 자연스레 귀경歸經하여 누하漏下가 저절로 그치게 된다. 무릇 양허궁한陽虛宮寒하고 충임휴허衝任虧虛하여 섭혈攝血하지 못하는 것은 교애탕膠艾湯으로 온양충임溫養衝任, 고신지루固腎止漏해야 한다. 특히 언급할 가치가 있는 것은 본편本篇에 있는 "일어나지 않은 병을 치료하다[治未病]"라는 사상을 똑같이 관철하여 양태養胎, 안태安胎의 치법에 주목한 것이다. 만약 임신부가 본래 체질이 혈허血虛한데 습열濕熱이 안에 쌓인 경우라면 건비양혈健脾養血, 청열화습淸熱化濕의 치법으로 치료하고, 처방은 당귀산當歸散을 쓴다. 비기脾氣가 허약하고 운화運化를 제대로 하지 못하여 한습寒濕이 머물러 불화不化한 경우는 백출산白朮散으로 치료하고, 그리하여 온중건비溫中健脾, 제습안태除濕安胎의 목표에 도달한다. 만약 임신부가 본래 체력이 약하거나 혹은 과거에 타태墮胎, 소산小産한 경우라면 품부稟賦의 성쇠영휴盛衰盈虧에 따라 미리 양태養胎, 안태安胎의 치법을 적당히 채택하는 것 또한 상책이 된다. 결론적으로 말하면, "임신 중의 모든 병은 안태를 위주로 한다[妊娠百病, 以安胎爲主]"이다. 치병治病하여 안태安胎하기도 하고, 안태安胎하여 치병治病하기도 하므로, 둘은 서로 영향을 준다.

출산한 지 얼마 되지 않은 산모는 기혈氣血이 소모되어 원기元氣가 허약하다. 다른 일면으로는 이경지혈離經之血이 포맥胞脈에 머무른다. 기혈氣血의 소모로 항병력抗病力이 약해져 매우 쉽게 외사적풍外邪賊風이 허약함을 타고 침범한다. 그래서 〈부인산후병맥증병치婦人産後病脈證並治〉에서는 신산부新産婦에게 허虛와 어瘀가 함께 나타나고 한열寒熱이 섞여 있는 특수한 정황에 초점을 맞추었고, 출산 초기의 "병경病痙, 병울모病鬱冒, 대변난大便難" 등 진혈津血이 소모되어 나타나는 삼대병三大病 외에도 허어협잡虛瘀夾雜의 산후복통과 산후 항병력抗病力이 약해져 쉽게 외사外邪에 감염되어 발생하는 중풍中風, 하리下利, 번란구역煩亂

嘔逆 등 산후의 겸증兼證에 대해 서술하였다. 본편本篇에서는 변증논치辨證論治의 지도사상을 충분히 구현하였다. 예를 들어 산후복통産後腹痛의 경우 허실虛實의 차이가 있으나 대체로 혈허내한血虛內寒으로 근맥筋脈이 온양溫養을 잃어 복통을 유발하는 것이며, 당귀생강양육탕當歸生薑羊肉湯을 사용하여 양혈산한養血散寒, 부정거사扶正祛邪해야 한다. 기혈氣血이 울체되어 경맥經脈이 매끄럽지 못하여 발생한 복통은 지실작약산枳實芍藥散으로 기기氣機를 조리하고 혈맥血脈을 선통宣通해야 한다. 어혈瘀血이 내정內停하여 통증이 극심하면 하어혈탕下瘀血湯으로 활혈화어活血化瘀, 통경활락通經活絡해야 한다. 심지어 "아랫배가 단단하고 아프다면 이는 오로가 다 배출되지 않은 것이니, 대변이 통하지 않고 번조와 함께 열이 나며 ……[少腹硬痛, 此惡露不盡；不大便, 煩躁發熱……]"와 같이 어혈瘀血이 내부를 막고 양명부실陽明腑實을 겸한 병이라면 비록 출산한 후라도 변함없이 고한하탈苦寒下奪의 대승기탕大承氣湯으로 치료한다. 결론적으로 본편은 산후의 허虛하고 어瘀가 있는 특징에 집중하여 "산후에 구애받아서는 안 되고, 산후라는 상태를 잊어서도 안 된다[勿拘産後, 勿忘産後]"라는 원칙에 따라 병이 있으면 약을 써야 한다. 비록 "산후에 하리로 허함이 매우 심해지면[産後下利虛極]"에는 여전히 백두옹탕白頭翁湯의 고한苦寒으로 청열조습淸熱燥濕하지만 산후에는 또한 음혈陰血이 부족한 상황임을 고려하여 완중보허緩中補虛하는 감초甘草와 양혈보혈養血補血하는 아교阿膠를 사용하여,[12] 부정거사扶正祛邪와 표본병치標本並治로 그 효과를 기대할 수 있다.

〈부인잡병맥증병치婦人雜病脈證並治〉는 세 편篇 가운데 가장 광범위하게 논술한 한 편篇이다. 이른바 "부인잡병婦人雜病"은 앞서 언급한 임신병, 산후병 이외의 부인병을 가리켜 말한 것이다. 본편에서는 경수불리經水不利, 대하帶下, 누하漏下, 복통, 열입혈실熱入血室, 매핵기, 장조臟躁와 전음前陰 질환 등 십여 종의 질병을 서술하였다. 경행복통經行腹痛은 허실虛實의 구분이 있다. 대체로 어혈瘀血이 내부를 막고 풍사風邪가 끼인 것은 홍란화주紅蘭花酒로 활혈지통活血止痛하여 치료하는데, 풍사風가 있으나 치풍治風하지 않은 것은 실제로 혈행血行하면 풍風

12 《금궤요략》의 백두옹가감초아교탕방이다—역자주.

은 자연스레 소멸된다는 의미를 취한 것이다. 혈행血行이 원활하지 않은데 수습水濕이 있으면 기혈氣血을 조절하면서 수습水濕을 제거해야 하므로, 당귀작약산當歸芍藥散으로 치료해야 한다. 중기中氣가 허한虛寒하여 온양溫養하지 못하면 소건중탕小建中湯으로 치료하여 온양중장溫養中臟, 보허화리補虛和裏해야 한다. 어혈瘀血이 내부를 막으면 월경부조月經不調를 유발하고 심하면 무월경이 되는데, 전자前者는 토과근산土瓜根散으로 활혈화어活血化瘀해야 하고, 후자後者는 저당탕抵當湯으로 축어통경逐瘀通經해야 한다. 수水와 혈血이 혈실血室에서 서로 결합하여 월경月經을 하지 않고 소변이 불리하면 대황감수탕大黃甘遂湯으로 파결축수破結逐水해야 한다. 충임衝任이 허한虛寒하고 어혈瘀血이 내부를 막아 혈血이 귀경歸經하지 못하고 누하漏下가 그치지 않으면 온경탕溫經湯을 사용하고 온경산한溫經散寒, 보허화어補虛化瘀를 치법으로 한다. 누하漏下가 흑색이면 허한虛寒에 해당하므로, 교강탕膠薑湯을 써서 온양지혈溫養止血한다. 대하병帶下病은 습열濕熱과 한습寒濕의 구분이 있는데, 전자前者는 반석환礬石丸을 쓰고 후자後者는 사상자산蛇床子散을 써야 한다. 대하帶下는 비록 한열寒熱의 차이는 있지만 실제로 모두 치습治濕에 착안하며, 대개 습濕이 제거되면 대하帶는 저절로 그치게 된다. 장조臟躁, 음취陰吹, 매핵기梅核氣 등의 병변은 대부분 정지화화情志化火, 모상음혈耗傷陰血 등과 관련이 있고, 치료는 마땅히 자양윤조滋養潤燥 혹은 이기화담理氣化痰의 치법으로 해야 한다. 총괄하여 말하면, 본편은 비록 태胎, 산産 이외의 질병에 대해 언급하였으나 실제로 일부의 질병은 태산胎産으로부터 유래한 것으로, 예를 들어 전포轉胞, 누하漏下와 같은 것이다. 마찬가지로 잡병雜病을 오래 치료하였으나 낫지 않으면 이 또한 태산胎産의 질병을 일으키게 된다. 따라서 세 편의 내용은 각기 편중된 부분은 있지만 여전히 밀접한 관계에 놓여 있다.

이상에서 봤을 때 《금궤요략金匱要略》의 부인과 세 편은 부녀의 경經, 대帶, 태胎, 산産 질병의 변증논치辨證論治에 대해 요점을 파악하여 합당한 논술을 만들어냈고, 이理, 법法, 방方, 약藥을 체계적으로 밝혔다고 볼 수 있다. 어떤 부분은 중요하게 여기고, 어떤 부분은 일반화하였다. 그래서 정밀하고 신중하게 요점을 파악하여 간결하지만 단순하진 않다고 말한 것이다.

(2) **중요한 사항을 파악하고, 의심되는 부분을 명확하게 하였다**

《금궤金匱》의 부인과 3편의 원문은 다른 편과 마찬가지로 종종 위아래로 연관되어 한 부분이 상세하면 다른 부분이 간략하거나 한 부분이 간략하면 다른 부분이 상세하고, 비슷하면서 다르고 다르면서 비슷한 점이 있다. 예를 들면 〈부인임신병맥증병치婦人妊娠病脈證並治〉의 제2절에 "부인이 본래 징병이 있는데, 월경이 끊긴 지 석 달이 안 되어 출혈이 그치지 않고 배꼽 주위에서 태동이 느껴지는 것은 징고에 의한 것이다. 임신한 지 여섯 달이 되어야 태동이 있는데, 임신 전 석 달 동안 경수가 순조로웠다면 태이다. 하혈이 있는 것은 경수가 끊긴 후 어혈이 나오는 것이다. 따라서 하혈이 그치지 않는 것은 그 징이 없어지지 않았기 때문이니 마땅히 그 징을 없애야 하며, 계지복령환으로 다스린다[婦人宿有癥病, 經斷未及三月, 而得漏下不止, 胎動在臍上者, 爲癥痼害. 妊娠六月動者, 前三月經水利時, 胎也. 下血者, 後斷三月衃也. 所以血不止者, 其癥不去故也, 當下其癥, 桂枝茯苓丸主之]"라고 하였는데, 이 1절의 원문에서 "배꼽 주위에서 태동이 느껴지는 것은 징고에 의한 것이다[胎動在臍上者, 爲癥痼害]"라는 문장 때문에 역대 주석가들은 다양한 견해를 내놓았다. 하나는 원래 징병癥病이 있는데 다시 임신을 해서 징癥과 태胎가 같이 보이는 증證이라는 견해였고, 다른 하나는 대체로 징癥과 태胎의 감별에 대한 것이지 징癥, 태胎가 같이 보이는 것이 아니라고 보았다. 물론 부녀의 임신태루妊娠胎漏 혹은 잡병雜病으로 포궁胞宮에 어혈瘀血이 정체되고 혈血이 귀경歸經하지 못하면 누하출혈漏下出血의 병변이 될 수 있다. 그러나 원문을 자세하게 읽으면 두 번째 말한 내용이 적절한데, 왜냐하면 원문에 나와 있는 "월경이 끊긴 지 석 달이 안 되어 출혈이 그치지 않고 배꼽 주위에서 태동이 느껴지는 것은 징고에 의한 것이다[經斷未及三月, 而得漏下不止, 胎動在臍上, 爲癥痼害]"라고 말한 동시에, 바로 이어서 "임신한 지 여섯 달이 되어야 태동이 있는데, 임신 전 석 달 동안 경수가 순조로웠다면 태이다[妊娠六月動者, 前三月經水利時, 胎也]"도 언급했기 때문이다. 여기에 "누하부지漏下不止"는 둘 다 가능성이 있고 서로 비슷하다. 그러나 "월경이 끊긴지 석 달이 안 되어[經斷未及三月]", "태동이 배꼽 주변에 있다[胎動在臍上]"와 "임신한 지 여섯 달이 되어야 태동이 있다[妊娠六月而動者]"라는 것이 바로 변별할 수 있는 키포인트가 된다. 임상에서는 설사 징癥과 태胎가 함께 보인다 하더라도 임신 3개월이 되지 않았으면 태동을 느낄 수가 없으며 또한 배꼽 위에서 느껴지지도 않는다. 임신 6개월은 되어야 태동이 정상적인 생리현상으로 나타나게 된다. 또한 산후복통은 혈허血虛, 한응寒凝, 기체氣滯, 혈어血瘀 등으로 인하는데 어혈은 양명부실陽明腑實과 같지 않으니 변별하는 것이 관건이다. 당귀생강양육탕當歸生薑羊肉湯의 증상은 "복중통腹中痛"이고, 지실작약산枳實芍藥散의 증상은 "번만하여 잘 눕지 못하는 것[煩滿不得臥]"이다. 하어혈탕下瘀血湯의 증상은 지실작약산枳實芍藥散을 쓴 이후에 "만약 낫지 않으면 이는 배 속에 건혈이 배꼽 아래에 붙어 있는 것이다[假令不愈者, 此爲腹中有乾血着臍下]"이다. 대승기탕증大承氣湯證은 "산후 7~8일에 태양증은 없고 아랫배가 단단하고 아프다면 이는 오로가 다 배출되지 않은 것이니, 대변이 통하지 않고 번조와 함께 열이 나며 맥이 약간 실하고 해 질 무렵에 번조가 있으면 열이 두 배로 나며, 잘 먹지 못하고 먹으면 섬어를 하며 밤이 되면 낫는다[産後七八日, 無太陽證, 少腹堅痛, 此惡露不盡, 不大便, 煩躁發熱, 切脈微實, 再倍發熱, 日晡時煩躁者, 不食, 食則譫語, 至夜卽愈]"이다. 〈부인잡병맥증병치婦人雜病脈證並治〉에서 논술한 경수불리經水不利에 관한 3개의 구절이 있는데 모두 어혈로 인해 발생한다고 하였다. 다만 치료면에서 활혈소어活血消瘀, 축어행수逐瘀行水, 축어하혈逐瘀下血로 나누고, 이것이 핵심이 된다. 토과근산土瓜根散의 증證은 "월경을 한 달에 두 번 하는 것[經一月再見者]"인데, 월경을 하지만 매끄럽지 않고, 매끄럽지 않으므로 반드시 머무르게 되고, 머무르게 되면 어혈을 만들게 된다. 따라서 통행通行이 아닌 어혈을 제거하는 데 중점을 두면 어적瘀積이 사라지면서 월경이 저절로 고르게 되는 것이다. 대황감수탕大黃甘遂湯의 증證은 "출산을 한 후라면 이는 수와 혈이 함께 혈실에 얽혀 있는 것이다[生後者, 水與血俱結在血室也]"인데, 이는 수水와 어瘀가 함께 맺힌 증證이다. 따라서 축어逐瘀뿐만 아니라 행수行水도 해야 한다. 저당탕抵當湯의 증證은 "경수가 막혀 통하지 않는 것[經水不利下]"에 주안점을 둔다. 따라서 축어통결逐瘀通結의 치법으로 치료한다. 이상 3가지 처방은 모두 활혈소어活血消瘀의 효능이 있고, 그 차이는 토과근산土瓜根散은 화和하기 도하고 통通하기도 하여 세 처방 중 비교적 화평한 약이다. 대황감수탕大黃甘遂湯은 파어축수破瘀逐水할 뿐 아니라 자음보혈滋陰補血할 수도 있어 공보攻補를 겸한 약이다. 저당탕抵當湯은 전적으로 공축攻逐하는 약이어서 세 처방 중 준파峻破하는 약이다.

《금궤金匱》를 학습할 때는 애매한 것을 분명히 하여 숙달하는 것이 관건이며 또한 "약에 따라 증을 추측[從藥測證]"함에 주의해야 비로소 각 증證의 차이를 구별할 수 있다. 예를 들어 반석환礬石丸과 사상자산蛇床子散은 모두 대하병帶下病을 치료하는 외용제인데, 그 주치와 관련된 원문은 매우 간단하여 그중에서 대하가 한증인지 열증인지 이해하기 매우 어렵다. 다만 약물의 효능에 분석을 더하여 반석礬石은 산한酸寒하고 조습살충해독燥濕殺蟲解毒하므로 습열대하濕熱帶下에 적용한다고 볼 수 있고, 사상자蛇床子는 미신고온味辛苦溫하고 조습살충燥濕殺蟲하므로 한습대하寒濕帶下에 적용한다고 볼 수 있다.

(3) 치료법을 세우고 처방을 선택하되, 혈血이 근본임을 잊어서는 안 된다

《금궤金匱》의 부인과 3편의 용약은 매우 광범위하다. 약물뿐 아니라 침구도 있고, 내치內治의 제형劑型에는 탕湯, 환丸, 산散, 주酒가 있고, 외치外治에는 훈熏, 좌坐, 세洗, 부敷가 있다. 8법 중 토법吐法을 제외하고 나머지는 모두 겸하고 있다고 말할 수 있다. 질병에 비록 한, 열, 허, 실의 차이가 있지만 부녀의 질병을 치료할 때는 처음부터 끝까지 부녀는 혈을 위주로 하고 혈을 쓰임으로 삼으며 기氣는 유여하고 혈血은 부족한 특수한 상황이 있음을 분명히 해야 한다. 또한 견방용약遣方用藥할 때 혈血이 종宗이 됨을 잊어서는 안 된다. 혈허血虛로 부족하면 당연히 온양溫養하는 치법으로 치료한다. 혈실血實하면 활혈화어活血化瘀하는 가운데 계속하여 기혈氣血의 영휴盈虧도 고려해야 한다. 예를 들어 산후복통은 허虛, 실實, 한寒의 3가지 유형이 있다. 혈허血虛하고 한寒하면 당귀생강양육탕當歸生薑羊肉湯으로 온경산한溫經散寒, 양혈지통養血止痛한다. 만약 기혈氣血이 울체되었거나 어혈瘀血이 정체되었다면, 전자는 지실작약산枳實芍藥散으로 기기氣機를 조리하여 기혈氣血을 선통宣通하고, 후자는 하어혈탕下瘀血湯으로 윤조활혈潤燥活血, 화어파결化瘀破結한다. 다만 공벌攻伐하는 약재는 항상 정기正氣를 손상할 우려가 있다. 따라서 지실작약산枳實芍藥散은 맥죽麥粥(보리죽, 소맥

죽)을 함께 섭취하여 위기胃氣를 조화시키고 하어혈탕下瘀血湯은 꿀로 환을 만들어 데운 술로 넘긴다. 실제로 환은 완만하게 하고 술이 약을 끌고 입혈入血하는 의의를 취하여 공벌攻伐이 지나치게 되는 것을 방지한 것이다. 또한 산후열리産後熱利인 경우 백두옹탕白頭翁湯으로 청열조습清熱燥濕하는데 여기에 자음양혈滋陰養血, 감완화중甘緩和中하는 아교阿膠, 감초甘草를 써서 거사祛邪하되 상정傷正하지 않도록 할 수 있다. 임신 중 소변을 보기 어려운 경우에는 당귀패모고삼환當歸貝母苦參丸을 써서 해울양혈解鬱養血, 청열이수清熱利水한다. 누하출혈漏下出血에 온경탕溫經湯을 사용하여 온경산한溫經散寒, 보허화어補虛化瘀하는 것은 거사祛邪로 병을 치료할 뿐 아니라 정기正氣를 부양하는 뜻도 담겨 있다. 총괄하자면 부인과 3편은 책의 다른 편과 마찬가지로 변증논치辨證論治하고 병이 있으면 해당하는 약을 쓴다. 다만 부녀의 생리와 병리적 특징을 고려하였고, 견방용약遣方用藥이나 전복법煎服法을 막론하고 모두 언제나 혈血이 근본임을 잊지 않았다. 부정扶正하되 체사滯邪하지 않고 거사祛邪하되 상정傷正하지 않는 걸 원칙으로 하여 병사病邪의 제거와 원기의 회복을 촉진하였다.

(4) 용약을 신중히 하고 대증對症을 중시한다

임신병을 치료할 때 후세에 임신부 금기약물로 여기는 약물이 있는데 도인桃仁, 단피丹皮, 계지桂枝, 부자附子, 건강乾薑, 반하半夏, 촉초蜀椒, 규자葵子 등과 같은 약물이다. 이러한 약물은 어떤 것은 행혈파혈行血破血하고(도인桃仁, 단피丹皮), 어떤 것은 신열유독辛熱有毒, 온조상음溫燥傷陰하고(부자附子, 건강乾薑, 촉초蜀椒), 어떤 것은 활리통강滑利通降한다(반하半夏, 규자葵子). 만약 쓰임이 부적절하면 타태墮胎와 소산小産까지 되지는 않더라도 태아의 발육에 일정한 영향을 주게 된다. 그래서 이러한 부류의 약물을 응용할 때는 반드시 2가지 원칙을 파악해야 한다. 하나는 변증辨證을 정확히 하는 것이고, 다른 하나는 약물의 배오를 알맞게 하는 것이다. 만약 질병의 한, 열, 허, 실을 명확하게 구분하고 약물 배오에 있어 태원胎元을 고려한다면, 비록 건강인삼반하환乾薑人參半夏丸 같은 온열溫熱한 약을 쓰더라도 태아를 해치지 않을뿐더러 온중화음溫中化飮, 강역지구降逆止嘔의 효과를 낼 수 있다. 때문에 처방 중 건강薑, 반하夏의 온조溫燥로 능히 화음거한化飮祛寒하고, 인삼人參의 감윤甘潤함으로 화중보허和中補虛할 수 있게 된다. 일조일윤一燥一潤, 강유상제剛柔相濟하여 대체로 증證이 위기胃氣가 허한虛寒하고 담음痰飮이 상역上逆하여 오조惡阻가 된 병에 쓰면 매우 적합하다. 증症이 있으면 그에 맞는 약을 쓰는 것은 바로 《내경內經》의 "이유가 있으면 해가 없다[有故無殞]"의 의미이다. 물론 신열유독辛熱有毒하고 파혈축어破血逐瘀하는 약재가 결국 태아에게 불리한 면이 있는 것을 부정할 순 없다. 반드시 변증辨證을 꼼꼼히 하고 용약을 신중히 하며, 약이 증상에 맞아도 적당히 사용하고 그쳐야 한다. 더욱이 이미 여러 차례 유산한 여성은 특별히 주의를 요하고 반드시 병을 치료하면서 태아를 돌보는 데 힘써 모체의 건강과 태아의 안녕을 보장해야 한다.

결론적으로 《금궤요략金匱要略》의 부인과 3편은 부녀의 경經, 대帶, 태胎, 산産과 잡병 등의 이理, 법法, 방方, 약藥을 개괄하고, 부인과 질병의 변증논치辨證論治를 위한 엄격한 규범을 만들어냈다. 다만 "부과삼편婦科三篇"이 완전무결하다고 말하는 것은 아니다. 예를 들어 "임신한 지 7월이면 태음이 자양받아야 하는데 받지 못한 것은 심기가 실한 것이므로 노궁과 관원을 찔러 사해야 한다[懷身七月, 太陰當養不養, 此心氣實, 當刺瀉勞宮和關元]"는 조문이 있는데, 부인이 임신 7개월인데 노궁勞宮과 관원關元을 자침하여 사瀉한다는 것은 특히 부적절하다. 이는 《금궤金匱》가 낡고 파손된 죽간을 정리하여 나온 것이어서 문자상 와전된 오류가 있을 수 있으므로 마땅히 주의해야 한다.

16 부인병에서 《금궤金匱》 처방의 운용

《금궤요략金匱要略》은 정체관념을 지도사상으로 삼고, 장부경락臟腑經絡에 근거하여 내상잡병內傷雜病의 변증시치辨證施治에 대해 논술한 고전작품이다. 부녀의 월경月經, 대하帶下, 태전胎前, 산후産後의 병변은 모두 잡병雜病의 범주에 속하며, 이에 따라 《금궤金匱》의 처방은 광범위하게 부인병 치료에 응용하고, 그 치료효과가 탁월하다. 대략적인 것은 다음과 같다.

(1) 월경병

월경經은 혈血이다. 무릇 월경병은 모두 혈血과 관련이 있다. 따라서 치경治經하려면 반드시 치혈治血해야 한다. 또한 기氣와 혈血 사이에는 "재운載運"과 "통수統帥"의 밀접한 관계가 있다. 이에 따라 월경병은 비록 한寒, 열熱, 허虛, 실實 등 차이가 있고, 치료는 온溫, 청淸, 보補, 사瀉의 구분이 있지만 궁극의 목적은 기혈氣血을 조리調理하여 평화平和에 이르는 것이다.

㉠ 혈허血虛하고 습체濕滯하여 월경병과 대맥帶이 함께 병든 것

"부인이 임신하고 배 속이 쥐어짜는 듯 아프다면 당귀작약산으로 다스린다[婦人懷娠, 腹中痛, 當歸芍藥散主之]"(《금궤요략金匱要略·부인임신병맥증병치婦人妊娠病脈證並治》).

"부인이 배 속의 병으로 인한 모든 통증은 당귀작약산으로 다스린다[婦人腹中諸疾痛, 當歸芍藥散主之]"(《금궤요략金匱要略·부인잡병맥증병치婦人雜病脈證並治》).

당귀작약산當歸芍藥散은 본래 간허혈체肝虛血滯로 유발된 "모든 질병의 통증諸疾痛"에 쓴다고 하였다. 당귀歸, 작약芍, 천궁芎은 양혈유간養血柔肝하는데 여기에 작약芍藥을 중용重用하여 렴간지통斂肝止痛하였고, 백출白朮, 복령茯苓은 건비익기健脾益氣하는데 다시 택사澤瀉를 더하여 삼담이습滲淡利濕하였다. 보통 월경이 앞뒤로 불규칙하고 월경 시 통증이 있으며, 평소에 대하帶下가 면면히 계속 나오고 색이 희고 묽은 경우에는 익모초益母草, 해표초海螵蛸, 소형화素馨花 혹은 불수화佛手花를 더해 치료한다. 부인의 임신 중 복통에는 사인砂仁, 상기생桑寄生

을 더하여 치료한다. 전체 처방을 종합해보면, 기혈氣血을 조화하고 수습水濕을 제거하는 작용이 있다.

㉡ 양허陽虛하고 궁한宮寒하며 충임衝任이 부족한 것

"물어 가로되, 부인이 나이가 오십쯤 되었는데 하리가 수십 일 동안 그치지 않고 밤이 되면 열이 나며 아랫배가 땅기고 배가 그득하고 손바닥에 후끈하게 열이 나며 입술이 마르는 것은 왜입니까? 스승이 가로되, 이 병은 대하에 속한다. 왜 그런가? 일찍이 유산을 한 후 어혈이 아랫배에 남아 있는 것이다. 어떻게 알 수 있는가? 그 증에 입술이 말라 있는 것을 보고 알 수 있다. 마땅히 온경탕으로 다스려야 한다[問曰: 婦人年五十所, 病下利數十日不止, 暮卽發熱, 少腹裏急, 腹滿, 手掌煩熱, 唇口乾燥, 何也? 師曰: 此病屬帶下. 何以故? 曾經半産, 瘀血在少腹不去. 何以知之? 其證唇口乾燥, 故知之, 當以溫經湯主之]"(《금궤요략金匱要略·부인잡병맥증병치婦人雜病脈證並治》).

온경탕溫經湯은 원래 부인의 충임衝任이 허한虛寒하고 어혈瘀血을 겸하여 발생한 붕루崩漏에 쓴다고 하였다. 다만 본방의 구성에 따르면, 처방 중 오수유吳萸, 계지桂枝, 생강生薑으로 온경산한溫經散寒하고, 당귀歸, 천궁芎, 백작芍, 아교膠, 단피丹皮로 양혈화어養血化瘀하며, 맥문동麥門冬, 반하半夏로 윤조강역潤燥降逆하고, 인삼參, 감초草로 보익중기補益中氣하였다. 전체 처방을 합하여 사용하면 실로 온양충임溫養衝任, 보혈화어補血化瘀의 효능이 있다. 대체로 양허한응陽虛寒凝의 월경통經痛, 불규칙 월경주기, 궁한불잉宮寒不孕 등에 모두 사용할 수 있다.

㉢ 충임맥衝任脈이 허약하여 음혈陰血을 지키지 못하는 것

"스승이 가로되, 부인에게 자궁출혈이 있는 것은 유산 후 하혈이 계속 그치지 않는 경우가 있고, 임신 중 하혈하는 경우가 있다. 가령 임신 중에 복통이 있다면 이는 포저胞阻이니, 교애탕으로 다스린다[師曰: 婦人有漏下者, 有半産後因續下血都不絕者, 有妊娠下血者. 假令妊娠腹中痛, 爲胞阻, 膠艾湯主之]"(《금궤요략金匱要略·부인임신병맥증병치婦人妊娠病脈證並治》).

본 조문은 부녀의 출혈의 3가지 정황을 가리킨다. 첫 번째는 월경이 점적출혈로 그치지 않는 것이고, 두 번째는 반산半産 이후 하혈下血이 멈추지 않는 것이고, 세 번째는 임신 중 포저胞阻로 하혈下血하는 것으로 "포루胞漏" 혹은 "누포漏胞"라고 칭한다. 이 3가지 출혈에는 비록 일정한 구별이 있지만 모두 충임맥衝任脈이 허약하여 음혈陰血을 안에서 지킬 수 없는 것이다. 치료는 마땅히 온양충임溫養衝任, 조경지루調經止漏 해야 하며, 교애탕膠艾湯으로 치료한다. 처방 중 사물四物은 양혈화혈養血和血하고, 아교阿膠는 자음지혈滋陰止血하고, 애엽艾葉은 온경난궁溫經暖宮하고, 감초甘草는 모든 약을 조화한다. 본 방은 화혈지혈和血止血하면서 또한 난궁조경暖宮調經할 수 있다. 대체로 충임기허衝任氣虛로 발생한 경행임리부지經行淋漓不止, 임신태루妊娠胎漏, 경후동통經後疼痛 등에 모두 사용할 수 있다.

㉣ 포맥胞脈에 어적瘀積이 있어 경폐불리經閉不利한 것

"부인의 경수가 막혀 통하지 않을 때에는 저당탕으로 다스린다[婦人經水不利, 抵當湯主之]"(《금궤요략金匱要略·부인잡병맥증병치婦人雜病脈證並治》).

부인의 경폐經閉는 허실虛實의 구분이 있는데 허증虛은 보補하면서 통通하게 하고, 실증實은 파破하면서 행行하게 한다. 대체로 어혈瘀血이 포맥胞脈에 정체되어 경폐經閉로 월경을 하지 않는다면 먼저 이기화어理氣化瘀의 치법(혈부축어탕血府逐瘀湯, 소복축어탕少腹逐瘀湯 종류)을 사용하고 효과가 없다면 본방을 써서 치료한다. 처방 중 수질水蛭, 맹충虻蟲에 대해 《의학충중참서록醫學衷中參西錄》에서 장석순張錫純은 다음과 같이 말하였다. "수질, 맹충은 모두 어혈을 깨뜨리는 약재이다[水蛭, 虻蟲皆爲破瘀血之品]", 생용生用이 효과가 좋은데 수질水蛭은 "본래 물의 정기를 얻어 태어났다. 볶아서 쓰면 물의 정기가 손상된다[原得水之精氣而生.炙之, 則傷水之精氣]."

㉤ 기허氣虛하고 습중濕重하여 월경기간에 부종이 있는 것

"풍습으로 맥이 부하고 몸이 무거우며 땀이 나면서 오풍이 있으면 방기황기탕으로 다스린다[風濕, 脈浮, 身重, 汗出惡風者, 防己黃芪湯主之]"(《금궤요략金匱要略·경습갈병맥증병치痙濕暍病脈證並治》).

"풍수로 맥이 부하고 몸이 무거우며 땀이 나고 오풍이 있으면 방기황기탕으로 다스린다. 복통이 있으면 작약을 가한다[風水, 脈浮, 身重, 汗出惡風者, 防己黃芪湯主之. 腹痛者加芍藥]"(《금궤요략金匱要路·수기병맥증병치水氣病脈證並治》).

"심하에 담음이 있어서 가슴과 옆구리가 그득하고 눈앞이 어지러우면 영계출감탕으로 다스린다[心下有痰飮, 胸脅支滿, 目眩, 苓桂術甘湯主之]"(《금궤요략金匱要略·담음해수병맥증병치痰飮咳嗽病脈證並治》).

방기황기탕防己黃芪湯은 본래 풍습표허風濕表虛 혹은 풍수표허風水表虛에 쓴다고 되어 있다. 영계출감탕苓桂術甘湯은 담음痰飮을 온화溫化하는 주된 처방으로 그 쓰임은 비록 구별된 바가 있지만 질병을 일으키는 기제機制가 습濕, 수水, 음飮에 의한다면 사용할 수 있다. 3가지가 이름은 다르지만 동류同類로 모두 음사陰邪에 속하여 성질이 점니黏膩하기 때문에 마땅히 온화溫化의 치법으로 치료해야 한다. 대체로 월경 전에 안검眼瞼, 하지下肢가 약간 붓는 것은 비기脾氣가 본래 허약한 것으로, 월경이 막 시작될 때 간목肝木이 내동內動하고 비토脾土를 승乘하여 비脾가 운화運化하는 기능을 잃게 된다. 건비익기健脾益氣, 온화수습溫化水濕의 치법으로 치료해야 하고, 이 두 처방을 합방하여 사용하되 상부의 문제라면 소엽蘇葉을 더하고, 하부의 문제면 목과木瓜를 더하여 조기삼습調氣滲濕의 효능을 강화한다.

ⓑ 음양陰陽이 실조失調된 폐경기 전후의 제증諸症

"백합병이란 모든 맥이 하나의 근원으로 다 그 병에 이를 수 있는 것이다. 먹고 싶은 생각이 있어도 먹지 못하고 항상 말이 없으며, 눕고 싶어도 눕지 못하고 걷고 싶어도 걷지 못한다. 음식을 먹고자 할 때 맛있게 잘 먹을 때도 있지만 냄새조차 싫어할 때도 있다. 추워하는 것 같지만 찬 기운은 없고, 더워하는 것 같지만 더운 기운은 없다. 입이 쓰고 소변이 붉다. 모든 약이 듣지 않고, 약을 복용하면 심하게 토하고 설사를 한다. 신령이 깃든 듯 모양새는 단정하며, 그 맥은 미삭하다[百合病者, 百脈一宗, 悉致其病也. 意欲食, 復不能食, 常默默, 欲臥不能臥, 欲行不能行, 飮食或有美時, 或有不用聞食臭時, 如寒無寒, 如熱無熱, 口苦, 小便赤, 諸藥不能治, 得藥則劇吐利, 如有神靈者, 身形如和, 其脈微數]"

(《금궤요략金匱要略·백합호혹심음양독병맥증병치百合狐或心[13]陰陽毒病脈證並治》).

“백합병에 토법이나 하법, 한법을 쓰지 않고 병의 모양새가 처음과 같다면 백합지황탕으로 다스린다[百合病, 不經吐, 下, 發汗, 病形如初者, 百合地黃湯主之]”(《금궤요략金匱要略·백합호혹심음양독병맥증병치百合狐或心陰陽毒病脈證並治》).

“구토를 하면서 가슴이 그득하면 오수유탕으로 다스린다[嘔而胸滿者, 茱萸湯主之]”(《금궤요략金匱要略·구토홰하리병맥증병치嘔吐噦下利病脈證並治》).

“부인이 장조로 기뻐하다 슬퍼하다 울려고 하는 것이 신령이 깃든 듯하고 하품을 자주 하면 감맥대조탕으로 다스린다[婦人臟躁, 喜悲傷欲哭, 象如神靈所作, 數欠伸, 甘麥大棗湯主之]”(《금궤요략金匱要略·부인잡병맥증병치婦人雜病脈證並治》).

부인의 폐경 전후에는 신기腎氣가 쇠약해지고 충임衝任이 부족해져 종종 두훈두통頭暈頭痛, 불면, 흉비胸痞, 불능식不能食이 나타나고, 심하면 메스꺼움泛惡으로 구역질이 나고 혼모昏冒 등의 증상이 나타난다. 증證에는 한열허실寒熱虛實의 구분이 있으나 모두 음양실조陰陽失調, 본허표실本虛標實의 병변이니, 치료는 마땅히 음양陰陽의 조정을 본本으로 삼는다. 대체로 음액陰液이 휴손되어 두훈頭暈, 두통, 구건구갈口乾口渴, 심번불매心煩不寐, 뇨황변결溺黃便結하다면 백합지황탕百合地黃湯에 감맥대조탕甘麥大棗湯을 배합하고 당귀當歸, 백작白芍, 야교등夜交藤을 더하여 치료해야 하고, 이에 따라 자음양혈滋陰養血, 조기충임調其衝任의 목적에 도달할 수 있다. 이른바 “간은 급한 것을 싫어한다. 급히 단맛을 먹어 느슨하게 한다[肝苦急, 急食甘以緩之]”이며, 유윤감완柔潤甘緩한 이 두 처방을 복용하면 음혈陰血을 기를 뿐 아니라 그 부동浮動한 허양虛陽을 수렴할 수 있다. 대체로 체질이 비반肥胖하고 설질舌質이 담눈淡嫩하며, 월경 전후에 두훈목현頭暈目眩하고 때때로 연말涎沫을 토하거나 메슥거려 구역질이 나고, 가슴이 답답하고 팔다리에 마비감이 있는 것은 정허표실正虛標實한 증에 속하며 신양腎陽이 부족하여 궐음간경厥陰肝의 한사寒가 위胃를 침범한 병이다. “병세가 급하면 그 표를

---

13 책의 원문에는 〈백합호혹'심'음양독병맥증병치(百合狐或心陰陽毒病脈證並治)〉라고 되어 있고, 국내 서적은 심(心)이 빠진 〈백합호혹음양독병맥증병치(百合狐或陰陽毒病脈證並治)〉라고 되어 있다. 원 서적에서 재차 사용한 것으로 보아 오자가 아니고 저자의 의도가 있다고 보기 때문에 바꾸지 않고 그대로 기재하였다—역자주.

치료하라[急則治其標]"는 뜻에 따라 오수유탕吳茱萸湯으로 치료한다. 처방 중 오수유吳茱萸는 고온苦溫하여 간위肝胃의 한역寒逆을 내릴 수 있다. 생강生薑은 신온辛溫하여 위중胃中의 한음수기寒飮水氣를 흩트릴 수 있고, 인삼參, 대조棗는 감온甘溫하여 비위脾胃의 기운을 보충한다. 전체 처방을 종합하면 인삼參, 감초草는 부정익기扶正益氣하고, 오수유萸, 생강薑은 산한화음散寒化飮한다. 음飮이 화化하고 위胃가 조화롭게 되면 구토, 목현目眩은 저절로 그친다.

(2) 대하병帶下病

대하帶下는 부인과에서 자주 보이는 병이고, 그 발병요인은 다양하고, 그 병성病性에는 당연히 한열허실寒熱虛實의 구별이 있다. 다만 모두 비정상적인 배설물이 있는데 《부청주여과傅靑主女科》에서는 "대하는 모두 습증이다[帶下俱是濕症]"라고 말하였다. 예로부터 대하帶의 치료는 그 병인病因을 제외하고는 모두 습濕과 불가분의 관계에 있다. 비脾는 토장土臟으로 중주中州에 위치하고 위로는 심폐心肺에 운반하고, 아래로는 간신肝腎에 닿아 있고 밖으로 사방四旁에 관개하며, 승함升을 주하고 수습水濕을 운화運化한다. 따라서 치습治濕하려면 반드시 먼저 치비治脾해야 하고, 비기脾氣가 건강하게 운화運하면 습濕이 화化하여 대하帶下가 저절로 그친다. 다만 사물의 근원을 탐구하듯探本求源, 병을 치료하려면 반드시 그 본本을 찾아야 하는데, 신腎은 주수主水하고 주진액主津液하므로, 치신治腎과 치대治帶의 관계는 매우 밀접하다. 따라서 온신건비溫腎健脾가 대하帶를 치료하는 주된 법칙이 된다.

"상한 8~9일째에 풍과 습이 섞여 몸이 쑤시고 답답하며 몸을 스스로 뒤집지도 못한다. 구역이나 갈증이 없고 맥이 부허하면서 삽하면 계지부자탕으로 다스린다. 만약 대변이 단단하면서 소변이 잦으면 거계가백출탕으로 다스린다[傷寒八九日, 風濕相搏, 身體疼煩, 不能自轉側, 不嘔不渴, 脈浮虛而澁者, 桂枝附子湯主之. 若大便堅, 小便自利者, 去桂加白朮湯主之]"(《금궤요략金匱要略·경습갈병맥증병치痙濕暍病脈證並治》).

"풍과 습이 서로 섞여 뼈마디가 몹시 욱신거리면서 땅기고 아파 구부렸다 폈다 하는 게 어려우며, 만지면 통증이 심해진다. 땀이 나고 숨이 짧고 소변이 잘 통하지 않고 오풍 때문에 옷을 벗으려 하지 않는다. 몸이 조금 부었다면 감초부자탕으로 다스린다[風濕相搏, 骨節疼煩掣痛, 不得屈伸, 近之則痛劇, 汗出短氣, 小便不利, 惡風不欲去衣, 或身微腫者, 甘草附子湯主之]"(《금궤요략金匱要略·경습갈병맥증병치痙濕暍病脈證並治》).

"신착의 병은 몸이 무겁고 허리가 서늘한 것이 물속에 앉아 있는 것 같다. 모양새가 수기에 의한 것 같지만 오히려 갈증은 없이 소변이 잘 통하고 식사하는 것도 전과 같으니, 병이 하초에 속하는 것이다. 몸을 많이 쓰는 가운데 땀이 나면 옷(표라고 한 경우도 있다) 속이 차갑고 습해지는데, 이런 것이 오래되면 허리 아래가 차갑고 아프며 배 속에 오천 돈이라도 들어 있는 것처럼 둔중하게 느껴지니, 감강령출탕으로 다스린다[腎著之病, 其人身體重, 腰中冷, 如坐水中, 形如水狀, 反不渴, 小便自利, 飮食如故, 病屬下焦, 身勞汗出, 衣一作表裏冷濕, 久久得之, 腰以下冷痛, 腹重如帶五千錢, 甘薑苓朮湯主之]"(《금궤요략金匱要略·오장풍한적취병맥증병치五臟風寒積聚病脈證並治》).

계지부자탕桂枝附子湯, 백출부자탕白朮附子湯, 감초부자탕甘草附子湯은 본래 습증濕證의 처방이다. 전자前者는 거풍祛風에 무게를 두었고, 가운데는 거습祛濕에 치우쳤으며, 후자後者는 표리表裏의 양기陽氣가 모두 허하여 풍습風濕이 함께 중重한데 적합하다. 3가지 처방은 모두 온화거습溫化祛濕의 작용이 있다.

신착탕腎著湯은 건강薑을 중용重用하고 감초甘草를 배합하여 온중산한溫中散寒하고 복령苓, 백출朮로 건비제습健脾除濕하여, 전체 처방은 온중산한溫中散寒, 건비거습健脾祛濕의 작용이 있다. 무릇 양허한습陽虛寒濕으로 대하帶下가 끊임없이 나오고 색은 희고 질은 물처럼 묽다면 이 4가지 처방에 가감하여 치료할 수 있고, 이 4처방을 합용合用하면 표리表裏의 습濕을 모두 화化할 수 있어 치대治帶의 목적을 달성할 수 있다.

(3) 태전병胎前病

태전胎前의 질병은 비록 원인이 여러 가지이지만 태胎의 발생은 모체의 정혈精血에 의지해 자양받으므로 태전胎前의 모든 질병은 발병 원인에 따라 치료하는 것 외에도 항상 보신양혈補腎養血, 배원안태培元安胎에 주의를 기울여야 한다.

㉠ 임신구토

"크게 역하여 상기되고 인후가 불리할 때 역하는 것을 멈추고 기를 내리려면 맥문동탕으로 다스린다[大逆上氣, 咽喉不利, 止逆下氣, 麥門冬湯主之]"(《금궤요략金匱要略·폐위폐옹해수상기병맥증병치肺痿肺癰咳嗽上氣病脈證並治》).

본 처방은 원래 허열虛熱로 폐위肺痿가 되어 폐위肺胃의 진액津液이 휴손되었을 때의 주방主方이다. 예를 들어 부녀가 임신한 뒤 폐위肺胃의 음陰부족으로 허화虛火가 상염上炎하여 구토가 멎지 않으면 본 처방을 써서 치료할 수 있다. 본방은 맥문동麥冬을 중용하여 주약으로 삼아 양위윤조養胃潤燥하고 아울러 청허화淸虛火한다. 반하半夏를 사용하여 하기화담下氣化痰하고, 인삼參, 감초草, 대조棗, 갱미粳米로 양위익기養胃益氣하여 위기胃氣의 자양을 받아 생진生津하고 진액津液이 충족되면 허화虛火가 저절로 수렴되고 구토가 저절로 멎어 태아胎가 편안해진다.

"갑작스럽게 구토를 하고 심하에 비가 있으며 격간에 수가 있어 어지럽고 가슴이 뛰는 경우에는 소반하가복령탕으로 다스린다[卒嘔吐, 心下痞, 膈間有水, 眩悸者, 小半夏加茯苓湯主之]"(《금궤요략金匱要略·담음해수병맥증병치痰飮咳嗽病脈證並治》).

소반하가복령탕小半夏加茯苓湯은 본래 담음痰飮의 사기가 상범上犯할 때 사용하며, 부인이 임신하고 나서 심번흉비心煩胸痞, 범오泛惡하고 때때로 맑은 물을 토할 때 이 처방으로 화위강역和胃降逆, 온화지구溫化止嘔한다.

"임신 중에 구토가 그치지 않으면 건강인삼반하환으로 다스린다[妊娠嘔吐不止, 乾薑人參半夏丸主之]"(《금궤요략金匱要略·부인임신병맥증병치婦人妊娠病脈證並治》).

이 처방은 위허한음胃虛寒飮의 주방主方이며, 무릇 임신부의 구토가 허한虛寒에 해당하면 모두 사용할 수 있다. 처방 중 건강乾薑은 온중산한溫中散寒하고, 인삼人參은 부정익기扶正益氣하며, 반하半夏·강즙薑汁은 견음강역蠲飮降逆한다. 전체 처방이 중양中陽을 진작시켜 한寒을 제거하고 음飮을 화하며, 위기胃氣가 내려가게 되면 구토는 그치게 된다. 다만 처방 중 건강乾薑, 반하半夏는 모두 임신부 금기 약물로 사용에 신중해야 한다.

㉡ 임신 복통

"부인이 회임을 한 후 배 속이 쥐어짜는 듯 아프다면 당귀작약산으로 다스린다[婦人懷娠, 腹中㽲痛, 當歸芍藥散主之]"(《금궤요략金匱要略·부인임신병맥증병치婦人妊娠病脈證並治》).

본 방은 임신 중 비위불화脾胃不和로 나타난 복통의 증치證治에 쓴다. 만약 소변을 잘 보고 하지부종腳腫이 없다면 택사澤瀉를 빼고, 불수佛手, 사인砂仁, 감송甘松 등을 더하여 치료한다.

㉢ 안태安胎로 누혈漏을 방지

"부인이 임신을 하면 당귀산을 계속 복용하는 것이 좋다[婦人妊娠, 宜常服當歸散主之]"(《금궤요략金匱要略·부인임신병맥증병치婦人妊娠病脈證並治》).

본 처방은 원래 임신한 부녀가 혈허습열血虛濕熱로 태동胎動이 불안한 것을 치료한다. 무릇 부인이 여러 차례 타태墮胎한 경우라면 본 방에 수태환壽胎丸(토사자菟絲子, 상기생寄生, 천단川斷, 백작白芍, 아교阿膠)을 배합하여 복용시킬 수도 있는데, 방루안태防漏安胎의 효능이 있다.

(4) 산후병産後病

산후의 질병은 그 원인이 다양하지만 총체적으로 말하면 망혈상진亡血傷津한 것이고, 허虛하기도 하고 어혈瘀이 있기도 하여 허실협잡虛實夾雜된 병이다. 때문에 산후병의 치료는 기혈氣血을 보양補養하여 부정扶正으로 고본固本할 뿐 아니라 활혈통락活血通絡하여 화어化瘀로 그 표증標을 제거해야 한다. 따라서 부정扶正과 거사祛邪를 모두 중요시해야 한다.

㉠ 산후복통

"산후에 쥐어짜는 듯한 복통이 있으면 당귀생강양육탕으로 다스리는데, 아울러 배 속의 한산이나 허로부족을 다스리기도 한다[産後腹中㽲痛, 當歸生薑羊肉湯主之, 並治腹中寒疝, 虛勞不足]"(《금궤요략金匱要略·부인산후병맥증병치婦人産後病脈證並治》).

산후복통은 허실虛實의 구분이 있다. 대개 복통이 있는데 만져주길 좋아하고, 누르면 편해지는 것은 혈허내한血虛內寒에 해당하며, 당귀생강양육탕當歸生薑羊肉湯을 써서 양혈산한養血散寒해야 한다. 실증實證은 기울氣鬱과 혈어血瘀의 구분이 있는데, 기혈氣血이 울체되면 선통기혈宣通氣血해야 하며 지실작약산枳實芍藥散으로 치료하고, 혈어血瘀의 경우는 활혈축어活血逐瘀해야 하며 하어혈탕下瘀血湯을 쓸 수 있다. 비록 이 두 처방이 모두 일정한 효과가 있지만 산후에 기혈氣血이 소모된 데에는 적당하지 않기에 생화탕生化湯에 가감하여 자주 사용한다.

㉡ 산후뇨폐產後尿閉

"허로로 요통이 있고 아랫배가 결리고 소변이 잘 통하지 않으면, 팔미신기환으로 다스린다[虛勞腰痛, 少腹拘急, 小便不利者, 八味腎氣丸主之]"(《금궤요략金匱要略·혈비허로병맥증병치血痹虛勞病脈證並治》).

"단기에는 음이 약간 있기 마련이니 마땅히 소변을 통해 내보내야 하며, 영계출감탕으로 다스린다. 신기환으로 다스릴 수도 있다[夫短氣有微飮, 當從小便去之, 苓桂術甘湯主之. 腎氣丸亦主之]"(《금궤요략金匱要略·담음해수병맥증병치痰飮咳嗽病脈證並治》).

"남자가 소갈이 있으나 소변이 오히려 많아서 1두를 마실 때 소변도 1두라면 신기환으로 다스린다[男子消渴, 小便反多, 以飮一斗, 小便一斗, 腎氣丸主之]"(《금궤요략金匱要略·소갈소변불리임병맥증병치消渴小便不利淋病脈證並治》).

"물어 가로되, 부인이 먹는 것은 전과 같으나 번열 때문에 잘 눕지 못하고 뭔가에 기대야 숨을 쉴 수 있는 것은 왜입니까? 스승이 답변하길, 이는 전포로 인해 소변이 통하지 못하기 때문이며, 포계가 꺾여 있어 그런 것이다. 단지 소변을 잘 통하게 하면 낫게 되니, 신기환으로 다스리는 것이 좋다[問曰, 婦人病飮食如故, 煩熱不得臥, 而反倚息者, 何也? 師曰, 此名轉胞, 不得溺也. 以胞系了戾, 故致此病. 但利小便則愈, 宜腎氣丸主之]"(《금궤요략金匱要略·부인잡병맥증병치婦人雜病脈證並治》).

《금궤金匱》에서 신기환腎氣丸의 쓰임에는 다섯 가지가 있다. 첫 번째는 "각기가 위로 침입하여 소복의 감각이 둔하다[脚氣上入, 少腹不仁]"는 경우이고, 두 번째는 허로虛勞로 인해 요통이 있고, 소복少腹이 땅기며 소변이 불리한 경우다. 세 번째는 단기短氣로 미음微飮이 있어 소변으로 내보내야 하는 경우이다. 네 번째는 남자의 소갈消渴을 치료하는 것으로, 소변이 많아져 물 한 되를 마시면 한 되의 소변을 보는 것이다. 다섯 번째로 부인이 번열煩熱로 잠들지 못하지만 음식은 여전한 것을 치료하는데, 이는 전포轉胞로 소변을 보지 못하기 때문이다. 이상의 임상증상은 비록 차이점은 있지만 그 병기病機는 모두 신양腎陽이 허쇠하여 기화氣化기능이 감퇴한 것이다. 따라서 모두 신기환腎氣丸으로 치료한다.

산후의 소변불통小便不通은 자주 나타나는 질병인데, 무릇 양기陽氣가 부족한 경우면 모두 신기환腎氣丸을 탕약으로 바꿔서 치료할 수 있다. 온양화기溫陽化氣하여 양기陽가 진작되면 수水가 저절로 움직이는데, 만약 대복피大腹皮를 더하여 비기脾氣를 성승醒升하면 효과가 더욱 좋다.

ㄷ 산후 지체마목肢麻

"혈비로 인해 음양의 맥이 함께 미한데 촌구, 관상의 맥은 미하고 척맥은 약간 긴하다. 외증으로는 몸의 감각이 둔한 것이 풍비의 증상과 비슷하니, 황기계지오물탕으로 다스린다[血痹陰陽俱微, 寸口關上微, 尺中小緊, 外證身體不仁, 如風痹狀, 黃芪桂枝五物湯主之]"(《금궤요략金匱要略·혈비허로병맥증병치血痹虛勞病脈證並治》).

이 처방은 통양행비通陽行痹의 작용이 있다. 만약 분만 시 출혈이 과다하여 정기正氣가 허약해진 탓에 사지마목四肢麻木이 나타난다면 모두 사용이 가능하다. 평소 당귀신歸身, 통초通草를 더하여 상용하면 양혈행체養血行滯의 효능을 증가시킬 수 있다.

(5) 부인과 잡병

ㄱ 유옹乳癰으로 아프고 열이 나는 것

천금위경탕千金葦莖湯은 원래 "기침을 하면서 열이 약간 있고 가슴이 그득하여 답답하고 가슴 부위의 피부가 거칠고 마른 것을 다스리는데, 이는 폐옹이다[治咳有微熱, 煩滿, 胸中甲錯, 是爲肺癰]"일 때 쓰는 방제이다. 처방 중 위경葦莖은 청폐설열淸肺泄熱하고, 의이인薏苡仁, 과판瓜瓣[14]은 하기배농下氣排膿, 선소내옹善消內癰하며, 도인桃仁은 활혈거어活血祛瘀하니, 전체 처방이 청폐화담淸肺化痰, 활혈배농活血排膿하는 작용이 있어 폐옹肺癰을 치료하는 상용 처방이다. 출산 초기의 산모가 몸조리를 잘 못하거나 외감육음外感六淫의 사기에 감수되거나 신열향조辛熱香燥하고 비감후미肥甘厚味한 음식을 과식하여 울열鬱熱되어 유옹乳癰이 된 경우에 본방에 당귀미歸尾, 적작赤芍, 포공영蒲公英, 자화지정紫花地丁, 금은화銀花, 연교連翹 등을 더하여 치료한다.

㉡ 매핵기체梅核氣滯(담응기체痰凝氣滯)

"부인이 목 안에 고깃덩이가 들어 있는 듯하면 반하후박탕으로 다스린다[婦人咽中如有炙臠, 半夏厚朴湯主之]"(《금궤요략金匱要略·부인잡병맥증병치婦人雜病脈證並治》).

부인이 칠정七情이 울결되어 담응기체痰凝氣滯하면 인후咽喉로 상역上逆하는데, 발현되는 증상은 인후부에 막힌 느낌, 이물異物이 있는 듯한 느낌이 있고 뱉으려 해도 나오지 않고 삼키려 해도 내려가지 않는다. 후인後人은 이를 "매핵기梅核氣"라고 부르고 반하후박탕半夏厚朴湯을 써서 치료하였다. 처방 중 반하半夏, 후박厚朴, 생강生薑은 매운맛으로 산결散結하고 쓴맛으로 강역降逆하며, 복령茯苓을 배합하여 이수화담利水化痰하고, 소엽蘇葉의 방향성으로 선기해울宣氣解鬱한다.

㉢ 음허장조陰虛臟躁

"부인이 장조로 기뻐하다 슬퍼하다 울려고 하는 것이 신령이 깃든 듯하고 하품을 자주 하면 감맥대조탕으로 다스린다[婦人臟躁, 喜悲傷欲哭, 象如神靈所作, 數欠伸, 甘麥大棗湯主之]"(《금궤요략金匱要略·부인잡병맥증병치婦人雜病脈證並治》).

대개 칠정七情이 울결되어 오래도록 풀리지 않으면 기울화화氣鬱化火되어 장음臟陰이 부족하게 된다. 감맥대조탕甘麥大棗湯을 써서 자양심비滋養心脾·윤조완

---

14 과판(瓜瓣)은 동과자(冬瓜子)의 이명으로 청리습열(淸利濕熱), 화담배농(化痰排膿)의 효능이 있다—역자주.

급潤燥緩急해야 하는데, 이는 바로 "간은 급한 것을 싫어하는데 이런 때에는 빨리 단것을 먹어서 늦추어야 한다[肝苦急, 急食甘以緩之]"라는 의미이다.

㉣ 습독음양濕毒陰癢

"사상자산이란 처방은 음부를 따뜻하게 하는 좌약이다[蛇床子散方, 溫陰中坐藥]"(《금궤요략金匱要略·부인잡병맥증병치婦人雜病脈證並治》).

부인의 대하帶下는 한열寒熱의 구분이 있는데, 대개 대하帶下의 색이 희고 질이 묽으며 음부가 가려운 것은 습독濕毒이 하주下注한 것이다. 본방에 토복령土茯苓, 빈랑檳榔을 배합하여 고온조습苦溫燥濕, 살충해독殺蟲解毒의 효능을 강화해야 한다.

㉤ 징하적취癥瘕積聚

"학병이 어떤 달의 첫째 날에 발병한다면 15일이 되기 전에 낫게 된다. 설령 낫지 않더라도 한 달 안으로 다 낫게 된다. 낫지 못하는 경우는 어떻게 보아야 하는가? 스승 왈, 이는 결하여 징하가 된 것으로서 학모라 한다. 급히 다스려야 하며, 별갑전환이 적합하다[病瘧以月一日發, 當以十五日愈, 設不差, 當月盡解. 如其不差, 當雲何? 師曰, 此結爲癥瘕, 名曰瘧母, 急治之, 宜鱉甲煎丸]"(《금궤요략金匱要略·학병맥증병치瘧病脈證並治》).

"오로로 허함이 극심하면 많이 야위고 배가 그득하여 음식을 먹지 못하며, 식상, 우상, 음상, 방실상, 기상, 노상 등으로 경락에 있는 영위의 기가 상하고, 안에 건혈이 있어 기부갑착이 있고 눈가가 검어진다. 완중보허해야 하며, 대황자충환으로 다스린다[五勞虛極羸瘦, 腹滿不能飮食, 食傷, 憂傷, 飮傷, 房室傷, 饑傷, 勞傷, 經絡榮衛氣傷, 內有乾血, 肌膚甲錯, 兩目暗黑. 緩中補虛, 大黃蟅蟲丸主之]"(《금궤요략金匱要略·혈비허로병맥증병치血痹虛勞病脈證並治》).

"부인이 본래 징병이 있는데, 월경이 끊긴 지 석 달이 안 되어 출혈이 그치지 않고 배꼽 주위에서 태동이 느껴지는 것은 징고에 의한 것이다. 임신한 지 여섯 달이 되어야 태동이 있는데, 임신 전 석 달 동안 경수가 순조로웠다면 태이다. 하혈이 있는 것은 경수가 끊긴 후 어혈이 나오는 것이다. 따라서 하혈이 그치지 않는 것은 그 징이 없어지지 않았기 때문이니 마땅히 그 징을 없애야 하며, 계지복령환으로 다스린다[婦人宿有癥病, 經斷未及三月, 而得漏下不止, 胎動在臍上者, 爲癥痼害. 妊娠六月動者, 前三月經水利時, 胎也. 下血者, 後斷三月衃也. 所以血不止者, 其癥不去故也, 當下其癥, 桂枝茯苓丸主之]"(《금궤요략金匱要略·부인임신병맥증병치婦人妊娠病脈證並治》).

별갑전환鱉甲煎丸, 대황자충환大黃䗪蟲丸, 계지복령환桂枝茯苓丸은 어혈瘀血이 정체되어 발생한 징하적취癥瘕積聚를 치료하는 상용 처방이다. 다만 앞의 두 처방은 약미藥味가 비교적 많고 출처가 불분명하여 잘 사용하기가 매우 어렵다. 현재 가장 자주 사용하는 것은 계지복령환桂枝茯苓丸이다. 본 방은 활혈화어活血化瘀의 작용이 있어 대개 혈어血瘀로 유발된 병증病證, 예를 들어 월경과다, 붕루崩漏, 월경통, 타태墮胎, 소산小産 혹은 포의불하胞衣不下, 혹은 오로惡露가 끊이지 않고 오래된 것에는 모두 가감하여 사용할 수 있다.

17 부인과에서 소요산逍遙散의 임상 응용

소요산逍遙散은 송나라 시기의 《태평혜민화제국방太平惠民和劑局方》에서 처음 기재되었고, 장중경張仲景의 《상한론傷寒論》에 나오는 사역산四逆散을 변화·가감하여 만들어진 것이다. 본 방의 적응증의 범위는 매우 넓어서, 내과, 외과, 부인과, 소아과의 너무나 많은 질병을 병정病情에 따라 이 처방에 가감하여 모두 치료를 할 수 있다. 특히 부인과 질환에서 널리 사용되어 각종 부인과 질병을 치료하는 상용 대표처방 중 하나이다.

(1) 처방의 구성

소요산逍遙散은 시호柴胡, 당귀當歸, 백작白芍, 백출白朮, 복령茯苓, 감초甘草로 구성되어 있다. 처방 중 감초甘草 한 가지의 용량만 5돈五錢에 불과하고, 나머지 약재의 용량은 모두 한 냥一兩이다. 모두 거칠게 분말로 하여 매번 2돈二錢을 물 한 잔에 구운 생강 한 덩어리를 절편한 것과 박하薄荷 약간과 함께 넣고 같이 달여 7푼으로 만들고, 찌꺼기를 제거하고 시간에 구애받지 말고 뜨겁게 마신다. 최근에는 대부분 물에 달여 복용하거나 환제로 하여 사용한다. 탕제로 하였을 때 필자가 상용하는 약량은 다음과 같다.

【처방】

시호柴胡 5g, 당귀當歸 9g, 백작白芍 9g, 백출白朮 9g, 복령茯苓 9g, 박하薄荷 2g, 감초甘草 3g, 생강生薑 3편.

(2) 적응증 범위

본 방의 적응증에 대해선 역대 명의들의 매우 많은 논술이 있다.

《태평혜민화제국방太平惠民和劑局方》에서는 "혈허로 피곤하고, 오심에 번열이 있고, 팔다리가 아프며, 눈과 머리가 맑지 않고 무거우며, 마음에 걱정이 있으며, 입과 목이 마르고, 발열과 도한이 있고, 식사를 적게 하고 눕기를 좋아하는 걸 치료한다. 또한 혈과 열이 상박하여 월경이 고르지 않고, 배꼽주변이 창통하고, 학질처럼 한열왕래가 있는 것을 치료한다. 또한 처녀가 혈이 약하고 음이 부족하여 영위가 조화롭지 않아서 가래기침을 하고 조열이 있으며 사지가 마르고 약해져 점차 골증이 되는 것을 치료한다[治血虛勞倦, 五心煩熱, 肢體疼痛, 頭目昏重, 心忪煩赤, 口燥咽乾, 發熱盜汗, 減食嗜臥, 及血熱相搏, 月水不調, 臍腹脹痛, 寒熱如瘧, 又療室女血弱陰虛, 榮衛不和, 痰嗽潮熱, 肢體羸瘦, 漸成骨蒸]."

명대明代 조헌가趙獻可는 《의관醫貫·울병론鬱病論》에서 "내가 한 처방으로 목울을 치료하는데 모든 울증이 이에 따라 나았다. 처방이 무엇인가 하면 바로 소요산이다. …… 무릇 외감은 모두 울증이라 보이므로 소요산에 가감하면 모두 효과가 있다[予以一方治其木鬱, 而諸鬱皆因而愈. 一方者何? 逍遙散是也. ……凡外感者, 俱作鬱看, 以逍遙散加減出入, 無不獲效]."

서령태徐靈胎는 《의략육서醫略六書·여과지요女科指要》에서 본 방에 대해 "간비의 혈허로 월경전 복통이 있고, 맥이 현허한 경우를 치료한다. ……혈의 부족으로 조열이 있고, 월경이 고르지 못하고 맥이 현허한 것을 치료한다[治肝脾血虛, 臨經腹痛, 脈弦虛者.……治血虛潮熱, 月事不調, 脈弦虛者]"라고 논술하였다.

요약하자면 양협창통兩脅脹痛, 흉민불서胸悶不舒, 애기탄산噯氣吞酸, 영위불화營衛不和, 한열왕래寒熱往來, 두목훈현頭目暈眩, 구조인건口燥咽乾, 신권납차神倦納差, 부녀의 월경부조月經不調, 월경 시 소복少腹·소복창통小腹脹痛, 유방작창乳房作脹, 평소에 대하帶下가 많고, 색은 백황적白黃赤하고 묽은 대하 등에 모두 본 방을 가감하여 치료에 응용할 수 있다.

(3) 처방 의의에 대한 간략한 해설

본 방의 처방 배오와 의도에 대해 《의종금감醫宗金鑒·산보명의방론刪補名醫方論》에서는 일찍이 매우 정밀한 해석을 하였다. "간목이 울체되는 까닭은 두 가지이다. 하나는 토가 부족하여 목기를 위로 올릴 수 없는 것이고, 하나는 혈이 부족하여 간을 자양할 수 없기 때문이다. 간은 나무의 기운이 되어 흙(토)의 배양과 물(수)의 관개에 전적으로 의존한다. 만약 중앙의 토가 부족하면 목기가 올라가지 못하여 울체되고, 음혈이 부족하면 간이 자양받지 못해 말라버린다. 처방 중 백출, 복령은 토의 작용을 도와 목기를 상승시키는 것이다. 당귀, 작약은 영혈을 더하여 간을 자양하는 것이다. 박하는 열을 흩어버리고, 감초는 중화시키며, 오직 시호만이 궐음의 인경약이며 한편으로는 모든 양을 승발시킨다. 내경에서 '목울즉달지'라 하였다. 그 굽고 곧은 성질에 따라 '소요'라고 이름하였다[肝木之所以鬱, 其說有二: 一爲土虛不能升木也, 一爲血少不能養肝也. 蓋肝爲木氣, 全賴土以滋培, 水以灌漑. 若中土虛, 則木不升而鬱, 陰血少, 則肝不滋而枯. 方用白朮, 茯苓者, 助土德以升木也. 當歸, 芍藥者, 益榮血以養肝也. 薄荷解熱, 甘草和中, 獨柴胡一味, 一以爲厥陰之報使, 一以升發諸陽. 經云, 木鬱則達之. 遂其曲直之性, 故名曰逍遙]." 간肝은 풍목風木에 속하고, 조달條達을 잘하며, 장혈藏血하는 장臟이므로 체體는 음陰이고 용用은 양陽이라는 이론에 따라 필자는 시호柴胡가 처방 전체에서 주약主藥이 되며, 소간해울疏肝解鬱하고 개추청열開樞淸熱하는 역할을 한다고 보았다. 박하薄荷의 신량辛凉함을 배합하면 소해疏解하는 힘이 더욱 좋아진다. 당귀當歸, 백작白芍은 양혈렴음養血斂陰으로 유간柔肝한다. 복령茯苓, 백출白朮, 감초甘草는 건비화중健脾和中하고, 외강煨薑은 당귀, 작약과 함께 사용하면 기혈氣血을 조화할 수 있다. 이 처방은 보하기도 하고 소통하기도 하지만 보하는 것이 주가 된다. 비기허약脾氣虛弱하고 혈허간울血虛肝鬱의 병변에 모두 변증하여 응용할 수 있다.

(4) 부인과 임상에서의 응용

㉠ 월경부조

월경은 혈이고, 월경에 대한 치료는 반드시 혈을 치료해야 한다. 활혈活血하려면 먼저 기氣를 치료해야 하고, 기혈氣血은 장부臟腑와 매우 밀접한 관계가 있다. 간肝은 장혈藏血하고 소설疏泄을 주관하며 충맥衝脈에 이어져 있으므로, 간기肝氣의 조달 여부에 따라 월경에 직접 영향을 준다.

㉮ 경행선기經行先期

간울肝鬱로 화화化火하여 열熱이 혈실血室을 어지럽힌 것이다. 증상은 월경이 앞당겨지고 양이 많고, 색은 심홍深紅하거나 어두우며, 질은 짙고 지저분하다. 구고인건口苦咽乾, 심번이노心煩易怒, 흉민胸悶과 유창乳脹을 동반하기도 한다. 태황苔黃, 설홍舌紅하고, 맥현삭脈弦數하다. 본 방에서 생강生薑을 빼고, 단피丹皮,

치자梔子, 익모초益母草, 우절藕節, 백모근白茅根 같은 약재를 더하여 소간해울疏肝解鬱, 양혈조경涼血調經한다.

㉯ **경행후기**經行後期

간기울결肝氣鬱結하여 소설疏泄이 제 기능을 하지 못한 것이다. 증상은 월경이 뒤로 밀리며, 월경량은 많거나 적기도 하고, 색은 자홍紫紅하고 혈괴血塊가 있다. 흉협胸脅과 유방乳房, 소복少腹이 통증보다는 창만감이 심하고, 심번실면心煩失眠을 동반하기도 한다. 맥세삽脈細澁, 태박백苔薄白하고, 설질舌質, 혀주변과 설첨이 자암紫暗하다. 본 방에 합환화合歡花, 불수화佛手花, 향부香附, 익모초益母草, 택란澤蘭 등의 약재를 더하여 소간해울疏肝解鬱, 소체화어消滯化瘀한다. 월경량이 적고, 색이 옅으며 질이 묽고 자색혈괴가 있으며, 맥세약脈細弱, 설질담자舌質淡紫하면 이는 허증에 실증이 끼어 있는 증이다. 본 방에 수오首烏, 숙지熟地, 익모초益母草, 북황기北黃芪 등의 약재를 더해야 한다.

㉰ **경행창통**經行脹痛

간경肝經의 경맥經脈은 양협兩脅과 소복少腹을 순환하고, 아래로 음기陰器에 얽혀져 있다. 유두乳頭는 간肝에 속하고, 유방乳房은 양명위경陽明胃經에 속하는데, 간기肝氣가 울체되어 기기氣機가 매끄럽지 못하게 되면, 월경전이나 월경 중에 유방창통乳房脹痛이 발생하고 심하면 아파서 만질 수가 없다. 소복少腹에 창통脹痛이 흉협胸脅에 미칠 수 있고, 번조煩躁하고 화를 잘 내게 된다. 월경이 앞뒤로 불규칙하게 되고, 양도 일정하지 않게 되며, 색이 심하게 암홍暗紅하고 혈괴가 있기도 하다. 본 방에 소형화素馨花, 불수화佛手花, 향부香附, 익모초益母草를 더해서 치료한다. 설홍舌紅하고 맥삭脈數하면 간울화화肝鬱化火된 것으로 따뜻한 성질의 생강生薑을 빼고, 단피丹皮, 치자梔子, 천련자川楝子 같은 약재를 더하여 량혈지통涼血止痛한다. 소복少腹·소복小腹의 통증이 매우 심하여 입술과 안면이 창백해지고, 사지가 차가워지고 땀이 나며 맥침긴脈沈緊하고 태박백苔薄白, 설암담舌暗淡한 것은 한응기체寒凝氣滯하여 간기肝氣가 장애를 받았기 때문이다. 육계肉桂, 애엽艾葉, 소회향小茴香, 태오약台烏藥 등을 더하여 그 온경지통溫經止痛하는 효능을 강화해야 한다.

㉡ 대하帶下의 증가

대하帶下는 습濕이 주된 원인이며, 치료에서는 비脾와 신腎 두 장기에 대부분의 책임이 있다. 그러나 간肝과 비脾는 생리면에서 "상극相克"관계이고, 병리면에서는 "상승相乘", "상모相侮"의 관계이다. 또한 간肝은 신腎과 함께 "을계동원乙癸同源"의 관계이다. 따라서 대하의 치료는 간肝 또한 관련이 있다. 무릇 월경부조月經不調, 월경 시 흉협胸脅이 불편하고, 유방乳房·소복少腹에 창통脹痛이 있으며, 평소 대하량이 많고 색이 희거나 푸르고, 질이 묽거나 진득거리고, 맥현세脈弦細, 태백활苔白滑하고, 설질舌質이 정상이거나 담눈淡嫩한데 보랏빛을 띠고 있으면, 본 방에 청피靑皮, 초이인炒苡仁, 편두화扁豆花[15], 황반화黃飯花[16], 마편초馬鞭草[17] 등을 더하여 치료한다.

㉢ 태동불안胎動不安

부녀는 임신기간에 간혈肝血이 포궁胞宮으로 주입되어 태원胎元을 기른다. 그런데 간기肝氣가 유여하게 되어 종종 조달條達하는 성질을 잃게 된다. 예를 들어 임신한 지 몇 달 되었는데 소복少腹·소복小腹의 창통脹痛이 있거나 요복창추腰腹脹墜, 흉협비민胸脅痞悶, 심번이노心煩易怒, 애기납차噯氣納差, 맥현활脈弦滑, 태후니苔厚膩하고 설암홍舌暗紅한 증상이 있으면 이것은 병이 된 것이니 본 방에 신선한 소엽鮮蘇葉, 불수화佛手花, 사인각砂仁殼 등의 약재로 소간부비疏肝扶脾, 순기안태順氣安胎 해야 한다.

㉣ 해산 초기의 한열新産寒熱

갓 출산하고 나면 기혈氣血이 빠르게 허약해지고, 영위營衛가 조화를 이루지 못하여, 사기가 허약함을 틈타 쉽게 침입한다. 발열오한發熱惡寒, 비색두동鼻塞

---

15 편두화(扁豆花): 편두의 꽃으로 미감(味甘), 성미한(性微寒)하다. 화습해서(化濕解暑)의 작용이 있다. 주로 중서(中暑), 발열, 심번(心煩), 흉민(胸悶), 토사(吐瀉) 등의 병증에 사용한다—역자주.

16 황반화(黃飯花): 밀몽화(密蒙花)의 이명(異名). 미감(味甘), 성미한(性微寒)하고, 간(肝)으로 귀경(歸經)한다. 청간열(淸肝熱), 명목퇴예(明目退翳)의 작용이 있다—역자주.

17 마편초(馬鞭草): 미고(味苦), 성미한(性微寒)하고, 간(肝), 비(脾)로 귀경한다. 활혈산어(活血散瘀), 청열해독(淸熱解毒), 이수소종(利水消腫)의 작용이 있다—역자주.

頭痛, 지절번동肢節煩疼의 증상이 나타나며, 맥허부脈虛浮, 태박백苔薄白, 설담舌淡하다. 부정거사扶正祛邪해야 하며, 본방에 신선한 소엽鮮蘇葉, 생총백生蔥白, 북형개北荊芥 등의 약을 추가해도 좋다.

ⓜ 유선의 낭성 증식乳癖

유듀乳頭는 간肝에 속하고, 유방乳房은 족양명위경足陽明胃經에 속한다. 칠정七情이 지나치면 간肝을 상하게 되고, 간肝의 병이 비脾에 영향을 주어 간비肝脾가 울노鬱怒하게 된다. 그러면 기체氣滯하고 혈어血瘀하여 누적되어 유방에 작은 덩어리를 만든다. 초기에는 아프거나 부풀지 않는데, 월경하려고 할 때나 월경기간에는 통증과 부품이 극렬해져 심하면 손을 댈 수 없을 정도이다. 월경이 끝난 뒤에는 비록 창통脹痛이 줄어들지만 덩어리는 여전하며 누르면 통증이 심해진다. 이것을 유벽乳癖이라고 한다. 치료는 연견소괴軟堅消塊하고, 기혈氣血도 함께 고려할 필요가 있다. 본 방에 과루인瓜蔞仁, 생모려生牡蠣, 현삼玄參, 절패모浙貝, 왕불류행王不留行, 하고초夏枯草류의 약재를 더하여 쓸 수 있다.

(5) 소회

울증鬱證은 기氣, 혈血, 담痰, 화火, 식食, 습濕 등의 육울六鬱을 포괄하는데, 모두 간장肝臟과 직접적인 관계가 있다. 간肝은 소설疏泄을 주관하고 조달條達하는 성질이 있기 때문에 기기氣機의 서창舒暢 혹은 울결鬱結하여 매끄럽지 못한 것은 직접적으로 간肝과 관련이 있다. 따라서 "울증의 치료는 간에서 벗어나지 않는다[治鬱不離肝]"라는 이론이 있는 것이며, 이는 확실히 경험에서 나오는 말이다.

부인은 혈血이 본本이 되고, 기氣는 항상 유여有餘하고 혈血은 항상 부족不足하며, 간肝은 장혈藏血하고 충맥衝脈과 관련이 있다. 부인의 병변, 특히 중년부인의 월경질환은 대부분 간肝에 원인이 있다. 직접적으로 간의 조달기능과 연관이 있어 본 방은 대표적인 상용방제가 된다.

본방은 비록 소간부비疏肝扶脾, 양혈화영養血和營하여, 양養하는 가운데 소疏하는 처방이다. 그러나 부녀의 질병은 대부분 음혈부족陰血不足에 속하므로 종종 수오首烏, 숙지熟地, 맥문동麥門冬, 사삼沙參과 같은 약재를 더하여 유양柔養하는 효능을 강화시킨다. 설령 소간이기疏肝理氣하는 약재일지라도 신평향담辛平香淡한 합환화合歡花, 소형화素馨花 같은 약재를 다용하여 지나치게 상음傷陰하는 것을 방지한다.

시호柴胡는 본 방의 주약主藥이나 그 성질이 승발升發하는 데 치우쳐 있고, 청대淸代 섭천사葉天士는 일찍이 시호柴胡가 음陰을 소모한다고 하였다. 따라서 임상에서 한열왕래寒熱往來, 흉협고만胸脅苦滿, 구고인건口苦咽乾 등의 증상이 있으면, 하루에 9~15g을 사용하고, 그 외 조간소기調肝疏氣의 경우에 필자는 3~5g을 사용한다. 이렇게 하는 것이 소해疏解하되 상음傷陰하지 않는다.

18 사물탕四物湯에 대한 논설

사물탕四物湯은 《태평혜민화제국방太平惠民和劑局方》에 처음으로 기재되었고, 《금궤요략金匱要略·부인임신병맥증병치婦人妊娠病脈證並治》편 중의 교애탕膠艾湯에서 발전 변화하여 내려온 것으로, 보혈행혈補血行血, 자음렴혈滋陰斂血의 작용이 있다. 일체 혈증血證의 질병, 즉 부녀의 경經, 대帶, 태胎, 산産, 유乳의 모든 질병에 모두 사용 가능하며, 임상에서 상용하는 주요한 처방 중 하나이다.

(1) 약물 배합과 처방 의의

사물탕四物湯은 숙지熟地, 당귀當歸, 백작白芍, 천궁川芎의 사미四味로 구성되었고, 《태평혜민화제국방太平惠民和劑局方》의 용량은 원래 각 등분等分으로, 의자醫者가 임상에서 변증 시 병정病情에 따라 증감하도록 되어 있다. 후세 의가들은 사물탕으로 임상하면서 부단히 결산하고 재단하였고, 약재의 용량 또한 가감하였는데, 송대宋代 진자명陳自明의 《부인대전양방婦人大全良方》에서 사물탕의 용량은 당귀當歸 3g, 숙지熟地 9g, 백작白芍 3g, 천궁川芎 6g이었다. 근대 사리항謝利恒의 《중국의학대자전中國醫學大字典》에서는 숙지熟地, 당귀當歸 각 9g, 백작白芍 6g, 천궁川芎 4.5g을 사용하였다.

처방 중 숙지熟地는 성미性味가 감온甘溫하고, 자음양혈滋陰養血, 보신전정補腎填精하여 본 처방의 주약主藥이 된다. 당귀當歸는 성미性味가 감온甘溫하고 윤潤하며, 매운맛과 향으로 주행行走하여 보혈활혈補血活血, 보중유행補中有行한다. 천궁川芎은 신온辛溫하고 기미氣味가 방향芳香하며, 활혈통락活血通絡, 행혈도체行血導滯의 효능이 있어 간용肝用을 조화롭게 할 수 있다. 백작白芍은 성미가 산한酸寒하고, 양간화영養肝和營, 자음렴혈滋陰斂血하여 간음肝陰을 조화롭게 한다. 네 가지 약이 합하여 음陰과 양陽, 강剛과 유柔가 서로 보완하여, 보補하는 가운데 행行함이 있고, 행行하는 가운데 보補함이 있게 된다. 영혈營血을 조화시키고 흐름에 막힘이 없으면 혈증血證의 모든 질병은 저절로 해결된다. 따라서 가금柯琴은 본 방에 대해 "생장수장의 쓰임을 갖추고 있어 혈분의 입법이 된다[具生長收藏之用, 爲血分立法]"라고 하였는데 확실히 뛰어난 견해이다.

(2) 혈증血證을 치료하는 전문 처방

혈증血證의 발병요인은 비록 외감육음外感六淫, 내상칠정內傷七情, 음식노권飮食勞倦 등으로 다양하지만 그 병기病機를 찾아보면 사성정쇠邪盛正衰, 음양승강실조陰陽升降失調, 장부기능실상臟腑功能失常, 영위기혈불화營衛氣血不和에서 벗어나지 않는다. 기혈氣血이 불화하고, 기氣가 병들면 혈血이 병들고, 혈血이 병들면 기氣 또한 병드니, "모든 병은 기에서 생겨나고 혈은 백 가지 병의 근원이다[百病生於氣, 血爲百病之胎]"라고 한 것이다. 혈병血病은 여러 가지가 뒤엉켜 복잡하고, 병위病位에는 상하내외의 구분이 있고, 병성病性에는 허실한열虛實寒熱의 구별이 있다. 따라서 임상에서는 종종 혈허血虛, 혈어血瘀, 혈열血熱, 혈한血寒의 네 가지 부류로 개괄한다. 사물탕四物湯에서 숙지황地, 백작芍은 혈중지음약血中之陰藥이고, 천궁芎, 당귀歸는 혈중지양약血中之陽藥인데, 두 가지가 합하여 오를 수도 있고 내려갈 수도 있고, 행行하는 가운데 자양養하고 보補하면서도 체滯하지 않으므로 보혈활혈補血活血의 좋은 처방이다. 간肝은 장혈藏血하고 생발生發을 주관하고, 심心은 생혈生血하고 혈맥血脈을 주관하며, 비脾는 운화運化를 주관하고 통혈統血하고, 신腎은 장정藏精하고 기혈氣血의 시초가 되는데, 본 방은 간肝에 들어가고, 또한 심비心脾에도 들어가며, 다시 신腎에 들어간다. 고로 혈증血證을 치료하는 전용 처방이 된다. 병증病證의 한열허실寒熱虛實과 병위病位의 상하내외上下內外에 따라 모두 융통성 있게 응용할 수 있다. 예를 들어 혈어血瘀가 있으면 도인桃仁, 홍화紅花를 더하고, 혈폐血閉하면 대황大黃, 망초芒硝를 더하고, 혈한血寒하면 육계肉桂, 부자附子를 더하고, 혈열血熱하면 황련黃連, 황금黃芩을 더하고, 허열虛熱이 있으면 지골피地骨皮, 단피丹皮를 더하고, 혈허血虛하면 인삼參, 황기芪를 더한다.

(3) 부인과의 통용방

부녀는 혈血을 위주로 하고, 혈血을 쓰임用으로 삼는다. 부녀의 월경經, 임신孕, 출산産, 수유乳의 생리활동은 혈血의 성쇠盛衰, 영휴盈虧, 통폐通閉와 상관관계가 있다. 임맥任脈이 통창하고 태충맥太衝脈이 성하고 혈해血海가 채워지고 가득 차서 넘치면 월사月事가 때에 맞춰 시작된다. 만약 임맥任脈이 허하고 태충맥太衝脈이 쇠약해지고 혈해血海가 공허해지면 월경의 원천이 부족해져 월경을 하지 않게 된다. 만약 어혈瘀血이 정체되면 월경이 고르지 않고, 통경痛經, 붕루崩漏, 심하면 징하癥瘕 등의 병이 생겨날 수 있다. 혈血이 충분하고 기氣가 왕성하면 비로소 섭정攝精하여 임신할 수 있고, 임신된 뒤에도 모혈母血이 끊임없이 태아를 영양해야만 정상적인 태아의 성장을 보장할 수 있고 달을 채워 순산할 수 있다. 분만 시 산모의 기혈이 왕성하면 오이가 익어 꼭지가 저절로 떨어지듯이瓜熟蒂落 쉽게 분만하여 기혈氣血의 소모가 많지 않고, 산후의 오로도 정상적으로 배출되고 저절로 그친다. 모유乳는 혈血이 화化한 것으로, 포유哺乳시기에 기혈氣血이 왕성하면 유즙이 넘쳐흐른다. 만약 체질이 약하고 기혈氣血이 부족하면 비록 성교를 하여도 섭정攝精하지 못하므로 임신이 되지 않는다. 설사 혹 임신이 되더라도 또한 태위부장胎萎不長(태아발육불량)하거나, 혹은 분만에 어려움이 있게 된다. 산후에는 또한 유즙이 부족하고, 질이 묽어 아이를 양육하는 데 곤란이 있게 된다. 만약 임신시기에 내부에 어혈瘀血이 머무른다면 출산에 임박해 큰 출혈이 종종 있게 되고, 산후에 포궁胞宮을 어혈瘀血이 막게 되면 오로惡露가 나오지 않거나 혹은 멎지 않게 되고, 복통 등의 병변이 있게 된다. 부녀의 병변에서 볼 수 있는 것은 절대적으로 혈분血分의 병이 많다는 것이다. 사물탕四物湯은 비록 "부인과에서 덮어두고 쓰는 처방은 아니다[不專爲女科套劑]"라고 하지만, 보혈補血하고 활혈活血하는 효능이 있고 아울러 심간비신心肝脾腎에 들어가고 특히 간경에 주로 들어가 일체 혈증血證의 전용처방이 되므로, 역대 부인과 학자는 모두 이 처방의 운용을 대단히 중요시하였다. 청대清代 무지망武之望의 《제음강목濟陰綱目》에서 사물탕四物湯은 조경調經하는 모든 처방의 우두머리라 하였고, 처방 뒤에 가감법 130여 항목을 열거하였는데, 임상에서 활용하면 확실히 치료효과가 있다. 그래서 본 방을 부인과 질병의 통용방이라 말할 수 있으며, 혈증血證의 부인과 질환에 확실히 해당될 때 사물탕四物湯을 증證에 따라 가감하면 기대할 만한 효과를 얻을 수 있다.

(4) 가감운용 예시

본 방의 구성은 빈틈이 없고, 오랜 임상 검증을 통해 치료효과가 믿을 만하다. 다만 증상과 병정의 변화가 다양하므로 처방을 쓸 때 구애받지 말아야 한다. 만약 가감이 법도에 맞지 않으면 치료 효과 또한 높지 않을 것이다. 필자가 임상에서 가감 운용하는 예시를 다음과 같이 나열하였다.

㉠ 혈열증血熱證

(1) 월경이 앞당겨지고, 월경량이 많고 색홍色紅하고 혈괴가 있으며, 맥활삭脈滑數하고, 설홍태황舌紅苔黃하면, 당귀歸, 천궁芎을 빼고, 계혈등鷄血藤 15g, 단삼丹參 10g, 아교阿膠 6~9g(녹여서), 선백모근鮮白茅根 20~30g, 산치자山梔子 6g, 익모초益母草 15g을 더하고, 숙지熟地대신 생지生地로 바꾼다. 천궁芎, 당귀歸는 신찬辛竄한 성미로 화火를 동하므로 쉽게 출혈을 증가시킬 수 있다. 따라서 신감미온辛甘微溫한 계혈등鷄血藤, 고이미한苦而微寒한 단삼丹參으로 대신하여 보혈화어補血化瘀함으로써 천궁芎, 당귀歸가 동혈動血하는 폐해를 방지할 수 있다. 익모초益母草는 신고미한辛苦微寒하고, 지혈止血할 수 있고 화어化瘀할 수도 있는데, 화化를 위주로 한다. 아교阿膠는 감평甘平하고 자음지혈滋陰止血하고, 백모근白茅根은 감량甘涼하고 치자梔子는 고한苦寒한데, 그 감고甘苦한 성미를 취해 함께 사용하여 청열지혈淸熱止血한다.

(2) 월경이 앞당겨지고 양이 많으며 색홍色紅하고, 밤이 되면 조열潮熱이 나타나고, 맥세삭脈細數, 태소苔少, 설변첨홍舌邊尖紅한 경우에는 천궁芎, 당귀歸를 빼고, 계혈등鷄血藤 15g, 우절藕節 20g, 지골피地骨皮 9g, 단피丹皮 9g, 생지生地 15g, 상심桑椹 9g을 더한다.

(3) 월경이 앞뒤로 불규칙하고 양이 많기도 적기도 하며, 월경이 오려고 할 때 유방창동乳房脹疼하고 심번흉민心煩胸悶하며, 태박백苔薄白, 설변첨홍舌邊尖紅, 맥현세脈弦細한 경우는 사물탕에 단지소요산丹梔逍遙散을 배합하고 합환화合歡花, 소형화素馨花, 불수화佛手花를 각 6g씩 더한다.

(4) 혈열血熱로 어瘀가 되어, 월경 전에 유방, 소복少腹·소복小腹이 창동脹疼하고 월경이 전후로 불규칙하고, 월경량도 일정치 않으며, 월경색이 암홍暗紅하고 자줏빛 덩어리가 있고, 맥현삽脈弦澁, 태박백苔薄白, 설변첨舌邊尖, 어점瘀點이 있으면 사물탕에 금령자산金鈴子散을 배합하고 택란澤蘭 9g, 소목蘇木 9g, 아출莪

朮 5g을 더한다.

(5) 월경이 뚝뚝 떨어져 멎지 않고, 월경량이 많기도 적기도 하며, 색은 담홍淡紅하고, 두훈頭暈, 실면失眠을 동반하고 입술과 혀가 건조하며, 설홍태소舌紅苔少, 맥세삭脈細數한 경우는 천궁芎, 당귀歸를 빼고 사물탕에 이지환二至丸, 양지탕兩地湯을 배합한다.

(6) 경행토뉵經行吐衄은 대부분 허화내동虛火內動으로 간肝이 장혈藏血하지 못한 병변이다. 온승溫升하는 천궁芎, 당귀歸를 빼고 숙지熟地를 생지生地로 바꾸며, 양지탕兩地湯을 배합하고 계혈등鷄血藤 15g, 단삼丹參 15g, 단피丹皮 6g, 한련초旱蓮草 15g을 더하여 쓴다.

㉡ 혈한증血寒證

(1) 월경이 뒤로 밀리고 양도 일정치 않으며, 색암홍色暗紅하고 덩어리가 있고, 월경기에 소복少腹·소복小腹의 창동脹疼이 극심하고 만져도 완화되지 않으며, 한출지랭汗出肢冷, 순면발청脣面發靑하고, 태백苔白, 맥침긴脈沈緊한 경우는 한응寒凝으로 혈어血瘀가 된 것이다. 사물탕에 제부자制附子 9g, 소회향小茴香 3g, 오수유吳茱萸 6g, 애엽艾葉 6g, 익모초益母草 15g, 아출莪朮 6g을 더한다.

(2) 월경이 뒤로 밀리고, 양은 적고 색담色淡하고, 요슬산연腰膝酸軟, 평소에 대하帶下의 양이 많고 색은 희며 묽고, 맥세약脈細弱, 태박백苔薄白, 설질담舌質淡한 경우는 신양허쇠腎陽虛衰하여 생화生化하지 못하는 것이다. 사물탕에 당삼黨參 15g, 북황기北黃芪 15g, 제부자制附子 9g, 창출蒼朮 9g, 백출白朮 12g을 더하여 쓴다.

(3) 월경이 오려고 할 때 혹은 월경 중에 눈꺼풀과 하지에 부종이 있고, 월경량이 많으며 색담色淡하고 묽으며, 평소 백대白帶의 양이 많고, 대변이 묽으며, 맥허지脈虛遲, 태백苔白, 설질담눈舌質淡嫩한 경우는 비양脾陽이 부족하고 건운健運하지 못하는 것이다. 사물탕에 사군자탕四君子湯을 합방하고 창출蒼朮 9g, 건강乾薑 3g, 방풍防風 6g, 북황기北黃芪 12g을 더하여 쓴다. 설사의 횟수가 비교적 많으면 활윤滑潤한 당귀當歸와 체니滯膩한 숙지熟地를 빼고, 계혈등鷄血藤 15g, 하수오何首烏 12g으로 바꿔 쓴다.

(4) 월경량이 많고 색담色淡하고 계속 멎지 않으며, 요슬산연腰膝酸軟, 맥허脈虛, 태박백苔薄白, 설질담눈舌質淡嫩한 경우는 비신양허脾腎陽虛하여 통장統藏하지 못하는 것이다. 사물탕에 당삼黨參 북황기北黃芪 각 15g, 상표초桑螵蛸 6g, 복분자覆盆子 9g, 녹각상鹿角霜 20g을 더한다.

(5) 경폐經閉로 월경을 하지 않고, 소복小腹이 냉하고 사지가 따뜻하지 않으며 입술과 안면이 창백하고, 맥세脈細, 태백苔白, 설질활윤舌質滑潤한 경우는 양허궁한陽虛宮寒에 해당한다. 사물탕에 당삼黨參 북황기北黃芪 각 15g, 제부자制附子 9g, 육계사肉桂絲 3g(충복 혹 후하), 파극천巴戟天 9g, 도인桃仁 6g, 홍화紅花 2g을 더한다.

ⓒ 혈허제증血虛諸證

(1) 월경이 뒤로 밀리고, 월경량이 적고 색담色淡하며 월경이 끝나고 소복小腹이 면면히 아프고, 맥허세脈虛細, 태박백苔薄白, 설질담舌質淡하고, 입술과 안면이 창백한 경우는 혈해血海가 공허하여 월경의 원천이 부족한 것이다. 사물탕에 당삼黨參 북황기北黃芪 각 15g, 계원桂圓[18] 20～30g, 원지遠志 3g, 불수佛手 3g을 더한다.

(2) 경폐經閉로 월경을 하지 않고, 요추부가 창산脹酸하고, 무릎과 다리에 힘이 없고, 맥허세지脈虛細遲, 태박백苔薄白, 설질눈반舌質嫩胖한 경우는 기혈氣血이 휴손되고 충임衝任이 허쇠虛衰한 것이다. 사물탕에 당삼黨參, 북황기北黃芪 각 15g, 자하거紫河車 15g, 제부자制附子 9g(선전先煎) 육계사肉桂絲 3g(충복 혹 후하) 파극천巴戟天 보골지補骨脂 각 9g을 더한다.

(3) 여러 차례 임신하였으나 유산되었고, 체력이 약하며, 맥세약脈細弱, 설질담舌質淡, 태박백苔薄白한 경우는 대부분 기혈허쇠氣血虛衰하여 태원胎元을 기르지 못한 것이다. 사물탕에 당삼黨參 북황기北黃芪 각 15g, 상기생桑寄生 15g, 토사자菟絲子 20g, 천두충川杜仲 15g, 천단川斷 6g을 더한다.

(4) 출산 후에 조열潮熱이 있고 두훈목현頭暈目眩하며, 활동하면 심계心悸가 나

18 계원(桂圓): 용안(龍眼)을 말한다—역자주.

타나고, 밤에 잠들기 어려우며, 맥세삭무력脈細數無力, 태박백苔薄白, 설변첨홍舌邊尖紅한 경우는 분만 시 기혈氣血의 소모가 과다하여 영혈불화營血不和가 된 것이다. 사물탕에 당삼黨參 생북황기生北黃芪 각 15g, 구기자枸杞子 12g, 산유육山萸肉 9g, 시호柴胡 6g, 홍조紅棗 9g을 더한다.

㉣ 혈어제증血瘀諸證

(1) 월경이 앞뒤로 불규칙하고, 양도 많기도 적기도 하며, 월경혈이 시원하게 나오지 않고 색암홍色暗紅하고 덩어리가 있으며, 소복少腹·소복小腹의 창동脹疼이 극심하여 만져도 줄지 않으며, 맥침삽脈沈澁, 태박백苔薄白, 설변첨舌邊尖에 어점瘀點이 있는 경우는 기체혈어氣滯血瘀에 해당한다. 사물탕에 단삼丹參 15g, 아출莪朮 10g, 원호元胡 6g, 향부香附 6g, 익모초益母草 15g, 울금鬱金 9g을 더한다.

(2) 경폐經閉로 월경을 하지 않고, 설변첨舌邊尖에 어점瘀點이 있으며, 맥지삽脈遲澁한 경우는 어적瘀積이 내부에 머물러 포맥胞脈이 통하지 않는 것이다. 사물탕에 도인桃仁 홍화紅花 각 6g, 노로통路路通 15g, 우슬牛膝 6g, 수질분水蛭粉 1.5g(충복)을 더한다.

(3) 누하漏下가 오래되었고, 월경혈이 자흑紫黑하고 덩어리가 있으며, 소복少腹·소복小腹의 창동脹疼이 극심하고, 순설唇舌에 자반紫斑이 있고, 맥침긴脈沈緊 혹 지삽遲澁한 경우는 어적瘀積으로 병이 된 것으로 신혈新血이 귀경歸經하지 못한 것이다. 사물탕에 해표초海螵蛸 9g, 천근茜根 9g, 익모초益母草 계혈등鷄血藤 각 15g, 실소산失笑散을 더한다.

(4) 산후에 태반이 배출되지 않는 것은 대부분 기혈氣血이 부족하고 어적瘀積이 안에 머무른 것이다. 사물탕에서 끈적끈적한 숙지熟地와 수렴하는 백작白芍을 빼고 당삼黨參 북황기北黃芪 각 15g, 지실枳實 우슬牛膝 후박厚朴 각 6g, 익모초益母草 30g을 더한다.

(5) 징하癥瘕와 종괴腫塊는 혈어血瘀가 결취結聚한 것인데, 사물탕에 계지복령환桂枝茯苓丸을 배합하고 실소산失笑散, 익모초益母草 단삼丹參 아출莪朮, 묘조초貓

爪草19 등을 더하여 쓴다.

총괄해서 말하면, 사물탕四物湯은 혈증血證을 치료하는 전용처방이고, 부인과 질환의 통용방으로, 배오配伍와 처방의의에 대한 연구뿐 아니라 가감운용 방면에 대해서도 전현前賢 또한 전면적으로 논술하였다. 만약 실제 임상에서 병정病情에 맞춰 활용한다면 사물탕의 치료효과는 매우 뛰어날 것이다.

(5) 결론

(1) 혈血은 조화調和를 중요하게 여기고, 통창通暢을 쓰임用으로 삼는다. 사물탕四物湯은 보혈補血하고 또한 활혈活血하므로 혈증血證의 전용 처방이 된다. 또한 부녀는 혈血을 위주로 하고, 혈血을 쓰임用으로 삼기 때문에 경經, 태胎, 산産, 유乳 등은 혈血과 지극히 밀접한 관계가 있다. 따라서 사물탕四物湯은 부인과 질환의 통용방通用方이기도 하다.

(2) 부녀는 비록 "기는 남지만 혈은 부족하다[有餘於氣而不足於血]"라고 하였지만, 혈血과 기氣는 서로를 쓰임用으로 삼는 밀접한 관계이고 양생陽生하면 음장陰長하고 기왕氣旺하면 능히 생혈生血할 수 있으므로, 치혈治血할 때는 치기治氣를 잊어서는 안 되고 항상 기약氣藥을 배합하여 응용해야 한다.

(3) 혈血은 본래 음陰에 속하므로 혈허血虛하면 음휴陰虧하게 된다. 그래서 양혈養血에는 보통 자음滋陰을 병용하는데, 예를 들어 간신휴손肝腎虧損으로 발생한 월경부조月經不調는 양혈유간養血柔肝해야 하고 또한 자음보신滋陰補腎도 필요하다.

(4) 사물탕四物湯의 구성은 비록 음양배합陰陽配合, 강유상제剛柔相濟라고는 하지만 종체적으로 말하면 온양溫養에 편중되어 있다. 무릇 줄혈이 많은 경우에는 감유甘柔한 약재의 사용을 증가시켜 천궁芎, 당귀歸의 신찬辛竄으로 동혈動血함을 방지해야 한다.

(5) 이상에서 한열허실증寒熱虛實證에 따라 가감운용을 하는 것은 단지 일반적

19 묘조초(貓爪草): 화담산결(化痰散結), 해독소종(解毒消腫)하는 효능이 있다. 나력담핵(瘰癧痰核), 정창종독(疔瘡腫毒), 사충교상(蛇蟲咬傷)에 자주 쓴다—역자주.

인 경우를 가리켜 말한 것이고, 실제 임상에서는 종종 한열寒熱이 서로 겸해 있고 허어虛瘀가 섞여 있으므로 그 신구선후新舊先後와 표본완급標本緩急을 분별하는 데 힘써야 하고, 상세히 살펴서 약을 써야 한다.

19 장경악張景岳의 부인과 학술사상에 대한 초보적인 탐구

장경악張景岳은 명대明代의 일대 의가로, 박학다재博學多才하고 의리醫理에 정통하며 기술이 고명하고 경험이 풍부하였다. 부녀의 월경月經, 대하帶下, 태잉胎孕, 산후産後 등 질병에 대해 일찍이 매우 정밀한 논술을 하였다. 《경악전서景岳全書·부인규婦人規》의 내용과 개인적으로 학습하여 체득한 부분을 결합하여 요점을 소개하니, 잘못된 부분이 있으면 수정을 바란다.

(1) 월경에는 3가지 근본月經三本이 있는데 그 뿌리는 신腎에 있다

월경은 혈血이다. 혈血은 오장정기五臟精氣가 화化한 것으로, "비장에서 생겨나고 심에서 통솔하고 간에 저장하며 폐에서 퍼트리고 신장에서 배설된다[生化於脾, 總統於心, 藏受於肝, 宣布於肺, 施泄於腎]"라고 하였다(《부인규婦人規·경맥류經脈類·경부조經不調》). 장부臟腑와 경맥經脈으로 보면, 위胃는 수납受納과 부숙腐熟을 담당하여 수곡지해水穀之海가 되고 수곡정미水穀精微의 원천이 된다. 비脾는 운화運化와 통혈統血을 담당하여 기혈생화氣血生化의 원천이 된다. 심心은 양중지양陽中之陽으로 혈血을 생하고 포맥胞脈에 소속된다. 충맥衝脈은 양명陽明에 이어져 오장육부五臟六腑의 혈해血海가 된다. 그래서 경악景岳 선생은 "월경에는 3가지 근본이 있는데, 충맥, 위기, 심비가 중요하고 생화의 원천이 된다[月經三本, 所重在衝脈, 所重在胃氣, 所重在心脾, 生化之源耳]"(《부인규婦人規·경맥류經脈類·월경지본月經之本》)를 특히 강조하였고, 혈血이 왕성하면 월경은 저절로 고르게 되며, 월경의 삼본三本 가운데 충맥衝脈을 우선하였다. 충맥衝脈의 왕성함은 첫째로 오장육부五臟六腑의 음혈陰血의 공급에 달려 있고, 둘째로 신기腎氣의 강약에 의지한다. 오장五臟의 기능이 정상이고 음혈陰血의 생화生化도 멈추지 않아야 하지만 또한 "신기가 왕성해지면……천계가 이르고 임맥이 통하고 태충맥이 성하면 월경이 때에 맞춰 시작된다[腎氣盛……天癸至, 任脈通, 太衝脈盛, 月事以時下]"(《소문素問·상고천진론上古天眞論》)라는 말처럼 천계天癸가 때에 맞춰 이르는지 여부와 임맥의 통창 여부, 태충맥의 왕성함 여부는 신기腎氣의 성쇠盛衰에 좌우되기도 한다. 그래서 충맥衝脈, 위기胃氣, 심비心脾는 비록 월경의 근본이라고 하지만,

만약 한 걸음 나아가 소본구원溯本求源(근본을 따지고 기원을 찾는다)하고 래용거맥來龍去脈(산의 지세가 용트림 치며 뻗어 나가 이룬 맥, 전후관계)을 분명히 한다면 결국 월경의 근본은 신腎에 있다. 다만 선천先天이 후천後天을 돕고 후천後天이 선천先天을 기르게 되므로, 서로 상호작용하여 정혈精血이 왕성해지고 월경이 저절로 고르게 되는 것이다.

(2) 림淋과 대帶의 차이는 명문命門에서 결정한다

대탁帶濁이라는 병은 증證과 병정이 뒤섞이고 복잡하며, 외감육음外感六淫으로 병이 되거나 내상칠정內傷七情으로 병이 되기도 한다. 경악景岳 선생은 "불수不遂", "태수太遂", "수이불수遂而不遂"와 성관계의 피로 등이 병인病因이라고 특히 강조하였는데, 이는 《부인규婦人規·대탁유림류帶濁遺淋類·대하帶下》에서 가리킨 바와 같다. "무릇 부인의 림과 대는 비록 그 정도의 차이는 있을 뿐 실제로는 같은 부류이다. 대개 대는 미미하고 림은 심한 것인데, 총체적으로 명문이 견고하지 않은 것이 원인이다. 견고하지 못해 병이 된 것은 그 원인이 여섯 가지이다. 하나는 마음의 동요함이다. 마음이 흔들리면 명문이 응하게 되고, 명문이 반응하면 지키던 바를 잃게 되는데 이는 '不遂'하기 때문이다. 하나는 과다한 욕심으로 새어 나가는 것이다. 무절제한 정욕으로 제멋대로 하게 되면 정도에서 새어 나가 명문이 견디지 못하는데, 이는 '太遂'하기 때문이다. 하나는 성관계에서의 역행이다. 대개 남녀가 성관계를 가질 때 감흥하는 속력에 차이가 있는데, 이때 남자가 우위에 있으므로 부인이 흥분을 해도 대부분 중도에 그치게 된다. 그치면 역행하고 역행하면 '탁'이 되고 '림'이 되는데 이는 '遂而不遂'하기 때문이며, 대부분 여자에게 가장 많고 대부분 말하려고 하지 않는다. 이상의 3가지 증은 십중팔구 대탁을 일으키는 원인이다[凡婦人淋帶, 雖分微甚, 而實爲同類, 蓋帶其微而淋其甚者也, 總由命門不固. 而不固之病, 其因有六. 蓋一心旌之搖之也, 心旌搖則命門應, 命門應則失其所守, 此由於不遂者也. 一以多欲之滑之也, 情欲無度, 縱肆不節則精道滑而命門不禁, 此由於太遂者也. 一以房室之逆之也, 凡男女相臨, 遲速有異, 此際權由男子, 婦人情興, 多致中道而止, 止則逆, 逆則爲濁爲淋, 此由於遂而不遂, 乃女子之最多, 而最不肯言者也. 以上三證, 凡

帶濁之由乎此者十居八九].” 이는 경악景岳 선생이 임淋과 대帶가 같은 부류로 정도의 차이가 있을 뿐, 총체적으로 명문命門의 불고不固가 원인임을 지적한 것이다. 당연히 경악景岳 선생은 방실房室로 인해 발생된 병변임을 강조한 동시에 기타 발병요인들에 대해서도 부정하지 않았다. 그래서 그는 이어서 다음과 같이 말하였다. “이 3가지 외에도 습열이 하류한 것이 있고, 허한하여 견고하지 못한 것, 비신의 부족으로 거둬들일 수 없는 경우도 있다[此三者之外, 則尚有濕熱下流者, 有虛寒不固者, 有脾腎虧陷而不能收攝者].” 물론 경악景岳 선생의 이 이론이 대탁帶濁의 모든 병인病因을 포괄할 수는 없지만, 임상에서는 여전히 중요한 지도적 의의가 있다. 무릇 대탁帶濁은 수습불화水濕不化와 정액진혈精液津血의 활탈滑脫에 불과할 뿐이다. 비脾는 토장土臟으로 수습水濕을 운화運化하고 승청升淸하며, 신腎은 주수主水하고 봉장지본封藏之本이 된다. 비허脾虛로 운화하지 못하면 수습水濕이 화化하지 못하고 청기淸氣가 오르지 못해 도리어 밑으로 흐르게 되고, 신기腎氣가 약해지면 증등蒸騰과 봉장封藏을 하지 못해 대탁帶濁이 끊임없이 계속된다. “명문은 양쪽 신장에서 주관하고 양쪽 신장은 모두 명문에 속한다[命門總主乎兩腎, 而兩腎皆屬命門].” 비신脾腎이 약해지면 명문命門이 견고함을 잃게 된다. 그래서 치대治帶, 치림治淋은 증證에 따른 치료 외에도 비脾와 신腎을 고려해야 하고 또한 명문命門을 고려해야 한다.

(3) 태병胎病은 다양하나 주로 허증虛이다

태잉胎孕의 병은 내인內因도 있고 외인外因도 있으며, 그 증상은 매우 복잡하다. “대개 태기가 불안한 것은 반드시 원인이 있는데, 허증이거나 실증이거나 한증이거나 열증으로 모두 태기의 병을 유발할 수 있다. 병을 없애려면 안태해야 하는데, 안태하는 처방만을 고집해서는 안 되고 또한 개월 수에 집착해서도 안 된다. 단지 증과 경락에 따르고 그 병에 따라 처방을 하는 것이 가장 좋다. 백출, 황금이 안태의 성약이라고 고집하여 그것을 쓰는 것은 흔한 실수이다[蓋胎氣不安, 必有所因, 或虛或實, 或寒或熱, 皆能爲胎氣之病. 去其所病, 便是安胎之法, 故安胎之方不可執, 亦不可泥其月數, 但當隨證隨經, 因其病而藥之, 乃爲至善. 若謂白朮, 黃芩乃安胎之聖藥, 執而用之, 鮮不誤矣]”(《부인규婦人規·태잉류胎

孕類·안태安胎》). 이는 태잉胎孕의 병은 한寒, 열熱, 허虛, 실實의 차이가 있고 치료는 증상에 맞게 약을 써야 하며, 고정된 처방에 집착하지 말고 다양한 병에 융통성 있게 치료해야 하는데, 만약 그러지 않으면 백출白朮, 황금黃芩이 이른바 "안태성약安胎聖藥"이라 할지라도 적절하지 않다는 것을 경악景岳이 명확하게 가리킨 것이다. 그러나 경악景岳은 "발생 이유를 살펴 병에 따라 치료한다[當察其所致之由, 因病而調]"를 강조하면서 또한 태병胎病은 "전부 기혈의 부족에서 벗어나지 않는다[總不離於氣血之虛]"를 특히 지적하였다. "무릇 태잉이 견고하지 않은 것은 기혈이 손상된 병에서 벗어나지 않는데, 대개 기가 부족하면 끌어올리는 힘이 견고하지 않으며, 혈이 부족하면 영양해줄 수 없게 된다[凡胎孕不固, 無非氣血損傷之病, 蓋氣虛則提攝不固, 血虛則灌溉不周]"(《부인규婦人規·태잉류胎孕類·삭타태數墮胎》), "태가 자라지 않는 것은 오직 혈기가 부족한 것이다[胎不長者, 亦惟血氣之不足耳]"(《부인규婦人規·태잉류胎孕類·태부장胎不長》). 부녀의 임신기간에는 기혈이 급하게 포궁胞宮에 모여 태원胎元을 온양溫養하는 까닭에 모체의 기혈氣血은 상대적으로 부족해져 종종 편허偏虛한 상태가 된다. 다만 기혈부족氣血不足의 원인은 다양하여 품부稟賦가 본래 허약한 것처럼 선천先天의 영향도 있고, 외감육음外感六淫의 사기邪, 과도한 칠정七情으로 인한 손상, 무절제한 성생활, 질박손상跌仆損傷, 부적절한 약식藥食 등 후천後天의 요소도 있다. 따라서 증證에는 마땅히 한열허실寒熱虛實의 구분이 있고, 허중협실虛中夾實하거나 실중유허實中有虛하거나 한열寒熱이 뒤섞인 경우도 있다. 경악景岳은 박학하고 넓은 식견으로 이를 분명히 하였고, 순전히 허증虛이거나 순전히 보법補으로 입론立論하는 것은 말이 되지 않으며, 태병胎病이 "모두 혈기의 부족에서 벗어나지 않는다[總不離於血氣之虛]"라고 말한 것 또한 동료와 후학에게 경고를 주는 것에 지나지 않는다. 변증입법辨證立法을 할 때에는 기혈氣血의 생발生發을 돕는 것부터 고려해야 하며, 기기氣機를 막거나 기혈氣血을 손상시키는 약재는 모두 적절하지 않다. 선현의 것을 배우고, 그 요지를 받드는 데 힘쓰고, 정신을 밝게 하며, 치우치지 않고 동화되지 않아야 한다. 그러지 않으면 "허한 것을 더욱 허하게 하고 실한 것을 더욱 실하게 한다[虛虛實實]"라는 잘못을 범하게 된다.

(4) 산후병産後病이 허증虛이라는 데 집착해서는 안 된다

산후産後의 병에 대해 단계丹溪는 일찍이 "산후에는 부족하게 해서는 안 되며 기혈을 크게 보하는 것을 우선해야 한다. 비록 잡다한 증상이 있어도 나중에 치료한다[産後無得令虛, 當大補氣血爲先, 雖有雜證, 以末治之]"(《단계심법丹溪心法·산후産後》)라는 이론을 내세웠다. 경악景岳도 처음에는 이 이론을 매우 믿고 따랐는데, 임상 실천이 꾸준히 깊어지고 배움과 경험이 모두 증가함에 따라 점점 회의적이 되었다. 그는 "무릇 산후에는 기혈이 모두 부족하여 정말로 대부분은 허증이다. 그러나 허증인 경우, 허증이 아닌 경우, 완전히 실증인 경우, 이 3가지로 증상과 사람에 따라 그 허실을 변별해야 하는데, 상법으로 치료한다고 모두 대보법 사용을 고집하여 사기를 도와서는 안 된다. 이것을 분별하지 않으면 안 된다[凡産後氣血俱去, 誠多虛證, 然有虛者, 有不虛者, 有全實者, 凡此三者, 但當隨證隨人辨其虛實, 以常法治療, 不得執有誠心概行大補, 以致助邪, 此辨之不可不眞也]"(《부인규婦人規·산후류産後類·논산후당대보기혈論産後當大補氣血》)라고 하였다. 경악景岳의 이 학설은 신산부新産婦의 "유허有虛", "유불허有不虛", "유전실有全實"의 분류를 가리키며, 확실히 임상 실제와 부합하고 공평타당한 평론이다. 대개 출산 초기의 산모는 기혈氣血의 소모가 과다하여 물론 흔히 허증虛證의 병변이지만, 산욕産褥 과정에는 이경지혈離經之血이 없을 수 없다. "이미 경맥에서 벗어난 혈은 비록 맑고 신선한 혈이라 할지라도 어혈이다[旣是離經之血, 雖淸血鮮血, 亦是瘀血]"(《혈증론血證論·어혈瘀血》). 그 밖에 외감객사外感客邪, 내상칠정內傷七情, 음식불신飮食不愼 등으로도 산후병을 일으킬 수 있다. 따라서 산후병은 대부분 한열寒熱이 섞여 있고 허실虛實이 한데 나타나므로, 진료할 때 한열허실寒熱虛實을 잘 살피고 허虛와 어瘀가 얼마나 가볍고 중한지를 판단하고 표본標本과 완급緩急을 저울질하여, 허虛가 주가 되면 마땅히 조보기혈調補氣血을 우선으로 해야 한다. 어혈瘀血이 포궁胞宮에 정체되어 오로惡露가 그치지 않고 더웠다 추웠다 하거나 소복小腹이 단단해지고 아프면, 마땅히 거어祛瘀하여 생신生新해야 하는데, 어혈瘀血이 제거되면 신혈新血이 저절로 만들어지고 영위營衛가 조화되며 정기正氣가 회복된다. 만약 지상달변知常達變[20]하지 못하고 "비록 잡다한 증상이 있어도 나중에 치료한다[雖有雜證, 以末治之]"라는 논설에 구애되면 병정病情에 나쁜 영향을 미쳐 후회막급하게 된다.

(5) 부인병婦人病의 치료는 비신脾腎을 중요시한다

경악景岳은 부녀의 병을 "병의 시작은 사려 때문이거나 울분으로 인하거나 과로 때문이거나 혹은 육음, 음식으로 말미암아 대부분 심폐간비 4개의 장에서 발생한다. 그 정도가 심해지면 4개의 장이 서로 병을 옮기고 반드시 비장과 신장으로 돌아간다. 대개 양분이 날이 갈수록 부족해지면 음식 섭취가 점차 줄어서 비기, 위기가 고갈된다. 음분이 날이 갈수록 부족해지면 정혈이 점차 마르게 되어 충임, 신기가 고갈된다. 따라서 내가 말하길 양사가 이르면 그 해가 반드시 음으로 돌아가고 오장이 상하면 결국에는 신장에 미치게 된다. 이 원류의 필연은 치료의 중요한 수단이 된다[病之肇端, 則或由思慮, 或由鬱怒, 或以積勞, 或以六淫, 飮食, 多起於心肺肝脾四臟, 及其甚也, 則四臟相移, 必歸脾腎. 蓋陽分日虧, 則飮食日減, 而脾氣胃氣竭矣；陰分日虧, 則精血日涸, 而衝任腎氣竭矣, 故予曰: 陽邪之至, 害必歸陰; 五臟之傷, 窮必及腎. 此源流之必然, 即治療之要著]"(《부인규婦人規·경맥류經脈類·경맥제장병인經脈諸臟病因》)라고 인식하였다. 사기가 침범하는 외감外感, 울노우사鬱怒憂思로 인한 내상內傷, 방실房室과 노권勞倦 등은 장부臟腑의 기능을 떨어뜨려 기혈생화氣血生化의 원천을 잃게 한다. 그래서 그는 다음과 같이 주장하였다. "부인병의 치료는 마땅히 경혈을 우선해야 한다[治婦人之病, 當以經血爲先]"(《부인규婦人規·경맥류經脈類·경맥제장병인經脈諸臟病因》). 왜냐하면 부녀는 혈血을 주主로 하고, 또한 혈血을 용用으로 삼기 때문이다. 오장五臟의 기능이 조화롭지 못하면 기혈氣血이 고르지 못하게 되어 충분히 질병을 일으킬 수 있으므로, 응당 기혈氣血을 조리하는 데 초점을 맞춰야 한다. 비脾는 후천後天으로 기혈생화氣血生化의 원천이고, 신腎은 선천先天으로 기혈氣血의 시생이다. 기혈氣血의 비고 채워짐은 비신脾腎과 밀접한 관계가 있다. 따라서 치료에서 반

20 지상달변(知常達變): 사물의 기본 법칙을 숙달할 뿐만 아니라 특정 상황이나 문제에 유연하게 대처하는 방법을 알고 원칙뿐만 아니라 변화에 적응하는 것을 이른다—역자주.

드시 비脾와 신腎에 무게를 두어야 한다. 이는 바로 경악景岳이 말한 바와 같다. "월경을 고르게 하는 관건은 비위를 보하여 혈의 원천을 자양하고, 신기를 길러 혈의 집을 편안하게 하는 데 있다. 이 두 가지를 알면 완벽하다고 할 수 있다[調經之要, 貴在補脾胃以資血之源, 養腎氣以安血之室, 知斯二者, 則盡善矣]" (《부인규婦人規·경맥류經脈類·경부조經不調》). 비신脾腎을 온보溫補하면 기혈생화氣血生化의 회복을 촉진할 수 있고, 또한 기혈氣血의 저장과 운행을 조절할 수도 있다. 이에 따라 경맥經脈이 왕성해지고 영위營衛가 조화되면 어떤 병이든 발생하지 않게 된다.

20 태교에 대해 시험 삼아 논하다

부녀의 임신에서 분만에 이르는 기간에 임신부는 스스로 적당한 일상생활과 음식조절을 하고, 마음을 즐겁게 하며, 쓸데없이 노동하지 말고, 외사外邪의 침범을 막아 몸과 마음의 건강을 확보해야 하며, 동시에 자신의 정신과 인품, 덕성의 수양과 교육을 강화해야 한다. "외상이내감外象而內感"[21]하도록 하여, 태아의 지능 발육이 촉진되도록 한다. 이를 태교胎教라 부른다.

태교胎教라는 말은 유래가 깊다. 옛날 한대漢代 《사기史記》에는 부녀의 임신에 대해 태교와 관련된 내용이 기재되어 있었다. 이후로 적지 않은 의가醫家들이 이를 토대로 차츰차츰 발전시켜 나갔다. 송대宋代에 이르러 마침내 "태교胎教"에 대한 전문적인 논술이 나타났고, 그 내용은 날이 갈수록 완전해졌다. 뿐만 아니라 태교胎教가 태아의 발육과 지능이라는 측면에 도움이 되고, 부주의한 태교는 무수한 위해가 있음을 지적하였다.

태교胎教 학설은 본래 우리 선조들의 오랜 기간의 생활과 의료실천을 총괄하여 나온 이론이며 실천과 검증을 통과한 것이다. 다만 당시의 사회 환경 등의 요소로 인해 건강하지 못한 내용이 다소 섞여 있음은 피할 수 없는 사실이다. 이 때문에 이제까지 오랫동안 사람들이 중요하게 여기지 않았고, 심하면 미신이나 쓸모없는 것이라고 모함하였다. 실제로는 우리가 깊이 연구할 수만 있다면 이것은 확실히 과학적인 가치가 있는 것이다. 태아는 엄마의 배 속에서 임신부의 기혈진액氣血津液의 자양에 의존함으로써 비로소 점진적으로 발육성장을 할 수 있다. 그래서 임신부의 체질 강약, 기혈氣血의 영휴盈虧, 정신적 희노喜怒, 품부稟賦의 용겁勇怯 등은 직접적으로 태아에게 영향을 미친다. 동시에 외부 환경의 고요함 혹은 소란함, 공기의 신선함 혹은 혼탁함, 각종 양성 혹은 악성의 자극은 모두 임신부의 신심身心건강에 영향을 미칠 수 있고, 간접적으로 태아에게 영향을 주어 현명하게 혹은 어리석게 만든다. 이것은 바로 "외상이내

21 외상이내감(外象而內感): 《부인양방(婦人良方)》에서 유래된 말로, "태어날 아이가 단정하길 바란다면 임신부가 바른말을 하고 행동을 올바르게 해야 하고, 아이가 아름답길 바란다면 임신부의 허리에 백옥(白玉)을 차고 다니며, 아이가 현명하길 바란다면 임신부가 독서를 해야 한다. 이를 일러 외상이내감(外象而內感)이라고 한다."라고 하여 임신부의 행동거지가 태아에게 영향을 미침을 시사하는 말이다—역자주.

감外象而內感"의 결과이다.

태교胎教의 내용은 상당히 광범위한데, 다음과 같이 요약하였다.

첫째, 부모는 건강한 시기에 결혼한다.

후대의 건강함 혹은 병약함, 총명함 혹은 우둔함은 부모의 체질이 건강한지 아닌지, 정신상태가 좋은지 아닌지에 따라 매우 깊게 영향을 받는다. 이에 따라 부모의 정혈精血은 배태胚胎를 형성하는 기본물질이 된다. 부모 체질의 강약, 정신적인 희노喜怒 등은 태아에게 직접 영향을 미친다. "맑은 기운을 부여받으면 그 자식은 총명하고 지혜로우며 오래 살면서 건강하다. 탁한 기운을 부여받으면 우매하고 오래 살지 못한다[稟於淸者, 其子聰明智慧, 壽而且康, 稟於濁者, 愚癡不壽]." 동시에 부모의 혼인 연령이 시기에 맞게 적절한지, 체력의 강약이 알맞은지도 중요하다. 옛날에 "젊은 아버지와 나이 든 어머니 사이에 태어난 여아는 반드시 쇠약하고, 건강한 어머니와 약한 아버지 사이에 태어난 남아는 반드시 약하다[父少母老, 産女必羸, 母壯父衰, 生男必弱]"와 "몸이 약한 여성이 적령기에 혼인을 하면 자식이 약하게 되니 마땅히 건강하기를 기다려 혼인해야 한다[羸女及時而嫁, 弱男宜待壯而婚]"라는 말이 있다. 당연히 유물변증唯物辯證의 관점에서 볼 때, 세상에 변화하지 않는 사물은 없고, 인간의 건강과 총명함, 지능은 실천과 단련, 그리고 부단한 학습으로 획득할 수 있는 것이다. 다만 유전의 관점에서 보았을 때 선천적 요인은 가벼이 여길 수 없고, 부모의 혼인과 건강이 어떠한지가 선천적 요인의 주요한 내용이 된다는 것 또한 부정할 수 없다. 체질이 건강하고 마음이 선량한 부모가 결혼한 뒤 관계를 하여 낳은 자녀는 대부분 영리하고 민첩하고 생기가 넘치며 건강하고 아름답다. 그렇지 않은 경우는 실령 낳고 기를 수는 있어도 그 자녀가 종종 몹시 허약하거나 혹은 우둔하고 영민하지 않게 된다.

둘째, 정신을 잘 조섭調攝하고, 외사外邪를 방어한다.

역대 의가들은 《내경內經》의 "허사와 적풍은 제때 피해야 한다. 마음을 편안하게 하고 허욕을 없애면 진기가 보전되고 정신이 산란해지지 않으니 병이 어디서 생기겠는가[虛邪賊風, 避之有時, 恬惔虛無, 眞氣從之, 精神內守, 病安從來]"

(《소문素問·상고천진론上古天眞論》)의 예방사상에 근거하여, 인간의 정신활동과 질병 발생 사이에 매우 밀접한 관계가 있음을 강조하였다. 정신적으로 과도하게 강렬한 자극 혹은 장기간의 우울감은 모두 인체 장부기혈臟腑氣血의 정상적인 기능 활동에 영향을 주기에 충분하고 이에 따라 질병을 발생시키는데, 특히 부인은 임신 후 생리상 급격한 변화가 일어나고 종종 정신에 쉽게 파급된다. 그래서 "심신을 고르게 하고 성격을 조화롭게 한다[調心神, 和情性]"를 더욱 강조하였다. 동시에 "잠이 들고 일어나는 것을 때에 맞게 하고 거처를 알맞게 하는 것을 영리하고 세심하게 하면 무로의 사기도 들어올 틈이 없게 된다[寢興以時, 出處以節, 可以高明, 可以周密, 使霧露之邪, 不得投間而入]"가 요구된다. 요컨대 마음을 쾌적하게 유지하고 기혈氣血이 잘 통하며 정신이 충만해지면 비로소 외사外邪의 침입을 막을 수 있고, 이에 따라 질병의 발생을 없애 태아의 정상적인 발육생장을 촉진할 수 있는 것이다.

셋째, 조용한 방에 홀로 머물고, 성생활을 금기한다.

임신부의 언어와 행동, 사상의 기복起伏과 환경의 청탁淸濁은 모두 태아의 발육과 매우 밀접한 관계가 있다. 만약 심지가 곱고 청결하고 스스로 잘 가꾸며 주거환경이 아름다우면 배 속의 아이도 대부분 건강하고 민첩하다. 이와 반대라면 태아가 대개 유산되거나 설령 달을 채워 출산하더라도 종종 우둔하거나 흉악하다. 그래서 옛사람들은 임신부가 깨끗한 곳에 머무르고 삿된 것을 보지 말고 음란한 소리를 듣지 말라고 강조하였다. 물론 우리나라(중국)의 근간이 아직도 변변치 못하여 현재의 주택으로는 어느 정도 곤란한 상태인지라, 임신부가 휴식과 수면을 취할 때 혼자 조용한 방에 있기는 불가능하다. 다만 제어하는 법을 알고 해야 할 일과 해서는 안 될 일을 줄이고, 헛된 소리와 불결한 것을 피하며, 선량한 마음과 진지한 인생관을 가지는 것은 여전히 할 수 있는 것이다. 이는 임산부의 신심身心 건강과 태아의 발육, 성장에 모두 유리하다.

넷째, 일과 휴식을 결합하고, 기혈氣血을 원활하게 한다.

《소문素問·선명오기宣明五氣》에서는 "지나치게 오랫동안 보면 혈이 상하고 지나치게 오랫동안 누워 있으면 기가 상하며 지나치게 오랫동안 앉아 있으면 살이 상하고 지나치게 오랫동안 서 있으면 뼈가 상하며 지나치게 오랫동안 걸어 다니면 힘줄이 상한다[久視傷血, 久臥傷氣, 久坐傷肉, 久立傷骨, 久行傷筋]"라고 하였다. 이는 지나친 노동과 지나친 휴식은 인체를 손상하고 건강에 불리함을 가리킨 것이다. 보통 사람조차도 이와 같으므로 임신부는 더더욱 노동과 휴식을 적당하게 해야 한다. 우리 선조들은 "아이를 임신하면 반드시 자주 걸어야 하며, 하루에 3천보를 느긋하게 걸어야 한다[胎孕須要頻步行, 寬緩日行三千步]"라고 한 동시에 "함부로 힘쓰지 마라[作勞不妄]"라고 하여 기혈氣血의 조화를 이루되 어떠한 사기로든 방해받아서는 안 된다고 주장하였다. 노동과 휴식의 문제에 대해 한대漢代 명의 화타華陀는 일찍이 명확하게 지적하였다. 인체는 노동을 해야 하지만 과하게 하는 것은 좋지 않다. 움직이면 곡기穀氣가 소화되고 혈맥血脈이 통하여 병이 생기지 않는다. 비유하자면 지도리戶樞가 끝까지 썩지 않는 것과 같다. 임신기간에는 적당히 가벼운 육체노동을 하고, 정원을 자주 산책하고, 일광욕을 하는 등 노동 중 휴식을 하거나 쉬는 중에 활동을 하도록 한다. 즉 과로하지 않으면서 게으르지 않게 하여, 임신부의 건강을 지키고 태아의 성장을 촉진하는 데 적극적인 의미를 둔다.

다섯째, 약물과 식이를 신중하게 사용하되 병에 들어맞으면 바로 중지한다.

방병防病이 치병治病보다 중요하고, 이는 적극적인 조치이다. 다만 만일 임신부가 일상생활이 불규칙하거나 혹은 음식을 절제하지 못한다면 어쩔 수 없이 침치료, 약물치료가 필요하다. 옛사람들은 임신부가 마음대로 자체적으로 용약用藥해서는 안 되고, 반드시 의사의 지시에 따라 복약해야 하며 동시에 병이 나으면 복약을 중지해야 함을 강조하였다. 임신부의 질병 치료는 치병治病뿐 아니라 안태安胎도 해야 한다. 다시 말하면 병사病邪를 제거하고 기혈氣血을 조화시켜 모체의 건강을 회복할 뿐 아니라 태아를 보호하여 끊임없이 성장할 수 있도록 대책을 강구해야 한다. 만약 용약用藥이 적당하지 않고 기혈氣血을 손상시킬 수 있는 약재를 과다하게 사용한다면 모두 태아의 요절夭折이나 신생아 기형을 유발하게 된다.

"태교胎教"라는 말은 유래가 오래되었으나 일정 정도의 과학성을 갖추고 있다. "태교胎教"라는 꽃봉오리는 오랜 풍상風霜을 거쳐 진기한 꽃이 되었고 영원히 우생優生의 화원에서 아름다운 빛깔과 향기를 뽐낸다.

하편 의안

제1장

월경병

월경관련 질환은 월경의 주기, 월경량, 월경색, 월경질의 변화와 월경과 동반되는 일정한 증상, 예를 들어 경행부종經行浮腫, 경행토뉵經行吐衄, 심한 월경복통 등을 가리킨다.

월경병의 발병요인은 비록 허실한열虛實寒熱 등의 여러 방면이 있긴 하지만 최종적으로 기혈氣血의 실조, 장부臟腑의 불화, 충임衝任의 휴손虧損으로 귀결된다. 따라서 월경병의 치료는 변증辨證을 토대로 총체적으로는 기혈氣血을 조리하는 것이다. 기혈氣血이 조절되고, 오장五臟이 편안하고, 충임衝任이 왕성하고, 경맥經脈이 통창하면 월경은 정상이 된다.

01 월경이 고르지 않은 증 8례

임상례①

탄覃모 씨, 여성, 22세. 모대학 근로자, 미혼.

1972년 12월 13일 초진.

오랫동안 월경이 뒤로 밀렸고, 2개월 혹은 3개월에 한 번 월경을 하였다. 월경량은 적고, 붉은색이며, 월경기에 가까워지면 유방 및 소복少腹·소복小腹에 창동脹疼이 있고, 창脹이 통痛보다 심하고 만져도 편안하지 않았으며 월경이 끝나면 편안해졌다. 평소 허리가 시큰거리며 잠이 들기 어려웠고, 다른 특별한 점은 없었다. 맥현세脈弦細, 태박백苔薄白하고, 설변첨舌邊尖에 암흑색의 점이 있다.

진단: 월경부조月經不調.

변증: 간기울체肝氣鬱滯, 혈행불창血行不暢.

치료원칙: 소간이기疏肝理氣, 활혈화어活血化瘀.

【처방】

당귀當歸 9g, 천궁川芎 6g, 생지生地 12g, 적작赤芍 9g, 도인桃仁 6g, 홍화紅花 2g, 곤초坤草 9g, 시호柴胡 5g, 향부香附 9g.

매일 1제를 물에 달여 복용하고, 연속해서 3제를 복용한다.

• 두 번째 진료(1973년 2월 23일)

이전 처방을 복용하고 월경전 증상이 완화되었고, 월경이 때에 맞춰 오게 되었다. 다만 머리가 어지럽고 이명耳鳴을 느낀다. 맥침세脈沈細하고, 태박백苔薄白, 설질담舌質淡하며 설변첨舌邊尖에 자암색 점이 있다. 화어공벌化瘀攻伐이 지나칠까 우려되어 양혈養血 위주로 전환한다. 처방은 아래와 같다.

【처방】

계혈등鷄血藤 18g, 황정黃精 18g, 애엽艾葉 6g, 백작白芍 9g, 당귀신歸身 9g, 아교阿膠 9g(녹여서), 시호柴胡 2g, 감초甘草 5g, 홍조紅棗 10g.

매일 1제를 물에 달여 복용하고, 연속해서 3제를 복용한다.

• 세 번째 진료(3월 7일)

월경주기는 정상이고, 색과 양도 보통이다. 맥세완脈細緩하고, 태박백苔薄白, 설변첨舌邊尖에 어점瘀點이 있다. 기존 처방에 곤초坤草 9g, 천기자川杞子 9g을 더하여 쓴다.

매일 1제를 물에 달여 복용하고, 연속해서 5제를 복용하여 치료효과를 공고히 하였다. 3개월을 관찰하였고 월경은 정상이었다.

【부연】

간肝은 장혈藏血하고 소설疏泄을 주관한다. 간기肝氣가 울체되면 경맥經脈이 매끄럽지 못하게 되므로 월경이 뒤로 밀리고 월경량이 적어지며, 소복少腹·소복小腹이 창동脹疼한 것이다. 도홍사물탕桃紅四物湯에 곤초坤草를 더하여 활혈하어活血化瘀하고, 시호柴胡, 향부香附로 간기肝氣를 조달하여 소통疏通과 화어化瘀를 병용하였다. 이에 약이 적중하여 병이 제거되었다. 두 번째 진료에서 환자는 어지러움과 이명耳鳴을 호소하였는데, 공벌攻伐하는 약재의 과용을 우려하여 도인桃仁, 홍화紅花, 적작赤芍을 빼고, 감평미온甘平微溫한 계혈등鷄血藤으로 대체하여 그 행혈行血하고 보혈補血하는 효능을 취하였다. 세 번째 진료에서는 곤초坤草, 구기자枸杞子를 추가하였는데, 곤초坤草에서는 화어化瘀하면서 지혈止血하는 효능을 취하였고, 구기자枸杞子에서는 감평甘平으로 간신肝腎을 조리하는 효능을 취하였다. 이에 따라 자양養하면서 소통疏하고 보補하면서 화化하도록 하여, 표본標本을 함께 살피고 치료효과를 공고히 하는 목적을 달성할 수 있었다.

임상례②

모莫모 씨, 여성, 31세, 난닝南寧시 모종합공장 근로자, 기혼.

1974년 6월 5일 초진.

1969년 정월에 결혼하였고, 1969년 9월과 1972년 7월 전후로 누 차례 유산을 하였으며, 매번 소파술을 하였다. 이후로 월경이 50~70일 밀리기 시작하였고, 양은 중등도이며, 자흑색紫黑色에 덩어리가 있었고, 월경이 뚝뚝 떨어져서 시원치 않았다. 호르몬 치료를 하면 3~5일 앞당겨지고, 월경 전에 유방창동이 있으며, 음부에 통증과 부종이 발생하였다. 평소 어지럽고, 소량의 대하帶下가 있는데 색이 희고 묽으며, 양측 소복少腹에 은은한 통증이 있고, 만지면 편안해졌다. 소화와 대소변은 정상이고, 맥세활脈細滑하고, 태박백苔薄白하다.

진단: 월경부조月經不調.

변증: 충임휴손衝任虧損, 담습울체痰濕鬱滯.

치료원칙: 건비소간健脾疏肝, 양혈조경養血調經.

【처방】

당귀신歸身 12g, 천궁川芎 3g, 운복령雲苓 12g, 법반하法夏 9g, 곤초坤草 9g, 소형화素馨花 5g, 진피陳皮 3g, 감초甘草 3g.

매일 1제를 물에 달여 복용하고, 연속해서 3제를 복용한다.

• 두 번째 진료(6월 10일)

이전 처방을 복용하고 완복脘腹이 편해졌고, 소복少腹의 은은한 통증은 사라졌다. 약이 증상에 맞으니 기존 처방을 유지하고 불수佛手 9g을 더하고 소형화素馨花를 제거하였다. 매일 1제를 물에 달여 복용하고, 연속해서 3제를 복용한다.

• 세 번째 진료(6월 17일)

요통 외에 불편한 점은 없었다. 맥침세脈沈細하고, 태박백苔薄白하다. 온양溫養하는 약재를 늘린다.

【처방】

제부자制附子 9g(선전先煎), 운복령雲苓 12g, 백출白朮 9g, 당삼黨參 18g, 백작白芍 9g, 토사자菟絲子 9g, 음양곽淫羊藿 9g, 천단川斷 9g, 홍조紅棗 9g.

매일 1제를 물에 달여 복용하고, 연속해서 3제를 복용한다.

• 네 번째 진료(6월 24일)

어제 월경이 시작되었고, 양은 모두 정상이었다. 허리가 약간 뻐근한 것 외에는 불편하지 않았다. 기혈氣血의 보양補養을 위주로 한다.

【처방】

당귀신歸身 12g, 천궁川芎 3g, 백작白芍 5g, 숙지熟地 15g, 상기생桑寄生 15g, 당삼黨參 12g, 북황기北黃芪 15g, 곤초坤草 9g, 자감초炙草 6g.

매일 1제를 물에 달여 복용하고, 연속해서 3제를 복용한다.

• 다섯 번째 진료(8월 28일)

2개월간 월경이 없었고, 몸이 나른하고 음식 생각이 없으며 이른 아침에 구역감이 발생하였다. 맥세활脈細滑하고, 태박백苔薄白, 설질은 정상이다. 임신소변검사 결과 양성이었다. 건비화위健脾和胃, 순기안태順氣安胎하는 치료법으로 치료한다.

【처방】

당삼黨參 15g, 운복령雲苓 9g, 백출白朮 5g, 진피陳皮 3g, 소엽蘇葉 5g(후하後下), 사인각砂仁殼 2g, 생강生薑 6g, 홍조紅棗 6g.

매일 1제를 물에 달여 복용하고, 연속해서 3제를 복용한다.

【부연】

충맥沖은 혈해血海를 주관하고, 임맥任은 모든 음맥陰脈을 주관하며, 2개의 경맥은 간肝과 연결되어 있다. 충맥衝脈이 휴손되었기에 월경이 뒤로 밀리고, 월경혈이 자흑紫黑하고 덩어리가 있으며 뚝뚝 떨어져 시원하지 않은 것이다. 간맥肝脈은 음기陰器에 연결되어 있고 유방乳房은 양명陽明에 속하는데, 월경이 오려고 할 때 간화肝火가 내부에서 선동되므로 음도陰道가 붓고 아프며 유방이 창동脹疼한 것이다. 간목肝木이 영양을 받지 못하면 비토脾土에 파급되어 비脾가 정상적으로 운화하지 못하므로 담습痰濕이 울체된다. 그러므로 양측 소복少腹이 은은하게 아프고 대하帶下의 색이 희고 묽은 것이다. 증상에 맞게 약을 써야 하므로 충맥衝脈으로 들어가는 당귀當歸, 천궁川芎으로 보혈활혈補血活血하고, 복령茯苓, 반하半夏, 진피陳皮로 온화담습溫化痰濕, 이기화중理氣和中하며, 소형화素馨花로 조서간기調舒肝氣하고, 감초甘草 일미로 모든 약을 조화시키며, 또한 "충맥의 역을 조화시키고 대맥의 급박을 완화시킨다[和衝脈之逆, 緩帶脈之急]"라는 작용을 한다. 약이 증상에 들어맞으니 치료효과를 기대할 수 있었다. 두 번째 진료 후 온신건비溫腎健脾의 치법으로 바꾸었고, 부정扶正으로 고본固本하여 선천先天과 후천後天을 함께 보충하였다. 기혈氣血이 왕성해졌기에 월경이 고르게 되고, 임신하게 되었다.

임상례③

자賈모 씨, 여성, 35세, 난닝南寧지구 모 역의 역무원, 기혼.

1973년 12월 12일 초진.

18세에 초경을 한 후로 바로 월경을 하지 않았다. 매번 중약中藥(약명 불상)을 써서 치료해야만 비로소 월경을 하였다. 23세에 결혼하였고, 결혼 후 1차례 인공유산을 하였다. 이후 연속으로 7차례 유산을 하였고, 매번 소파술을 하였다. 평소 음부에 분비물이 없고, 현재 월경이 뒤로 밀리며, 색은 붉고, 보라색의 엄지손가락만 한 덩어리가 있다. 월경 중에 허리와 소복少腹·소복小腹의 창통脹痛이 극심하고, 자괴紫塊가 배출되면 통증이 줄었다. 입면은 정상이나 꿈이 많고, 소화는 좋은 편이고 대소변은 정상이다.

전날 머리가 어지럽고 무거우며, 코가 막히고 흰색의 가래가 있는 기침을 시작하였다. 맥부현脈浮弦하고, 태박백황苔薄白黃, 혀는 붉고 가운데 열문裂紋이 있으며, 설첨舌尖에는 어두운 점이 있고, 설체는 비반肥胖하다.

진단: (1)월경부조月經不調, (2)외감풍한外感風寒.

변증: 충임휴손衝任虧損, 어적정체瘀積停滯, 품부부족稟賦不足, 이감외사易感外邪.

치료원칙: 병세가 급하면 그 표를 치료하라[急則治其標]는 원칙에 따라 먼저 소해疏解하고, 병세가 완만해지면 본을 치료하라[緩則治本]는 원칙에 따라 다시 조경調經한다.

【처방】

당귀當歸 9g, 천궁川芎 3g, 소엽蘇葉 6g(후하後下), 향부香附 6g, 백지白芷 5g, 전호前胡 9g, 북행인北杏仁 9g, 진피陳皮 3g, 감초甘草 3g.

매일 물에 달여 1제를 복용하고, 모두 2제를 복용한다.

• 두 번째 진료(12월 14일)

약을 복용하고 외사外邪는 소실되었다. 보신양혈補腎養血, 활혈화어活血化瘀의 치법으로 변경하여 치본治本으로 근치根治를 도모한다.

【처방】

계혈등鷄血藤 30g, 토사자菟絲子 20g, 구기자枸杞子 10g, 차전자車前子 10g, 복분자覆盆子 10g, 오미자五味子 5g, 익모초益母草 9g, 소목蘇木 9g, 삼릉三棱 5g.

매일 1제를 물에 달여 복용하고, 모두 5제를 복용한다.

• 세 번째 진료(12월 26일)

약을 복용하고 불편한 점은 없었다. 계속해서 이전 처방에 삼릉三棱을 빼고,

아출莪朮 5g, 수오首烏 12g을 더하여 쓴다. 매일 1제를 물에 달여 복용하고, 5제를 복용한다.

• 네 번째 진료(1974년 1월 4일)

월경 예정일이 지났는데 월경을 아직 시작하지 않았다. 온양溫養하는 치법으로 치료한다.

【처방】 당귀當歸 12g, 당삼黨參 12g, 천궁川芎 6g, 백작白芍 5g, 숙지熟地 15g, 애엽艾葉 9g, 익지인益智仁 9g, 익모초益母草 15g, 자감초炙甘草 5g.

매일 1제를 물에 달여 복용하고, 5제를 복용한다.

• 다섯 번째 진료(1월 10일)

컨디션은 양호하고, 수면과 소화 모두 좋으며, 대소변은 정상이다. 다만 여전히 월경을 하지 않았다. 맥세완脈細緩하고, 태박백苔薄白, 설첨舌尖에 암홍점暗紅點이 있다. 신腎에 대한 치료를 하여 월경의 원천을 촉진한다.

【처방】

토사자菟絲子 20g, 당삼黨參 12g, 수오首烏 15g, 차전자車前子 9g, 천기자川杞子 9g, 복분자覆盆子 9g, 충위자茺蔚子 12g, 음양곽淫羊藿 9g, 여정자女貞子 9g.

매일 1제를 물에 달여 복용하고, 모두 5제를 복용한다.

• 여섯 번째 진료(2월 3일)

이전 처방을 복용하고, 1월 16일에 월경을 하였다. 색은 암홍暗紅하고 자괴紫塊가 이전에 비해 줄었으며, 양은 이전에 비해 비교적 많아졌다. 월경 중 소복少腹·소복小腹의 통증은 완화되었다. 계속해서 이전의 치료법을 따르되 가감한다.

【처방】

계혈등鷄血藤 30g, 당삼黨參 15g, 토사자菟絲子 12g, 여정자女貞子 9g, 음양곽淫羊藿 9g, 호로파胡蘆巴 9g, 호도인胡桃仁 9g, 운복령雲苓 9g, 익모초益母草 9g, 골쇄보骨碎補 10g, 소목蘇木 9g.

매일 1제를 물에 달여 복용하고, 모두 10제를 복용한다.

• 일곱 번째 진료(3월 25일)

이전 처방을 복용하고 월경주기는 정상이 되었고, 월경 중 불편한 점은 없었다. 현재 요추와 팔꿈치 관절에 통증이 있다. 맥침세脈沈細하고, 태박백苔薄白, 설질은 보통이다. 양혈서근養血舒筋, 활락지통活絡止痛을 치료법으로 한다.

【처방】

계혈등鷄血藤 24g, 상지桑枝 18g, 수오首烏 15g, 천단川斷 12g, 천두충川杜仲 12g, 익지인益智仁 9g, 회산약懷山藥 15g, 태오약台烏藥 9g.

매일 1제를 물에 달여 복용하고, 모두 3제를 복용한다.

• 여덟 번째 진료(7월 20일)

지난 월경(5월 26일) 이후로 지금까지 월경을 하지 않았다. 현재 피곤하고, 먹는 것을 싫어하고, 메스꺼워 토할 것 같다. 맥세활脈細滑하고, 태박백苔薄白, 설질은 보통이다. 임신소변검사를 시행하였고 양성이었다. 건비화위健脾和胃, 순기안태順氣安胎를 치법으로 한다.

【처방】

태자삼太子參 15g, 운복령雲苓 15g, 백출白朮 9g, 진피陳皮 3g, 소엽蘇葉 3g(후하後下), 사인砂仁 2g, 생강生薑 10g.

매일 1제를 물에 달여 복용하고, 모두 3제를 복용한다.

• 아홉 번째 진료(7월 26일)

마음이 번잡하고 가슴이 두근거리며, 때때로 구역감이 있다. 맥진과 설진은 이전과 같았다. 계속해서 이전 처방을 3제 복용한다.

• 열 번째 진료(8월 1일)

메스꺼움과 구역감이 완화되었고, 조금씩 먹을 수 있었다. 더 이상 복약하지 말고, 음식으로 조리하라고 권하였다. 1976년 2월에 한 명의 남아를 순산하였다.

【부연】

폐장閉藏을 주관하는 것은 신腎이다. 환자는 여러 차례 유산을 하였는데, 이는 신腎이 봉장封藏하지 못하여 충임衝任이 견고하지 못한 것과 밀접한 관계가 있으며, 휴손虧損의 징조이다. 그러나 월경 중 허리와 소복少腹·소복小腹의 창동脹疼이 극심하고 월경혈에 엄지손가락 크기의 자괴紫塊가 있는 것은 어실瘀實한 병변이다. 즉 허실협잡虛實夾雜의 증후인데, 어느 것이 주가 되고 어느 것이 차가 되는지는 마땅히 변증논치辨證論治가 중요한 관건이다. 《내경內經》의 "질병의 경중을 살펴 성의껏 조리하되 가벼운 경우는 표와 본을 함께 치료하고, 위중한 경우는 표와 본 중 하나만 치료한다[謹察間甚, 以意調之, 間者並行, 甚者獨行]"라고 하는 가르침을 따랐다. 본 임상례의 맥증脈證에서 그 경중완급輕重緩急을 저울질하였을 때 "간자병행間者並行"이 적당하므로 처음부터 끝까지 온양부정溫養扶正을 주로 하였고, 다양한 단계에 근거하여 계혈등鷄血藤, 소목蘇木, 아출莪朮, 삼릉三棱 등을 사용하여 화어化瘀하였다. 표본標本을 함께 치료하고 공보攻補를 같이 하였으며, 본本을 보補하는 것을 위주로 하였다. 8개월 남짓의 치료를 하면서 모두 40여 제의 약을 복용하였고, 고질痼疾이 제거되어 월경이 고르게 되고 마침내 임신되었다.

임상례④

천陳모 씨, 여성, 23세, 난닝南寧 모 공장 근로자, 기혼.

1974년 6월 26일 초진.

16세에 초경을 하였고, 1년이나 지난 후에 비로소 2번째 월경을 하였다. 그러나 19세 이후에는 약을 먹거나 주사(약명 불상)를 맞아야만 겨우 월경을 하였다. 월경량은 적고, 색담色淡하며 혈괴가 있다. 평소 어지럽고 두통이 있으며, 수면과 소화가 좋지 않았고, 소변을 자주 보며 대변은 당박溏薄하였다. 맥허세脈虛細하고, 태박백苔薄白, 설질담舌質淡하다.

진단: 월경부조月經不調.

변증: 비신기허脾腎氣虛, 충임부족衝任不足.

치료원칙: 온보비신溫補脾腎, 조양충임調養衝任.

【처방】

당삼黨參 15g, 북황기北黃芪 12g, 백출白朮 9g, 운복령雲苓 9g, 당귀신歸身 9g, 숙지熟地 12g, 파극천巴戟天 9g, 토사자菟絲子 9g, 곤초坤草 9g.

매일 1제를 물에 달여 복용하고, 연속해서 6제를 복용한다.

• 두 번째 진료(7월 10일)

약을 복용하고 대하帶下가 비교적 많아졌고, 색은 하얗다. 대변이 당박溏薄하였고 다른 특별한 점은 없었으며, 맥脈과 설舌은 이전과 같았다. 건비健脾를 위주로 한다.

【처방】

당삼黨參 15g, 백출白朮 9g, 운복령雲苓 9g, 진피陳皮 5g, 향부香附 9g, 시호柴胡 5g, 감초甘草 3g.

매일 1제를 물에 달여 복용하고, 연속해서 3제를 복용한다.

• 세 번째 진료(7월 17일)

대하帶下의 양은 줄었다. 다만 허리와 등이 시큰거리고 노곤하였다. 맥허세脈虛細하고, 태박백苔薄白, 설질담舌質淡하다. 온양간신溫養肝腎을 위주로 하는 치법으로 변경하였다.

【처방】

당귀신歸身 12g, 천궁川芎 9g, 숙지熟地 12g, 파극천巴戟天 9g, 보골지補骨脂 15g, 당삼黨參 12g, 우슬牛膝 5g.

매일 1제를 물에 달여 복용하고, 연속해서 3제를 복용한다.

• 네 번째 진료(7월 20일)

월경 예정일이 되었는데 아직 월경을 하지 않았다. 소화가 안 되고 대변이 당박溏薄하여 매일 3차례를 본다. 맥허세脈虛細하고 태박백苔薄白, 설첨홍舌尖紅하다. 익기양혈益氣養血하여 월경을 유도한다.

【처방】

당귀신歸身 12g, 천궁川芎 5g, 당삼黨參 12g, 백출白朮 9g, 회산약懷山藥 15g, 보골지補骨脂 9g, 익모초益母草 15g, 회우슬懷牛膝 5g.

매일 1제를 물에 달여 복용하고, 연속해서 3제를 복용한다.

• 다섯 번째 진료(7월 31일)

25일 월경을 하였고, 색와 양은 이전 달에 비해 좋아졌다. 잘 먹고 대변도 정상이다. 맥세脈細하고, 태박백苔薄白하다. 보신補腎을 중점적으로 한다.

【처방】

토사자菟絲子 15g, 복분자覆盆子 9g, 천기자川杞子 9g, 차전자車前子 9g, 오미자五味子 5g, 당삼黨參 15g, 당귀신歸身 9g, 파극천巴戟天 9g, 보골지補骨脂 9g.

매일 1제를 물에 달여 복용하고, 연속해서 6제를 복용한다.

• 여섯 번째 진료(8월 12일)

수면과 소화는 모두 좋아졌고, 컨디션도 좋다. 맥박脈搏이 완화되었고, 설태는 정상이다. 약이 증상에 맞으니 기존 처방을 고수하여 다시 6제를 복용하도록 하였다.

• 일곱 번째 진료(8월 27일)

월경 예정일이 되었으나 아직 월경을 하지 않았다. 맥脈과 설舌은 이전과 같다. 선후천先後天을 함께 치료하고, 침針과 약藥을 함께 사용한다.

【처방1】

당귀신歸身 12g, 천궁川芎 5g, 백작白芍 5g, 숙지熟地 15g, 당삼黨參 15g, 자황기炙黃芪 15g, 호도육胡桃肉 15g, 백출白朮 9g, 익모초益母草 9g, 홍조紅棗 10g.

【처방2】

토사자菟絲子 15g, 차전자車前子 9g, 복분자覆盆子 9g, 천기자川杞子 9g, 오미자五味子 5g, 당삼黨參 15g, 음양곽淫羊藿 9g, 사상자蛇床子 5g, 시호柴胡 3g, 홍조紅棗 10g.

3제를 물에 달여 복용한다.

이상의 두 처방을 교차로 복용하고, 반복해서 다시 시작한다.

【쑥뜸】

스스로 아래 혈자리에 쑥뜸을 뜬다.[22]

① 중극中極, 수도水道, 삼음교三陰交

② 관원關元, 귀래歸來, 족삼리足三裏

매번 10~15분 뜸을 뜨고, 저녁마다 1조의 혈위를 사용하되 교차로 뜸을 뜬다.

• 주적조사(9월 9일)

위의 처방을 사용하여 치료한 뒤 월경주기는 정상이고, 색과 양은 모두 좋았다. 이후 약을 끊고 3개월을 관찰하였는데 월경을 정상적으로 하였고, 아울러 임신을 하였다.

22 하루는 중극, 수도, 삼음교 1조의 혈을 뜸을 뜨고, 다음 날에는 관원, 귀래, 족삼리 1조에 뜸을 뜨는 방식이다—역자주.

【부연】

비脾는 기혈생화氣血生化의 원천이고, 신腎은 기혈氣血의 시초이다. 비신脾腎의 기氣가 허하면 충임衝任이 부족해지고 혈해血海가 공허해진다. 따라서 월경이 뒤로 밀리고 월경량이 적어지고 색담色淡하는 등의 병변이 발생한다. 초진에서 4진까지 비脾, 신腎, 간肝을 함께 치료하였고, 이에 따라 충임衝任이 점차 왕성해지고 임맥任脈이 통창通暢하였다. 이에 따라 월경의 색과 양이 비교적 좋아졌다. 5진에서 급하게 성과를 내기 위해 보신補腎하는 약을 치우쳐 사용하였고, 음양陰陽을 평보平補하면 월경의 원천이 채워지는 걸 촉진할 수 있다고 생각하였다. 그러나 비脾와 신腎은 선후천先後天의 밀접한 관계이고, 신腎의 충양充養은 비脾의 건운健運에 의존하고, 비脾의 건운健運은 신腎의 온후溫煦와 분리할 수 없는 것이다. 7진에서 본래 부족한 증이고 품부稟賦가 허약함을 고려하여 빠르게 성과를 낼 수 없다고 판단하고 이에 다시 비신脾腎을 함께 치료하였고, 침針과 약藥을 병용하며 복약 외에도 관원關元, 중극中極 등의 혈자리에 뜸을 떠 기혈氣血이 왕성해지는 것을 촉진하고 충임衝任을 온양溫養하였다. 이에 월경주기가 정상이 되었고, 색과 양이 모두 좋아졌다.

임상례⑤

린林모 씨, 여성, 26세, 모 대학 유아원 교사, 기혼.

1977년 3월 22일 초진.

월경이 앞당겨지고, 양은 적으며, 색담色淡하다. 월경 중 소복少腹·소복小腹이 창동脹疼하고 끊어질 듯이 허리가 아프다. 결혼한 지 2년 되었고, 비록 함께 살지만 지금까지 임신이 되지 않았다. 이외에 불편함은 없다. 맥허세脈虛細하고, 태박백苔薄白, 설질담舌質淡하다.

진단: 월경부조月經不調.

변증: 기혈양허氣血兩虛, 통섭불고統攝不固.

치료원칙: 쌍보기혈雙補氣血, 이생경원以生經源.

【처방】

당삼黨參 15g, 당귀신歸身 9g, 백출白朮 9g, 숙지熟地 15g, 자북기炙北芪 15g, 백

작白芍 5g, 운복령雲苓 5g, 원지遠志 3g, 오미자五味子 5g, 옥계玉桂 2g(후하後下), 진피陳皮 2g, 곤초坤草 9g, 자감초炙甘草 5g.

매일 1제를 물에 달여 복용하고, 연속해서 3제를 복용한다.

• 두 번째 진료(4월 22일)

4월 12~17일에 월경을 하였고, 주기는 정상이며, 색은 붉고, 이전 달에 비해 양은 많았다. 월경기간 중 허리와 소복少腹·소복小腹의 창동脹疼은 경미하였고, 맥脈과 설舌은 이전과 같았다. 기혈氣血의 보양補養을 위주로 치료한다.

【처방】

당삼黨參 15g, 자북기炙北芪 12g, 당귀신歸身 9g, 백작白芍 6g, 숙지熟地 15g, 애엽艾葉 2g, 곤초坤草 9g, 향부香附 9g, 홍조紅棗 9g.

매일 1제를 물에 달여 복용하고, 연속해서 3제를 복용한다.

• 세 번째 진료(5월 10일)

어제 월경을 시작하였고, 현재 소복少腹에 경미한 통증이 여전히 남아 있다. 맥허세脈虛細하고, 태박백苔薄白, 설질담舌質淡하다. 보양補養을 위주로 하고, 화어化瘀로 보좌한다.

【처방】

계혈등鷄血藤 15g, 당귀當歸 9g, 천궁川芎 6g, 백작白芍 9g, 숙지熟地 12g, 당삼黨參 9g, 자북기炙北芪 12g, 곤초坤草 9g, 소목蘇木 9g, 아출莪朮 3g, 홍조紅棗 9g.

매일 1제를 물에 달여 복용하고, 연속해서 3제를 복용한다.

이후 추적 조사하였는데 월경은 정상이 되었고 이미 임신을 한 상태였다.

【부연】

월경經은 혈血이고, 혈血은 음陰이다. 음혈陰血이 부족하고 혈해血海가 공허하면 월경량이 줄고, 색담色淡하게 된다. 혈허血虛하면 기허氣虛하고, 기허氣虛하면 혈血을 통섭하지 못하므로 월경이 앞당겨진다. 허리는 신腎의 외부外府인데 혈허血虛하면 영양을 받지 못하므로 허리가 끊어질 듯 아픈 것이다. 본래 음혈陰血이 부족한 증症이므로 인삼양영탕人參養榮湯으로 치료한 것이다. 그리하여 "오장이 서로 영양하고 서로 도움을 준다[五臟交養互益]"라는 효과를 얻었다. 세 번째 진료에서 월경 중 소복창통少腹脹痛이 있었는데, 이경지혈離經之血이 말끔하지 않음을 우려하여 보양補養하는 가운데 소목蘇木, 아출莪朮을 더하여 도체화어導滯化瘀하였다. 치료는 시종일관 쌍보기혈雙補氣血에 중점을 두었고, 기혈氣血이 왕성해지면서 월경이 저절로 고르게 되었다.

임상례⑥

황黃모 씨, 여성, 28세, 난닝南寧시 모 중학교 교사, 기혼.

1978년 2월 24일 초진.

12세에 초경을 하였고, 이후로 계속 10~20일씩 월경이 밀렸다. 양은 보통이고, 색택은 좋았다. 작년 8월에 결혼하였고, 결혼 후 부부가 함께 살았다. 월경은 여전히 뒤로 밀리고, 양은 적고, 색은 암담暗淡하였으며, 월경 중에 불편함은 없었다. 현재 월경이 끝난 지 2일째이다. 맥침세약脈沈細弱하고, 태박백苔薄白, 설질담舌質淡하다.

진단: 월경부조月經不調.

변증: 기혈부족氣血不足, 충임양허衝任兩虛.

치료원칙: 보익기혈補益氣血, 온양충임溫養衝任.

【처방】

당귀신歸身 9g, 천궁川芎 5g, 백작白芍 9g, 수오首烏 15g, 자황기炙黃芪 12g, 당삼黨參 12g, 토사자菟絲子 15g, 천기자川杞子 12g, 육종용肉蓯蓉 15g, 음양곽淫羊藿 15g, 시호柴胡 3g, 자감초炙甘草 3g.

매일 1제를 물에 달여 복용하고, 연속해서 3제를 복용한다.

• 두 번째 진료(3월 1일)

약을 복용하고 불편한 점은 없었고, 다만 대변이 무르게 되었다. 온윤溫潤하는 육종용肉蓯蓉을 제거하고, 곤초坤草 12g을 더하여 다시 3제를 복용하도록 하였다.

• 세 번째 진료(3월 13일)

11일에 음부에서 피가 한 방울씩 떨어졌다. 맥세脈細하고, 태박백苔薄白, 설질담舌質淡하다. 이는 월경을 할 징조이다. 계속해서 이전 치료법에 가감을 한다.

【처방】

북황기北黃芪 15g, 당삼黨參 12g, 수오首烏 15g, 토사자菟絲子 15g, 음양곽淫羊藿 15g, 당귀신歸身 9g, 천궁川芎 3g, 백작白芍 9g, 익모초益母草 9g.

매일 1제를 물에 달여 복용하고, 연속해서 3제를 복용한다.

• 네 번째 진료(3월 23일)

16일에 제대로 된 월경을 시작하였고, 양은 이전 달에 비해 많았으며 색택은 비교적 좋았다. 맥세脈細하고, 설태는 정상이다. 치료는 기혈氣血을 쌍보雙補한다.

【처방】

당귀신歸身 9g, 천궁川芎 3g, 백작白芍 5g, 숙지熟地 5g, 당삼黨參 12g, 운복령雲苓 5g, 백출白朮 9g, 자황기炙黃芪 15g, 옥계사玉桂絲 2g(후하後下), 음양곽淫羊藿 15g, 자감초炙草 5g.

매일 1제를 물에 달여 복용하고, 연속해서 5제를 복용한다.

• 다섯 번째 진료(8월 11일)

이전 처방을 복용하고, 월경이 고르게 되었고 색과 양도 모두 좋아졌다. 현재 임신한 지 4개월여가 되었고, 위완胃脘이 때때로 더부룩하고 통증이 있으며, 빨리 걸으면 아랫배에 땅기는 느낌이 있다. 맥세활脈細滑하고, 태박백苔薄白, 설질은 정상이다. 이는 태동불안胎動不安의 징조이다. 장요건비壯腰健脾, 순기안태順氣安胎를 치법으로 한다.

【처방】

당삼黨參 15g, 백출白朮 9g, 운복령雲苓 5g, 상기생桑寄生 15g, 천단川斷 12g, 사인砂仁 2g, 소엽蘇葉 3g, 진피陳皮 3g, 자감초炙甘草 5g.

매일 1제를 물에 달여 복용하고, 연속해서 3제를 복용한다.

【부연】

《내경內經》에서 말하길 "신기가 왕성해지면 천계가 이르고, 임맥이 통하고 태충맥이 성하게 되면 월경을 때에 맞춰서 하게 된다[腎氣盛, 天癸至, 任脈通, 太衝脈盛, 月事以時下]." 환자는 장기간 월경이 뒤로 밀렸고, 양이 적고 색은 어두웠다. 이는 분명히 기혈氣血이 부족하고, 충임衝任이 모두 허한 까닭이다.

따라서 성유탕聖愈湯으로 보익기혈補益氣血하고, 토사자菟絲子, 구기자枸杞子, 육종용肉蓯蓉, 음양곽淫羊藿으로 온신난간溫腎暖肝하고, 자감초炙甘草가 비脾로 들어가 모든 약을 조화롭게 한다. 소량의 시호柴胡를 쓰는 것은 간기肝氣를 풀어헤치는 효능을 취하여 보양補養하는 가운데 승발升發이 있게 한 것이다. 다섯 번째 진료에서 태동불안胎動不安의 징조가 있어 안태安胎하는 데 중점을 두고 비신脾腎을 쌍보雙補하고 순기順氣로 보좌한다. 이것은 주칩고장主蟄固藏의 효능을 강화하는 의미이다.

임상례⑦

린林모 씨, 여성, 26세, 자치구 모 숙박시설 회계원, 기혼.

1978년 5월 21일 초진.

18세에 초경을 하였고, 이후로 주기와 색, 양은 모두 정상이었다. 작년 "5·1절(노동절)"에 결혼하였는데, 결혼 후 피임약을 복용하고 월경이 문란해져 월경주기가 앞뒤로 불규칙해졌고, 양도 많고 적음이 일정치 않았으며, 월경기에 소복少腹·소복小腹의 통증이 극심하였고, 월경색이 자암紫暗하고 덩어리가 있었다. 올해 정월부터 피임약 복용을 중지한 뒤로 월경기에 소복少腹·소복小腹은 아프지 않았다. 다만 여전히 월경은 일주일 전후로 밀리고, 월경량은 중등도이며, 첫날에는 색이 어둡고 둘째 날에 담홍淡紅색이 되었다. 어지럽고 허리가 시큰거리는 증상이 있고, 다른 불편함은 없다. 맥침세脈沈細하고, 태박백苔薄白, 설질은 담홍淡紅하다.

진단: (1)월경부조月經不調, (2)통경痛經.

변증: 간신기허肝腎氣虛, 포궁한랭胞宮寒冷.

치료원칙: 온신난간溫腎暖肝, 보양충임補養衝任.

【처방】

당귀신歸身 9g, 천궁川芎 5g, 백작白芍 9g, 수오首烏 15g, 애엽艾葉 6g, 토사자菟絲子 12g, 당삼黨參 12g, 제부자制附子 9g(선전先煎), 사상자蛇床子 3g, 오수유吳茱萸 2g, 자감초炙甘草 5g.

매일 1제를 물에 달여 복용하고, 연속해서 3제를 복용한다.

• 두 번째 진료(6월 16일)

이전 처방을 복용하고 수면과 소화가 좋아졌고, 월경 중 복통은 없었으며 월경량은 중등도였고 색홍色紅하였다. 다만 주기는 여전히 뒤로 밀렸다. 맥침세脈沈細하고, 태박백苔薄白, 설첨홍舌尖紅하다. 기혈氣血을 보익하여 조경調經한다.

【처방】

당귀신歸身 9g, 천궁川芎 5g, 백작白芍 9g, 수오首烏 15g, 애엽艾葉 6g, 오수유吳茱萸 1.5g, 당삼黨參 12g, 자북기炙北芪 15g, 익모초益母草 15g.

매일 1제를 물에 달여 복용하고, 연속해서 6제를 복용한다.

• 세 번째 진료(8월 9일)

약을 복용하고, 월경 시 통증은 없었고, 주기도 정상이 되었으며, 색과 양 모두 좋았다. 계속해서 이전 처방을 사용하여 3제를 복용시켰다.

• 네 번째 진료(11월 6일)

임신한 지 이미 3개월쯤 되었고, 육맥六脈이 화평하고 불편한 점이 없어 약을 복용할 필요가 없으므로 음식으로 조리하도록 하였다.

【부연】

환자는 18세에 초경을 하였고, 이것은 그 품부稟賦가 본래 허약함을 말해준다. 결혼하고 월경이 문란해져 월경주기가 앞뒤로 불규칙하였고, 월경량도 일정치 않았으며 색택이 암담暗淡해졌는데 이것은 간신肝腎이 쇠약해져 충맥衝脈이 혈해血海를 다스리지 못하고, 임맥任脈이 제음諸陰을 관리하지 못한 징조이다. 기타 허리가 시큰거리고 어지러우며, 맥세脈細, 설담舌淡한 것은 모두 부족한 징후이다. 따라서 온신난간溫腎暖肝하는 치료법으로 치료하였다. 충임衝任은 포중胞中에서 시작하여 간신肝腎에 연결되어 있는데, 신정腎精이 충만하고 간혈肝血이 채워지면 충임衝任이 자양받아 혈해血海가 차고 넘치게 되고, 그리하면 월경이 저절로 고르게 되어 임신을 기대할 수 있게 된다. 처방 중 부자附子, 사상자蛇床子 두 가지는 신온辛溫한 약재로, 부자附子는 "보혈약을 끌고 혈분으로 들어가 부족한 진음을 자양함으로써 온난한 약을 하초에 이르게 할 수 있다[引補血藥入血分, 以滋養不足之眞陰, 引[溫暖藥達下焦]"라는 효능으로 포궁胞宮의 한랭寒冷을 흩어버린다. 후자蛇床子는 외용하면 조습살충燥濕殺蟲의 힘이 있고, 내복하면 온신장양溫腎壯陽의 효능이 있어 자궁이 한랭寒冷한 경우에 적당하다.

임상례⑧

쉬許모 씨, 여성, 27세, 난닝南寧 모 공장 근로자, 기혼.

1983년 3월 1일 초진.

14세에 초경을 하였고, 이후로 계속 주기가 뒤로 밀리며 소복少腹·소복小腹에 통증이 있었다. 작년에 결혼하였고, 결혼 후에 매달 월경이 시작되기 전과 첫날에 허리가 뻐근하고 소복少腹·소복小腹의 창동脹疼이 극심하며, 심할 때는 손발이 차가워지고 안색이 창백하게 되었다. 월경색은 자암紫暗하고 덩어리가 있으며, 6일 전후면 그쳤다. 월경은 20～30일 밀리고, 심하면 에스트로겐, 프로게스테론을 이용하여 치료해야만 비로소 월경을 하였다. 평소 음부가 가렵고, 대하帶下의 양이 많으며 색이 희고 묽었다. 현재 월경을 시작한 지 일주일이 되었고, 요추가 뻐근하며 무겁고 끊어질 듯 하였다. 소화는 평상시와 같고, 대소변도 정상이었다. 맥침세脈沈細하고, 태박백苔薄白, 설질담舌質淡하다.

진단: (1)월경부조月經不調, (2)한응통경寒凝痛經, (3)한습대하寒濕帶下.

변증: 간신양허肝腎陽虛, 한습응체寒濕凝滯.

치료원칙: 온경산한溫經散寒, 활혈화어活血化瘀.

【처방】

당귀當歸 9g, 천궁川芎 5g, 백작白芍 9g, 오수유吳茱萸 2g, 숙부편熟附片 5g(선전先煎), 운복령雲苓 9g, 백출白朮 9g, 곤초坤草 9g, 애엽艾葉 5g, 아출莪朮 5g, 대조大棗 9g.

매일 1제를 물에 달여 복용하고, 연속해서 3제를 복용한다.

• 두 번째 진료(3월 8일)

복약 후 병세가 약간 완화되었다. 다만 대하帶下의 양상이 흰 가운데 노란색을 띠고 있었다. 맥침세脈沈細하고, 태박백苔薄白, 설질舌質은 보통이다. 온열溫熱한 약재의 과용에 대한 우려로 처방을 다음과 같이 수정하였다.

【처방】

당귀신歸身 9g, 천궁川芎 5g, 백작白芍 5g, 숙지熟地 15g, 백출白朮 9g, 당삼黨參 15g, 골쇄보骨碎補 15g, 불수佛手 9g, 시호柴胡 2g.

매일 1제를 물에 달여 복용하고, 연속해서 3제를 복용한다.

• 세 번째 진료(3월 15일)

요통은 완화되었고 대하량帶下量도 줄었으나 색은 약간 노랬다. 맥세완脈細緩하고, 설태舌苔는 이전과 같았다. 다음과 같이 처방하였다.

【처방】 당귀신歸身 9g, 천궁川芎 5g, 백작白芍 9g, 운복령雲苓 9g, 택사澤瀉 9g, 황금黃芩 5g, 계혈등鷄血藤 15g, 시호柴胡 2g.

매일 1제를 물에 달여 복용하고, 연속해서 3제를 복용하였다.

• 네 번째 진료(4월 5일)

3월 29일에 월경을 하였고, 어제 그쳤다. 이번 월경은 지난달에 비해 색과 양이 비교적 좋아졌고, 혈괴도 없었으며, 월경전과 월경기간 중의 모든 증상이 가벼워졌다. 맥세활脈細滑하고, 태박백苔薄白하고 윤기가 있으며, 설질은 보통이었다. 치료는 쌍보기혈雙補氣血, 온신장요溫腎壯腰한다.

【처방】

자북기炙北芪 15g, 당삼黨參 15g, 당귀신歸身 12g, 천궁川芎 5g, 백작白芍 5g, 숙지熟地 15g, 보골지補骨脂 9g, 구척狗脊 9g, 곤초坤草 15g.

매일 1제를 물에 달여 복용하고, 연속해서 3제를 복용한다.

• 다섯 번째 진료(4월 26일)

요통, 인통咽痛이 있고, 소변이 노랗다. 맥세脈細하고, 태박백苔薄白, 설질은 평이하다. 온양溫養을 주로 하고, 고한苦寒한 약재로 보좌한다.

【처방】

당귀신歸身 9g, 천궁川芎 3g, 백작白芍 12g, 운복령雲苓 9g, 백출白朮 5g, 황금黃芩 5g, 곤초坤草 9g, 상기생桑寄生 15g.

매일 1제를 물에 달여 복용하고, 연속해서 3제를 복용한다.

• 여섯 번째 진료(5월 10일)

월경 예정일이 10여 일 지났으나 아직 월경을 하지 않았고, 허리가 약간 아프다. 맥脈과 설舌은 이전과 같다. 치료는 온양장요溫養壯腰한다.

【처방】

자북기炙北芪 15g, 당삼黨參 15g, 당귀신歸身 9g, 천궁川芎 5g, 백작白芍 9g, 숙

지熟地 15g, 토사자菟絲子 15g, 골쇄보骨碎補 15g, 대조大棗 9g.

매일 1제를 물에 달여 복용하고, 연속해서 3제를 복용한다.

• 일곱 번째 진료(8월 7일)

임신한 지 이미 4개월이 넘었고, 스스로 약간의 열이 있다고 느낀다. 맥세활脈細滑하고, 태박백苔薄白, 설질은 보통이다. 감평甘平한 약재로 안태安胎한다.

【처방】

태자삼太子參 20g, 연육蓮肉 15g, 회산약懷山藥 15g, 야교등夜交藤 15g, 황정黃精 15g, 상기생桑寄生 5g, 홍조紅棗 9g.

매일 1제를 물에 달여 복용하고, 연속해서 3제를 복용한다.

【부연】

신腎은 음양陰陽의 뿌리이고 기혈氣血의 시초이다. 간肝은 부녀에게는 선천先天이 되고, 장혈藏血하고 생발生發을 주관한다. 간신肝腎의 양陽이 부족하면 생발生發할 수 없으므로 월경이 뒤로 밀리고 양이 적어지는 것이다. 양허陽虛하면 한응寒凝하여 혈행血行이 원활하지 않게 되므로 월경색이 자암紫暗하고 덩어리가 있으며, 허리와 소복少腹·소복小腹의 창동脹疼이 극심하고, 사지가 차가워지고 안색이 창백한 것이다. 양허陽虛하면 습濕을 화化하지 못하므로 색이 희고 묽은 대하帶下가 늘어난 것이다. 양허한습陽虛寒濕의 증에 해당하므로 온경산한溫經散寒, 활혈화어活血化瘀의 치법으로 치료하였다. 두 번째 진료에서 대하帶下가 약간 노랗게 변하여 부자附子, 오수유吳茱萸의 신열辛熱함을 지나치게 사용하여 음분陰分을 상하는 해가 있을까 두려워 두 약재를 빼고, 온양溫養하는 약재로 바꾸었다. 세 번째 진료에서는 다시 소량의 황금黃芩을 더하여 전체 약의 조열燥熱함을 방지하였다. 비록 증證에 맞게 처방을 가감하였으나 온화보양溫化補養하는 치료법은 고수하였다. 약이 증에 맞으니 만족할 만한 치료효과를 얻을 수 있었다.

【체득】

월경부조月經不調는 월경주기가 앞으로 당겨지거나 혹은 뒤로 밀리고, 혹은 앞뒤로 불규칙해지거나, 월경량의 많고 적음이 일정치 않은 것을 말한다. 병을 일으키는 원인은 칠정七情의 과도함, 외감육음外感六淫, 음식실상飮食失常, 방실노권房室勞倦, 약이부적藥餌不適, 충임손상衝任損傷 등이 있고, 이 외에도 선천先天이 부족하고 품부稟賦가 본래 허약하여도 나타날 수 있다. 네 번째 임상례의 천陳모 씨의 경우, 16세에 초경을 한 뒤 이후로 계속 월경이 밀렸고, 19세에는 주사를 맞아야만 월경을 시작할 수 있었는데, 이는 선천先天이 부족하여 발생한 것이라고 볼 수 있다. 비신脾腎을 함께 보충하는 치료를 하였고, 만족스러운 효과를 얻었다.

일반적으로 월경이 앞당겨지는 것은 대부분 실實과 열熱에 속하고, 월경이 뒤로 밀리는 것은 대부분 허虛와 한寒에 속한다고 말한다. 그러나 모두 그렇지는 않다. 5번째의 임상례 린林모 씨는 월경이 앞당겨지고 월경량은 적고 색담色淡한데, 이는 기허氣虛로 통섭하지 못한 까닭이다. 임상에서 볼 때 월경부조月經不調는 대부분 허실협잡虛實夾雜이 많다. 3번째 임상례의 자賈모 씨는 18세에 초경을 한 이후로 무월경이 되어 이후에 매번 약을 복용하여야만 비로소 월경을 할 수 있었다. 23세에 결혼을 하였고, 연속해서 7차례의 유산을 하였는데, 충임衝任이 고갈되었음을 알 수 있다. 그러나 월경 중에 허리와 복부의 통증이 극심하고, 월경혈에 엄지손가락만 한 자괴紫塊가 보이는데 이는 또한 어실瘀實의 징후이다. 허실虛實 사이에서 변증이 애매모호하므로 반드시 자세하게 살펴야 한다.

신장정腎藏精, 간장혈肝藏血, 비통혈脾統血한데, 월경병을 치료하려면 반드시 혈血을 치료해야 하고, 치혈治血은 간肝, 비脾, 신腎과 분리할 수 없다. 다만 "월경은 본래 음혈이므로 어느 장기도 무관하지 않다[經本陰血, 何臟無之]"이므로 월경月經과 오장五臟은 밀접한 관계가 있다. 그래서 다섯 번째 임상례의 린林모 씨는 "오장은 서로 자양하고 보탬이 된다[五臟交養互益]"라는 의미를 가진 인삼양영탕人參養榮湯으로 치료하였고, 본 방의 온양오장溫養五臟, 익기생혈益氣生血하는 작용에 원지遠志, 계심桂心으로 심신지기心腎之氣를 통달하여 심기心氣가 포궁胞宮으로 하강하게 함으로써, 혈해血海가 빠르게 채워지도록 하였다.

02 월경통 6례

임상례①

탄譚모 씨, 여성, 30세. 류저우柳州시 모 공장의 근로자, 기혼.

1981년 3월 22일 초진.

13세에 초경을 하였고, 이후로 줄곧 10~15일 정도 월경이 뒤로 밀렸다. 월경의 색과 양은 보통이었고, 3~5일간 하였다. 월경 전 며칠은 허리가 시큰하였고, 월경 첫날은 소복少腹·소복小腹의 통증이 극심하여 일과 학업을 할 수가 없었다. 다년간 치료하였지만 효과가 만족스럽지 못하였다. 맥침세삽脈沈細澁, 태박황苔薄黃하고, 설질舌質은 보통이었다. 체형은 마른 편이고, 다른 특별한 점은 없었다.

• 류저우柳州시 모 의원의 부인과 검사 결과

자궁은 후위로 가늘고 길었고, 약간 작은 편이다. 자궁경부는 반들반들하고, 경부입구는 핀(pin)의 머리 크기 정도였고, 흰색의 분비물이 약간 보였다.

의증: 자궁경부협착증.

진단: (1)월경통痛經, (2)월경부조月經不調.

변증: 간신양허肝腎兩虛, 포맥울체胞脈鬱滯.

치료원칙: 온보간신溫補肝腎, 행기화어行氣化瘀.

【처방】

당귀當歸 9g, 백작白芍 9g, 천궁川芎 5g, 자북기炙北芪 15g, 토사자菟絲子 15g, 지각枳殼 9g, 형개荊芥 5g, 강활羌活 5g, 애엽艾葉 5g, 육종용肉蓯蓉 15g, 택란澤蘭 9g.

매일 1제를 물에 달여 복용하고, 연속해서 3제를 복용한다.

• 두 번째 진료(3월 26일)

약을 다 복용하고 수면과 소화가 좋아졌고, 특별한 점은 없었다. 맥침세脈沈細, 태박황苔薄黃하고, 설질舌質은 보통이다. 기존 처방을 사용하되 백작白芍을 빼고 적작赤芍 9g, 아출莪朮 9g을 더하였다. 매일 1제를 물에 달여 복용하고, 연속해서 6제를 복용한다.

• 세 번째 진료(4월 3일)

4월 1일에 월경을 시작하였고, 월경량은 지난달에 비해 적었다. 이번 월경은 주기가 정확했고, 월경전과 월경기에 나타났던 허리와 아랫배의 통증이 모두 사라졌다. 맥세완脈細緩하고, 설태舌苔는 평소와 같았다. 보신장요補腎壯腰, 익기양혈益氣養血하는 법으로 치료하였다.

【처방】

당삼黨參 15g, 자북기炙北芪 15g, 당귀신歸身 10g, 천궁川芎 5g, 백작白芍 5g, 숙지熟地 15g, 천두충川杜仲 15g, 천속단川續斷 15g, 곤초坤草 15g.

매일 1제를 물에 달여 복용하고, 연속해서 3제를 복용한다.

• 네 번째 진료(4월 6일)

특별히 불편한 점은 없다. 맥세완脈細緩하고, 설태박백舌苔薄白, 설질舌質은 정상이다. 3월 22일 처방을 그대로 사용하여, 매일 1제씩 다시 6제를 복용시켰다.

• 다섯 번째 진료(4월 11일)

복약이 끝나고 불편함은 없었다. 설진과 맥진은 이전과 같았다. 다음과 같이 처방을 사용하여 이후를 좋게 하였다.

【처방1】

당귀신歸身 10g, 백작白芍 5g, 숙지熟地 15g, 당삼黨參 15g, 백출白朮 9g, 운복령雲苓 5g, 자황기炙黃芪 15g, 육계肉桂 3g(후하後下), 원지遠志 5g, 진피陳皮 3g, 오미자五味子 5g, 자감초炙甘草 5g, 곤초坤草 15g.

매일 1제를 복용한다.

【처방2】 당귀신歸身 9g, 천궁川芎 5g, 백작白芍 5g, 토사자菟絲子 12g, 자감초炙甘草 5g, 자황기炙黃芪 15g, 강활羌活 3g, 형개荊芥 3g, 천후박川厚朴 3g, 애엽艾葉 3g, 지각枳殼 3g, 쇄양鎖陽 12g, 택란澤蘭 9g.

매일 1제를 복용한다.

환자가 류저우柳州로 돌아가야 해서 위의 두 처방을 1개월 동안 돌아가며 복용하도록 하였다. 이후 월경은 정상이 되었고 월경기간에도 불편함이 없다고 편지로 알려왔다.

【부연】

체질이 허약하고, 오랫동안 월경이 뒤로 밀렸고, 맥침세삽脈沈細澁한 것은 허한 증후이다. 그러나 월경 며칠 전과 월경 첫날에 소복少腹·소복小腹의 창통脹疼이 매우 심한 것은 실한 증후이다. 허실협잡虛實夾雜한 증후이니 치료는 보양補養과 통행通行을 함께 사용하여야 한다. 보산무우산保産無憂散[23]의 이끌고 가는 의미를 본떠서 가감하여 치료한다. 천궁, 당귀, 작약은 보혈활혈補血活한다. 토사자菟絲子, 육종용肉蓯蓉은 신감함온辛甘鹹溫하고 보신생정補腎生精한다. 자황기炙芪는 감온甘溫하여 익기생혈益氣生血한다. 애엽艾葉은 하초下焦를 데우고, 포궁胞宮을 떠받친다. 지각枳殼, 형개荊芥, 강활羌活은 행기소통行氣疏通한다. 택란澤蘭, 아출莪朮은 소체화어消滯化瘀한다. 전체 처방을 종합하면 실제로 장산뢰張山雷의 《심씨부과집요전정沈氏婦科輯要箋正》에서 말한 "장엄하지만 사납지는 않다[威而不猛]"는 의미와 같으며, "기체를 돌게 하고 혈맥을 통하게 한다[行氣滯, 通血脈]"는 효능이 있다. 처방을 바꾸지 않고 가감하여 연달아 40여 제를 복용시켰고, 자궁경부의 협착으로 인한 월경통이 마침내 낫게 되었다.

임상례②

위於모 씨, 여성, 29세. 모 병원 간호사, 기혼.

1977년 4월 29일 초진.

월경주기는 정상이고, 월경색은 선홍 혹은 자암紫暗하였고 덩어리가 있었으며, 3일 전후로 그쳤다. 월경이 시작되려고 할 때 소복少腹·소복小腹의 창동脹疼이 극심하였고 만져도 가라앉지 않았으나, 월경이 시작되면 괜찮아졌다. 평소에 불편함은 없었다. 맥완脈緩하고, 태박백苔薄白하며, 설질은 정상이다.

---

23 보산무우산(保産無憂散)은 중의방제명이다. 출전은 《부청주여과(傅靑主女科)》이며, 보익제(補益劑)이다. 익기양혈(益氣養血), 이기안태(理氣安胎), 순산(順産)의 효능이 있다. 임신 중 태동(胎動)을 주로 치료한다. 적응증은 요동(腰疼), 복통(腹痛)이 있어 유산하려고 하거나, 혹은 출산 시에 교골(交骨)이 벌어지지 않거나, 횡산, 역산 혹은 계류유산이다. 임상에서는 난산(難産), 타태(墮胎)를 치료하거나 안태(安胎)에 사용한다—역자주.
-가결(歌訣): 保産無憂歸芎芎, 芪樸菟羌枳殼從. 貝艾荊芥生薑草, 保胎催産建奇功.
-구성: 당귀(주세) 5g, 형개수(초흑) 2.5g, 천궁 5g, 애엽(초) 2g, 지각(초) 2g, 자황기 2.5g, 토사자(주초) 5g, 후박(강즙초) 2g, 강활 1.5g, 천패모(거심) 3g, 백작(주초) 4g, 감초 1.5g, 생강 3편—역자주(바이두 검색).

• 모 병원의 부인과 검사

자궁은 후굴되어 있고, 자궁체부의 크기는 임신 50일 전후의 크기이며, 단단하면서도 매끈매끈하다. 운동성(−).

난관조영술: 양측 난관폐색.

진단: 월경통痛經.

변증: 어혈정체瘀血停滯, 포맥불리胞脈不利.

치료원칙: 양혈활혈養血活血, 화어통락化瘀通絡.

【처방】

당귀當歸 9g, 천궁川芎 6g, 백작白芍 9g, 숙지熟地 12g, 곤초坤草 15g, 아출莪朮 5g, 삼릉三棱 5g, 노로통路路通 9g, 홍조紅棗 9g.

매일 1제를 달여 복용하고, 연속해서 12제를 복용한다.

• 두 번째 진료(5월 14일)

약을 다 복용하고 불편한 점은 없었다. 다만 공벌攻伐이 너무 과할까 두려워 거어祛瘀하는 약재를 줄였다.

【처방】

당귀當歸 9g, 천궁川芎 6g, 백작白芍 9g, 숙지熟地 12g, 곤초坤草 9g, 음양곽淫羊藿 15g, 노로통路路通 9g, 홍조紅棗 9g.

매일 1제를 물에 달여 복용하고, 연속해서 12제를 복용한다.

• 세 번째 진료(11월 16일)

이전 약을 복용하고 월경주기가 정상이 되었고, 월경의 색과 양이 모두 좋아졌다. 10월에 난관조영술을 하였는데 난관이 모두 개통되어 있었다.

현재 월경 2일째이고, 월경색과 양은 정상이며, 월경이 올 때쯤에 소복少腹·소복小腹의 창동脹疼은 매우 가벼워졌다. 다만 허리와 무릎관절에 동승이 있다. 맥세완脈細緩하고, 설태舌苔는 평이하다. "풍을 치료하려면 먼저 혈을 치료해야 한다[治風先治血]"는 뜻에 따라 양혈거풍養血祛風의 치법으로 치료한다.

【처방】

당귀신歸身 9g, 천궁川芎 5g, 백작白芍 9g, 상기생桑寄生 12g, 진교秦艽 9g, 독활獨活 5g, 합환화合歡花 4.5g, 감초甘草 5g.

매일 1제를 물에 달여 복용하고, 연속해서 3제를 복용한다.

이후로 약을 중단하였고, 월경주기는 정상이 되었고, 월경기간에 불편한 점을 없었다. 다음 해 2월에 임신이 되었다.

【부연】

통하지 않으면 아프고, 아프면 통하지 않는 것이다[不通則痛, 痛則不通]. 이번 임상례는 월경주기는 정상이나 월경혈에 덩어리가 있고, 월경을 하기 전에 소복少腹과 소복小腹의 창동脹疼이 극심하여 만져줘도 가라앉지 않았다. 이는 어적瘀積이 안에 머물러 있어 월경이 나오려고 할 때 원활하지 못하기 때문이다. 따라서 초진 시 양혈활혈養血活血, 화어통락化瘀通絡을 치료법으로 하였다. 처방은 소통疏通을 주로 하고 온양溫養을 겸하게 하여, 실제로는 화어化瘀하되 정기를 상하지 않도록 하고 부정扶正하되 화어化瘀에 도움이 되도록 하였다. 치료법을 정하고 처방을 하니 치료효과가 뚜렷하였다. 두 번째 진료에서는 공벌攻伐이 지나칠까 걱정이 되어 삼릉三棱, 아출莪朮을 제거하고, 노로통路路通만 계속 사용하였다. 노로통路路通은 신고평담辛苦平淡한 성미性味가 있는데 매운맛의 열어주는 힘과 쓴맛의 하강하는 힘으로 능히 십이경맥十二經脈을 행하게 하여 행기활혈行氣活血하는 효능이 있다. 통행거어通行祛瘀하되 정기를 상하지 않게 하므로 화어통맥化瘀通脈하는 평온한 약재이며, 변증이 적절하다면 확실히 통행通行시키는 좋은 약이다.

임상례③

마馬모 씨, 여성, 32세. 모 대학 물리학과 교수, 기혼.

1982년 3월 27일 초진.

18세에 초경을 하였고, 이후로 계속 10~30일 정도 월경이 뒤로 밀렸다. 월경량은 보통이었고, 월경색은 암홍하고 덩어리가 있었다. 월경 첫날에 소복少腹·소복小腹 및 유방乳房에 창통脹痛이 있는데 통증이 창만감보다 더 심하였고, 요추가 팽팽해지면서 빠지는 것 같았으며, 심할 때에는 일이나 공부를 할 수 없었다. 평소에 대하량이 많을 때도, 적을 때도 있었으며 색은 희고 묽었다. 소화는 정상이었고, 대소변도 정상이었다.

작년 8월에 결혼하였고, 결혼 후에 부부가 함께 살았으나 상술한 증상은 줄어들지 않았다. 성생활은 정상이었고, 아직까지 임신이 되지는 않았다. 맥침세脈沈細하고, 태박백苔薄白, 설질담舌質淡하였다.

진단: (1)월경통痛經, (2)월경부조月經不調.

변증: 양허궁한陽虛宮寒, 혈행불창血行不暢.

치료원칙: 온신난궁溫腎暖宮, 조양충임調養衝任.

【처방】

골쇄보骨碎補 15g, 당귀신歸身 9g, 천궁川芎 9g, 백작白芍 5g, 숙지熟地 15g, 애엽艾葉 5g, 곤초坤草 9g, 오수유吳茱萸 2g, 아출莪朮 5g, 향부香附 5g, 자감초炙草 5g.

매일 1제를 물에 달여 복용하고, 3제를 연속하여 복용한다.

• 두 번째 진료(5월 10일)

위 처방을 6일간 복용하고, 2개월간 월경주기가 정상이었고, 월경 시 유방이 부푸는 감은 있으나 통증은 없었으며, 소복少腹·소복小腹의 창통脹痛이 크게 줄었다. 맥현활脈弦滑하고, 태박백苔薄白하며, 설질舌質은 평소와 같았다. 약이 증상이 들어맞으니 계속해서 같은 처방에 가감하여 천천히 근치根治할 계획을 세웠다.

【처방】

당귀當歸 12g, 천궁川芎 5g, 백작白芍 9g, 운복령雲苓 9g, 백출白朮 9g, 천속단川續斷 9g, 천두충川杜仲 15g, 아출莪朮 5g.

매일 1제를 물에 달여 복용하고, 연속해서 3제를 복용한다.

• 세 번째 진료(7월 4일)

월경 예정이 이미 보름이나 지났고, 피곤하고 입맛이 없으며, 명치가 더부룩하고, 가끔 구역감이 있다. 맥세脈細하고, 태박백苔薄白, 설질舌質은 정상이다. 임신소변검사에서 양성이었다. 건비조기健脾調氣하는 법으로 치료하였다.

【처방】

당삼黨參 20g, 운복령雲苓 5g, 백출白朮 9g, 진피陳皮 5g, 곽향藿香 3g, 소엽蘇葉 3g, 상기생桑寄生 15g, 자감초炙草 5g.

매일 1제를 물에 달여 복용하고, 연속해서 3제를 복용한다.

• 네 번째 진료(1984년 2월 10일)

출산할 시기에 가까워졌는데 팔다리에 힘이 없고, 맥활脈滑하고 설태舌苔는 평소와 같았다. 보양기혈補養氣血하여 분만에 도움이 되도록 하였다.

【처방】

당삼黨參 20g, 북황기北黃芪 20g, 당귀신歸身 15g, 천궁川芎 12g, 홍조紅棗 10g.

매일 1제를 물에 달여 복용하고, 연속해서 3제를 복용한다.

【부연】

18세에 초경을 하였고, 이후로 계속 월경이 밀리는 것은 품부稟賦가 부족한 것이다. 월경색이 암홍暗紅하며 덩어리가 있고, 월경 첫날에 소복少腹·소복小腹 및 유방乳房이 창통脹痛한데 통증이 창만감보다 심한 것은 양허陽虛하여 한응寒凝한 증후이다. 간신肝腎에는 상화相火가 머무는데, 부녀에게는 간신肝腎이 모두 선천先天이 된다. 품부稟賦가 부족하면 실로 간신肝腎의 양陽이 부족해져 포궁胞宮이 차가워지고, 이에 따라 충임衝任을 영양하지 못하게 되어 혈해血海가 공허해진다. 따라서 월경이 밀리게 된다. 양허陽虛하여 한응寒凝하면 포맥胞脈이 불리하게 되어 월경 시 창통脹痛이 매우 심해진다. 양허궁한陽虛宮寒하여 혈행血行이 원활하지 못한 증에 속하므로 사물탕四物湯으로 간신肝腎을 보하고 충임衝任을 조리해야 한다. 애엽艾葉, 오수유吳茱萸는 온신난간溫腎暖肝하여 자궁의 찬 기운을 제거한다. 골쇄보骨碎補는 성미가 고온苦溫하며 보신장요補腎壯腰, 서근활락舒筋活絡하여 허리뼈의 창만감과 빠지는 듯한 느낌을 제거한다. 자감초炙甘草는 비脾로 들어가 모든 약을 조화롭게 한다. 보양補養하는 가운데 익모초益母草, 아출莪朮, 향부香附 등의 행기화어行氣化瘀하는 약재를 배합하여 또한 간肝으로도 들어갈 수 있다. 향부香附는 또한 충맥衝脈으로 들어가고, 혈중血中의 기약氣藥이 되므로 실제로 보충하는 가운데 화化하는 의미가 있다. 온양溫養하면 한寒이 흩어지고 양陽이 조화롭게 되고, 화어化瘀하면 경맥經脈이 통창하게 된다. 따라서 월경통이 사라지고 정상적으로 월경을 하게 된 것이다.

임상례④

황黃모 씨, 여성, 22세. 난닝南寧시 모 식품공장 근로자, 미혼.

1975년 7월 26일 초진.

14세에 초경을 하였고, 이후로 계속 월경주기, 색택, 월경량은 정상이었다. 작년 정월에 월경기간 중에 융장邕江(광서장족자치구에 있는 강)의 동계 수영에 참가하였고, 그 이후로 월경 때마다 소복少腹·소복小腹의 통증이 극심하였고, 어지럽고 음식을 먹을 수 없었다. 심하면 토하고 입술과 안면이 파랗게 되고 팔다리가 차가워지면서 땀이 나며, 허리가 시큰거리고 무릎에 힘이 없어 일과 학업을 할 수 없을 때도 있었다. 월경색은 암홍暗紅하고, 때로는 작은 덩어리가 보이며, 월경 전에 유방乳房과 흉협胸脅에 창동脹疼이 발생하였다. 현재는 허리가 시큰거리고, 소복少腹과 소복小腹에 약간의 불편감이 있으며, 흉협胸脅과 유방乳房은 부풀고 답답하여 곧 월경을 할 듯 보였다. 맥현세脈弦細하고, 태박백苔薄白하며, 설질舌質은 보통이다.

진단: 월경통痛經.

변증: 한응혈어寒凝血瘀.

치료원칙: 온난간신溫暖肝腎, 양혈조경養血調經.

【처방】

당귀當歸 9g, 천궁川芎 6g, 백작白芍 12g, 숙지熟地 12g, 향부香附 9g, 애엽艾葉 5g, 원호元胡 9g, 오수유吳茱萸 2g, 오약烏藥 9g, 익지인益智仁 9g, 홍조紅棗 9g.

매일 1제를 물에 달여 복용하고, 연속해서 3제를 복용한다.

• 두 번째 진료(8월 3일)

위의 처방을 복용하고 7월 29일에 월경을 시작했다. 허리의 뻐근함 외에 불편함은 없었다. 맥완화脈緩和하고, 설태는 정상이었다. 약이 적중하였으니 처방을 바꾸지 않고 가감하여 썼다.

【처방】

당귀當歸 12g, 천궁川芎 6g, 백작白芍 12g, 숙지熟地 15g, 애엽艾葉 5g, 향부香附 5g, 오수유吳茱萸 2g.

매일 1제씩 연속해서 6제를 복용하여 이후를 좋게 하였다.

• 세 번째 진료(8월 27일)

어제 월경을 시작하였고, 불편한 점은 없었다. 맥상脈象은 완화緩和하고, 설태는 정상이었다. 계속해서 두 번째 진료 시의 처방을 그대로 하여 환자의 우려를 해소해주었다. 1년 뒤에 추적조사를 하였고 재발하지 않았다.

【부연】

바야흐로 엄동설한이라 본래 한수寒水의 시기이다. 이런 상황에 거듭 월경 중에 수영하였기에 찬 기운이 허약함을 틈타 포궁胞宮에 침범하여 경맥에 혈응어체血凝瘀滯되었다. 때문에 월경기에 소복少腹과 소복小腹의 통증이 극심하고, 월경색이 암홍하며, 간혹 덩어리가 있는 것이다. 찬 기운으로 병이 발생하였으므로 온난간신溫暖肝腎, 양혈조경養血調經의 법으로 치료하였다. 용약이 정확하게 들어맞으니 원하는 대로 치료효과가 나타났다.

임상례⑤

옌燕모 씨, 여성, 19세. 모 대학 직원, 미혼.

1972년 8월 8일 초진.

월경이 뒤로 밀리고, 월경량이 많으며, 색은 암홍하고 자줏빛 덩어리가 있다. 월경이 시작되기 전에 어지럽고 눈앞이 아찔해지며, 소복小腹에 창동脹疼이 있고 만져줘도 통증이 줄어들지 않으며, 심하면 기절하였다. 평소에 대하량이 많고, 색은 희고 질이 묽다. 맥현脈弦하고, 태박백苔薄白, 설첨홍舌尖紅하고 살이 찐 체형이다.

진단: (1)월경통痛經, (2)대하帶下.

변증: 담습울체痰濕鬱滯, 경행불창經行不暢.

치료원칙: 소간행기疏肝行氣, 건비화습健脾化濕.

【처방】

계혈등鷄血藤 15g, 당귀신歸身 9g, 천궁川芎 5g, 백작白芍 9g, 운복령雲苓 9g, 백출白朮 9g, 시호柴胡 5g, 감송甘松 5g, 택사澤瀉 9g, 아출莪朮 5g, 감초甘草 5g.

매일 1제를 물에 달여 복용하고, 연속해서 3제를 복용한다.

• 두 번째 진료(8월 13일)

오늘 아침에 월경이 시작되었다. 월경량은 여전히 많았고, 선홍색이며 자줏빛 덩어리가 있었다. 월경전의 아랫배통증은 완화되었다. 맥현세脈弦細, 태박백苔薄白하고, 설첨舌尖은 붉었다. 기세를 타고 유리하게 하기 위해 보혈행혈補血行血하는 법으로 치료하였다.

【처방】

당귀當歸 9g, 천궁川芎 5g, 백작白芍 9g, 운복령雲苓 9g, 백출白朮 9g, 회산약懷山藥 9g, 향부香附 5g, 소회향小茴香 5g, 익모초益母草 9g.

매일 1제를 물에 달여 복용하고, 연속해서 3제를 복용한다.

• 세 번째 진료(8월 23일)

이번 월경은 5일 만에 그쳤다. 현재 불편한 점은 없다. 맥세완脈細緩하고, 태박백苔薄白, 설질담舌質淡하다. 온양溫養을 위주로 하고 화어化瘀를 겸하도록 하였다. 처방은 온경탕溫經湯에 가감하였다.

【처방】

당귀當歸 9g, 백작白芍 9g, 계지桂枝 5g, 오수유吳茱萸 2g, 법반하法半夏 9g, 단삼丹參 9g, 당삼黨參 12g, 맥문동麥門冬 9g, 곤초坤草 9g, 아교阿膠(녹여서) 9g.

매일 1제를 물에 달여 복용하고, 연속해서 3제를 복용한다.

• 네 번째 진료(8월 28일)

근래 대하량이 늘어났으며, 색은 희고 질은 묽었다. 다른 불편한 점은 없다. 맥진과 설진은 이전과 같았다.

【처방】

당귀當歸 12g, 천궁川芎 5g, 백작白芍 5g, 운복령雲苓 9g, 백출白朮 9g, 택사澤瀉 9g, 창출蒼朮 5g, 감초甘草 5g.

매일 1제를 물에 달여 복용하고, 연속해서 3제를 복용한다.

• 다섯 번째 진료(9월 1일)

복약 후 불편한 점은 없었다. 그러나 대하량은 여선히 많았다. 맥신과 설신은 이전과 같다. 온화溫化하는 힘의 부족과 관련된 것이 분명했다. 제부편制附片 9g(선전先煎), 익지인益智仁 9g을 더하였다. 매일 1제를 물에 달여 복용하고, 연속해서 3제를 복용한다.

• 여섯 번째 진료(9월 5일)

위의 처방을 복용하고 대하가 많이 줄었다. 맥허세脈虛細하고, 태박백苔薄白,

설질舌質은 담눈淡嫩하다. 계속해서 위 처방을 사용하여 3제를 복용시켰다.

• 일곱 번째 진료(9월 11일)

어제 월경을 시작하였다. 월경색과 양은 보통이었고, 아랫배는 아프지 않았다. 다만 허리와 아랫배에 더부룩한 느낌이 있었다. 이외에 다른 불편함은 없었다. 맥진과 설진은 이전과 같다.

【처방】

계혈등鷄血藤 18g, 당귀신歸身 9g, 백작白芍 5g, 천궁川芎 5g, 감송甘松[24] 5g, 운복령雲苓 12g, 백출白朮 9g, 창출蒼朮 5g, 익모초益母草 9g, 애엽艾葉 5g, 감초甘草 5g.

매일 1제를 물에 달여 복용하고, 연속해서 3제를 복용한다.

【부연】

담습痰濕은 무겁고 탁하여 하초下焦로 흘러 내려가므로 포궁胞宮에 침입하여 울체를 일으켜 경맥經脈이 불리하게 된다. 따라서 월경이 뒤로 밀리고, 월경량이 많아지며, 월경혈이 암홍색이 되고 자줏빛 덩어리가 보이는 것이다. 혈의 흐름이 장애를 받았기 때문에 아랫배가 더부룩하고 아프며 배를 만져줘도 완화되지 않는 것이다. 월경에 가까워지면 상화相火가 내동內動하고 습탁濕濁이 위로 청양淸陽을 어지럽히므로, 머리가 어지럽고 눈이 아찔해지며, 심하면 혼궐하게 되는 것이다. 습중濕重하면 양허陽虛하게 되고, 양허陽虛하면 온증溫蒸하지 못해 수액水液을 화化하지 못하므로 희고 묽은 대하帶下가 되는 것이다. 이는 담습痰濕이 울체되어 월경이 원활하지 못한 증에 속한다. 치료는 소간행기疏肝行氣, 건비화습健脾化濕의 치법으로 치료한다. 비脾는 주승主升하고 오습惡濕하므로 백출白朮, 복령茯苓, 택사澤瀉 등으로 건비화습健脾化濕한다. 비脾의 승升하는 작용은 간肝의 승발升發하는 힘에 의존한다. 따라서 시호柴胡, 감송甘松을 사용하여 소간조기疏肝調氣로 해울解鬱한다. 월경병의 치료와 혈血은 불가분의 관계이므로 계혈등鷄血藤, 당귀신歸身, 천궁川芎, 백작白芍으로 보혈활혈補血活血하여 거어

---

24 감송(甘松): 별명은 송향(松香)·향송(香松)이고, 성미는 성온(性溫)·미신감(味辛甘)이며, 귀경은 비(脾)·위(胃)이다. 효능 및 주치는 이기지통(理氣止痛), 개울성비(開鬱醒脾)이고, 외용으로는 거습소종(祛濕消腫), 위완부의 창만, 식욕부진, 구토에 사용한다. 치아의 통증, 다리의 종통에 외치로 사용하기도 한다. 상용량은 3~6g이다. 응용 조합하여 각종 위장통증(목향, 후박)과 신경성 위장통(향부, 침향)과 위완창만 및 식욕부진(진피)에 사용한다—역자주.

祛瘀한다. 용약이 적중하였기에 월경통이 크게 줄었다. 다만 초진에서 네 번째 진료까지 용약하는데 온화溫化하는 힘이 부족하여 대하帶下가 해소되지 못하고 재발하였다. 다섯 번째 진료에서 제부자制附子, 익지인益智仁의 신온辛溫으로 부양扶陽함을 이용하여 내부와 하부의 한습寒濕을 제거하는 힘을 강화하였다. 한습寒濕이 제거되고 혈맥血脈이 통창되니 월경통이 사라지고 대하帶下는 정상이 되었다.

임상례⑥

링凌모 씨, 여성, 25세. 난닝南寧시 모 상점직원, 기혼.

1982년 6월 27일 초진.

1982년 정월에 결혼하였다. 결혼 후 부부가 함께 살았고 첫 달부터 피임약을 복용하기 시작하면서 월경주기가 불규칙해졌고, 월경 시 소복少腹·소복小腹의 통증이 매우 심해졌다. 이후 피임약 복용을 중단하였고, 월경주기는 정상이 되고 월경혈색은 암홍暗紅하고 덩어리가 있었으며 양은 보통이었다. 그러나 월경이 오기 전에 유방乳房과 소복少腹·소복小腹의 창동脹疼은 계속 있었고, 더부룩함脹이 통증보다 심했다. 심할 때는 업무와 학업을 할 수 없었으며, 월경이 끝나면 소실되었다. 현재 월경 4일째이고, 양은 적고, 색은 담홍淡紅하며, 소복小腹에 은은한 통증이 있었다. 맥침세脈沈細하고, 태박백苔薄白, 설질담舌質淡하다.

진단: 월경통痛經.

변증: 충임휴손衝任虧損, 기체혈어氣滯血瘀.

치료원칙: 보양충임補養衝任, 조기지통調氣止痛.

【처방】

당귀當歸 9g, 천궁川芎 5g, 백작白芍 9g, 숙지熟地 15g, 애엽艾葉 5g, 현호색玄胡索 9g, 곤초坤草 9g, 오수유吳茱萸 5g, 자감초炙甘草 5g.

매일 1제를 물에 달여 복용하고 연속해서 3제를 복용한다.

• 두 번째 진료(8월 12일)

위 처방을 모두 6제 복용하였고 지난달 월경의 색과 양은 정상이었고, 소복少腹·소복小腹은 아프지 않았다. 맥허세脈虛細하고, 태박백苔薄白, 설질담舌質淡하다. 위 처방에 계혈등鷄血藤 15g, 토사자菟絲子 15g을 더하여 쓴다.

매일 1제를 물에 달여 복용하고, 연속해서 3제를 복용한다.

• 세 번째 진료(8월 22일)

8월 19일에 월경을 하였고, 색과 양은 정상이었다. 현재 월경이 기본적으로 끝난 상황이고, 월경 중에 불편함은 없었다. 맥세완脈細緩하고, 태박백苔薄白, 설질담舌質淡하다. 치료는 보신양혈補腎養血하여 이후를 좋게 하였다.

【처방】

토사자菟絲子 15g, 당귀신歸身 12g, 천궁川芎 5g, 백작白芍 5g, 숙지熟地 15g, 천속단川續斷 9g, 천두충川杜仲 9g, 애엽艾葉 5g, 소회향小茴香 2g.

매일 1제를 물에 달여 복용하고, 연속해서 3제를 복용한다.

【부연】

환자는 결혼 후에 부적절한 약물과 음식으로 월경이 불순해졌고, 월경 시에 소복少腹·소복小腹의 창통脹疼이 매우 극심해졌으며, 월경색이 암홍暗紅하고 덩어리가 있었다. 이는 간신肝腎이 본래 허약한데 충임衝任이 휴손虧損되어 월경을 할 때 원활하지 못한 것이다. 따라서 사물탕四物湯으로 보혈활혈補血活血하여 충임衝任을 조절하고 길러준다. 애엽艾葉, 오수유吳茱萸, 소회향小茴香은 온중난간溫中暖肝한다. 토사자菟絲子, 두충杜仲, 속단續斷은 보신장요補腎壯腰하고, 곤초坤草, 계혈등鷄血藤, 현호색玄胡索은 행기활혈行氣活血하여 어혈을 제거한다. 치료과정에서 온법溫과 보법補을 병용하였고, 보양補養하는 가운데 소통疏通을 잊지 않았다. 혈맥血脈이 원활하게 통하게 되니 통증은 저절로 나았다.

【체득】

월경통은 소복少腹·소복小腹의 통증이 주된 증상이다. 그 증證은 비록 허실한열虛實寒熱의 구분이 있지만 총체적으로 충임기혈衝任氣血의 불창不暢으로 경혈經血이 포궁胞宮에 울체된 것에서 벗어나지 않는다. 대개 실증은 어적瘀積으로 경맥을 막은 것이고, 열증은 진액과 혈을 상하여 울결되어 매끄럽지 못하게 된 것이며, 한증은 수인收引한 성질로 혈맥血脈이 응삽凝澁된 것이고, 허증은 운행할 힘이 없어 대부분 막히게 된다. 따라서 이 병변이 "통증痛"에 착안하는 것은

"불통즉통不通則痛"하기 때문이다. 3번째 임상례의 마馬모 씨는 품부稟賦가 부족하여 양허陽虛로 자궁이 차서 혈행이 원만하지 못하기 때문에 월경 시 더부룩脹하기도 하고 아프기痛도 하였다. 4번째 임상례의 황黃모 씨는 월경 중에 조심하지 못하였고, 수습水濕이 포궁胞宮에 침범하여 포맥胞脈을 응결시켜 경혈의 운행이 원활하지 못하므로 월경통이 극심해진 것이다. 두 경우에서 병을 일으키는 원인은 하나는 타고난 양기陽氣가 부족한 것이고, 하나는 수습水濕이 밖에서 침입한 것인데, 병을 일으키는 원인은 비록 다르지만 모두 음한陰寒이 원인이 되어 한寒의 수인收引한 성질로 응체된 탓에 기혈氣血의 운행이 불리하기 때문에 임상에서는 모두 통증으로 나타나는 것이다.

월경통痛經이란 질환은 "통증痛"에 주안점을 두기 때문에 그 치료방법은 당연히 "통通"하게 하는 것이 가장 중요하다. 대개 "통하면 아프지 않다[通則不痛]"이기 때문이다. 다만 증證은 대부분 한열寒熱이 섞여 있고 허실虛實이 겸해 있으므로 통행通行하는 법에 온보溫補를 병용하거나 보소補消를 병용하거나 청보淸補를 병용하여, 보양補養하는 가운데 통행通行하게 하고, 거어祛瘀하는 가운데 부정扶正하는 등의 차이가 있다. 동시에 월경통痛經은 대부분 월경부조月經不調, 대하帶下와 함께 나타나므로, 치료과정 중 반드시 겸증兼證의 경중완급輕重緩急에 주의해야 하며, 때로는 통증을 치료하여 월경을 조절하고 때로는 월경을 조절하여 통증을 치료하기도 한다. 한습寒濕으로 월경통痛經과 대하帶下가 함께 발생했다면 대하치료를 통해 월경통을 치료해야 한다. 다섯 번째 임상례의 옌燕모 씨는 비만한 체형에 평소 대하량이 많았고, 색이 희고 묽었다. 이는 담습痰濕이 포궁胞宮을 울체하여 월경이 원활하지 못하게 되므로 소복少腹·소복小腹에 창동脹疼이 발생한 것이다. 소간행기疏肝行氣, 건비화습健脾化濕의 치료법으로 대하를 치료한 것이 월경통에도 효과를 거둘 수 있었다.

병을 치료하려면 병을 알아야 한다. 병을 아는 방법은 사진四診의 수집, 팔강八綱변증, 장부臟腑변증뿐 아니라 동시에 병원 부인과검사의 관련 자료에도 적당히 주의를 기울일 필요가 있다. 예를 들어 첫 번째 임상례의 탄譚모 씨에게 사용한 "보산무우산保産無憂散"의 가감치료는 병원의 기본적 진단인 "자궁경부협착증"에 힌트를 얻은 것으로, 이 처방은 원래 출산을 촉진하는 약이지 월경을 치료하는 약은 아니다. 다만 정종령程鍾齡의 《의학심오醫學心悟》에는 본 처방의 방해에 "복피가 팽팽하고 기혈이 포태를 휘감아 몸을 움직이기 어려우면 이 처방의 이끄는 법을 이용한다[腹皮緊窄, 氣血裹其胞胎, 最難轉動, 此方用撑法焉]"라는 내용이 있다. 따라서 그 끌고 가는撑動 효능을 본떠서 자궁경부를 움직여 혈맥血脈을 통하게 하니 치료효과가 매우 빨랐다.

병을 예방하는 것이 병을 치료하는 것보다 중요하다. 통증이 발생하기 전에 증證의 한열허실寒熱虛實에 근거하여 몸조리를 하면 병은 사라질 수 있다. 예를 들어 월경통이 마침 나타났을 때 치료하는 것은 단지 한동안 완화시키는 것뿐이지 원인을 치료하는 법은 아닌 것이다.

03 무월경經閉 4례

임상례①

예葉모 씨, 여성, 16세, 난닝南寧시 모 거리街, 학생.

1979년 10월 8일 초진.

14세에 초경을 하였고, 이후 줄곧 월경이 밀렸는데 1년에 4번 월경을 하였다. 작년 8월부터 월경을 하지 않았고, 지금까지 1년이 넘게 월경을 하지 않았다. 현재 흉협胸脅, 유방, 소복少腹·소복小腹이 창동脹疼하고, 가슴이 답답하고 안정되지 않으며, 밤에 잠들기 힘들다. 평소 대하帶下가 면면히 나오고, 색은 희고 묽으며, 양은 많지 않았다. 소화가 잘 되지 않고, 대소변은 보통이며, 맥침세脈沈細하고, 설태는 정상이다.

진단: 무월경.

변증: 신기腎氣가 불충분하고, 간울肝鬱로 혈체血滯가 되었다.

치료원칙: "병세가 급하면 표를 먼저 다스린다[急則治其標]"라는 취지에 따라, 먼저 소간이기疏肝理氣, 통락인강通絡引降의 치료법을 쓴다.

【처방】

시호柴胡 5g, 당귀當歸 9g, 백작白芍 9g, 천궁川芎 9g, 지실枳實 9g, 향부香附 9g, 익모초益母草 15g, 우슬牛膝 5g, 천후박川厚朴 9g, 합환화合歡花 9g, 감송甘松 5g.

매일 1제를 물에 달여 복용하고, 연속해서 3제를 복용한다.

• 두 번째 진료(10월 14일)

약을 다 복용하고 모든 증상이 가벼워졌다. 다만 월경은 아직 오지 않았고, 맥허세脈虛細, 태박백苔薄白하고, 설질舌質은 정상이다. 양혈養血과 소간疏肝을 병용하여, 표승標과 본증本을 함께 치료한다.

【처방】

당귀신歸身 12g, 천궁川芎 5g, 백작白芍 5g, 숙지熟地 15g, 감송甘松 9g, 현호색玄胡索 9g, 과루피瓜蔞皮 9g, 단삼丹參 15g, 익모초益母草 15g.

매일 1제를 물에 달여 복용하고, 연속해서 3제를 복용한다.

• 세 번째 진료(10월 17일)

모든 증상이 소실되었으나 아직 월경을 하지 않았다. 맥허세脈虛細하고, 태박백苔薄白하며, 설질舌質은 평이하다. 보補하고 통通하게 한다.

【처방】

당귀신歸身 12g, 천궁川芎 5g, 백작白芍 9g, 숙지熟地 15g, 당삼黨參 15g, 자북기炙北芪 15g, 천후박川厚朴 5g, 지실枳實 5g, 익모초益母草 15g.

매일 1제를 물에 달여 복용하고, 연속해서 3제를 복용한다.

• 네 번째 진료(10월 20일)

아직 월경을 하지 않았고, 맥脈은 완화緩和하고, 설질舌質은 보통이다. 10월 8일 처방에 왕불류행王不留行 9g을 더하여 처방하였다. 매일 1제를 물에 달여 연속해서 3제를 복용한다.

• 다섯 번째 진료(10월 25일)

약을 다 복용하고 월경을 하였다. 월경색과 양은 보통이고, 현재 불편한 증상은 없다. 맥脈은 완화緩和하고, 설태舌苔는 정상이다. 양혈조경養血調經하는 치법으로 그 이후를 좋게 하였다.

【처방】

당귀신歸身 12g, 천궁川芎 5g, 백작白芍 5g, 숙지熟地 15g, 익모초益母草 9g, 토사자菟絲子 15g, 자감초炙甘草 5g.

매일 1제를 물에 달여 연속해서 3제를 복용한다.

【부연】

여자 이칠二七의 나이인데, 월경이 뒤로 밀리고 평소 희고 묽은 대하帶下가 계속 나오고, 월경을 1년이 넘도록 하지 않는 것은 신기腎氣가 충분치 않아 월경의 원천이 부족한 징후이다. 흉협胸脅, 유방乳房, 소복少腹·소복小腹이 창동脹疼하고, 마음이 번조하고 쉽게 불안해하며, 밤에 잠들기 어려운 것은 간기울결肝氣鬱結로 상화相火가 내부에서 부추기는 병변이다. 치료는 양혈소간養血疏肝하여, 표본標本을 함께 치료해야 한다. 초진 시에 소간이기疏肝理氣, 통락인강通絡引降하는 치료법을 쓴 까닭은 "병세가 급하면 표를 치료한다[急則治其標]"에 의미를 둔 것이다. 그러나 본本을 치료하지 않으면 월경의 원천이 나올 곳이 없으므로 간울肝鬱의 모든 증상은 경감하였지만 무월경은 변화가 없었다. 두 번째 진료에서 사물四物에 가미하여 보혈補血과 소강疏降을 병용하였다. 세 번째 진료에서는 성유탕聖愈湯으로 익기보혈益氣補血하고 천후박川厚朴, 지실枳實, 곤초坤草를 더하여 인강통행引降通行하여 보양補養을 위주로 하였으나 통행通行시키는 힘이 부족하여 여전히 월경을 하지 않았다. 다섯 번째 진료에서는 감고평甘苦平한 왕불류행王不留行을 추가하여 충임衝任 두 경맥을 직접 통하게 하였고, 혈해血海가 가득 차고 포맥胞脈이 통창通暢하여 마침내 월경을 하게 되었다.

임상례②

탄覃모, 여성, 33세, 융닝邕寧현 수쉬공사蘇圩公社의 모 대대大隊의 농민, 기혼.

1981년 10월 18일 초진.

결혼 14년차이고, 부부가 함께 사는데 지금까지 임신하지 못했다. 결혼 전에 월경주기, 색과 양은 정상이었다. 결혼 후 월경주기가 불규칙해지더니 2개월이나 3개월에 한 번 하였고, 월경량은 줄어들었고, 색은 자담紫淡하였다. 올해에 들어선 10달 동안 월경을 하지 않았다. 평소 밤에 잠들기 힘들고 꿈이 많은 것 외에 불편한 점은 없었다. 맥허현脈虛弦하고, 태백苔白하며, 설질舌質은 보통이다. 마른 체형이다.

진단: (1)무월경, (2)난임.

변증: 음혈陰血이 부족하여 혈해血海가 공허해진 것이다.

치료원칙: 자음유간滋陰柔肝, 양혈생정養血生精.

【처방】

북사삼北沙參 10g, 맥문동麥門冬 10g, 당귀신歸身 12g, 생지生地 10g, 천기자川杞子 10g, 천련자川楝子 5g, 과루각瓜蔞殼 10g, 합환피合歡皮 10g.

매일 1제를 물에 달여 연속해서 6제를 복용한다.

• 두 번째 진료(11월 1일)

복약 후 정신이 맑아졌고, 식욕과 소화가 좋아졌다. 맥허세脈虛細하고, 설태舌苔는 보통이다. 기존 치료법을 고수하되 온양溫養하는 약재를 대용량으로 추가한다.

【처방】

토사자菟絲子 15g, 당귀신歸身 12g, 백작白芍 5g, 천기자川杞子 9g, 당삼黨参 9g, 회산약懷山藥 15g, 복분자覆盆子 9g, 음양곽淫羊藿 15g, 계혈등鷄血藤 15g, 노로통路路通 9g, 과루각瓜蔞殼 9g.

매일 1제를 물에 달여 연속해서 3제를 복용한다.

• 세 번째 진료(11월 15일)

위 처방을 3제 복용하고 월경을 하였다. 월경량은 적고, 색담色淡하였으며, 3일 만에 그쳤다. 소화와 대소변은 정상이었다. 맥허현脈虛弦하고, 태박백苔薄白하며, 설첨이 붉었다. 온양溫養을 위주로 하되 조간調肝을 염두에 두고 처방하였다.

【처방】

녹각상鹿角霜 24g, 토사자菟絲子 15g, 당귀신歸身 9g, 복분자覆盆子 9g, 당삼黨参 15g, 천기자川杞子 9g, 자북기炙北芪 15g, 충위자茺蔚子 9g, 음양곽淫羊藿 15g, 회산약懷山藥 15g.

매일 1제를 물에 달여 연속해서 3제를 복용한다.

【부연】

음혈陰血은 월경의 원천이다. 음혈陰血이 고갈되면 충임맥衝任脈이 영양을 받지 못하고, 혈해血海가 채워지지 못하여 무월경이 된다. 음혈陰血이 부족해지면 심신心神을 영양하지 못하므로 심신心神이 불안해진다. 따라서 밤에 잠들기 어렵고, 잠들어도 꿈이 많아지는 것이다. 맥脈은 혈지부血之府인데, 혈허血虛하여 맥脈을 채우지 못하므로 허현맥虛弦脈이 나온다. 14년의 결혼생활 동안 임신하지 못한 것과 마른 체형에서 품부稟賦가 부족함을 알 수 있다. 이에 자음유간滋陰柔肝, 양혈생정養血生精으로 치료하였다. 초진 시에 일관전一貫煎에 감한甘寒한 과루각瓜蔞殼을 더하여 청윤관흉淸潤寬胸하고, 합환피合歡皮로 녕신해울寧神解鬱함으로써 음혈陰血을 자양滋養하고 혈맥血脈을 윤통潤通시키고자 하였다. 두 번째 진료 이후로 용약用藥하는 데 증감이 있었지만 유간柔肝, 보신補腎, 건비健脾하는 약재에서 벗어나지 않았다. 음양기혈陰陽氣血을 적절하고 부드럽게 보충하니, 정혈精血이 자라나고, 충임衝任이 자양을 받아 혈해血海가 가득 차서 저절로 월경하게 되었다.

임상례③

후胡모 씨, 여성, 24세, 난닝南寧시 모 공사 근로자.

1976년 9월 3일 초진.

1년간 월경이 뒤로 밀렸고, 월경량이 적고, 색은 어둡고 덩어리가 있다. 월경하기 전에 소복少腹·소복小腹이 창동脹疼하고, 손으로 만져도 통증이 줄지 않았고, 월경이 시작되면 증상이 소실되었다. 현재 월경이 멎은 지 3개월이 되었고, 어지럽고 두통이 있으며, 흉협胸脅과 우측 소복少腹에 통증이 있다. 평소 대하帶下의 양이 많았는데 백황색白黃色이고 점조黏稠하며, 간혹 음부가 가려웠다. 그 외에 불편한 점은 없었다. 맥침세脈沈細하고, 태박백苔薄白하며, 설질은 담淡하다.

진단: (1)무월경, (2)대하.

변증: 하초下焦에 습濕이 울체되었고, 혈체血滯로 어혈瘀血이 쌓였다.

치료원칙: 양혈활혈養血活血, 통락인강通絡引降.

【처방】

당귀當歸 9g, 천궁川芎 6g, 백작白芍 9g, 숙지熟地 12g, 백출白朮 10g, 법반하法半夏 5g, 곤초坤草 15g, 청피靑皮 9g, 애엽艾葉 6g, 회우슬懷牛膝 6g, 감초甘草 3g.

매일 1제를 물에 달여 복용하고, 연속해서 3제를 복용한다.

• 두 번째 진료(9월 6일)

약을 다 복용하고 나서 옆구리와 배의 통증이 줄었고 대하帶下도 줄었다. 다만 월경은 아직 하지 않았다. 맥진과 설진은 이전과 같았다. 약이 증상에 맞으나 약의 힘이 부족하므로 기존 처방에서 백작白芍을 적작赤芍 9g으로 바꾸고, 곤초坤草를 30g까지 늘렸다. 매일 1제를 물에 달여 복용하고, 연속해서 6제를 복용한다.

• 세 번째 진료(9월 21일)

16일에 월경을 하였다. 다만 월경량이 많지 않았고, 암홍색이며 덩어리가 있었고, 월경기간 중 우측 소복少腹과 유방乳房에 부푸는 느낌이 있었다. 현재 머리가 아프고 어지러우며, 맥세脈細, 태박백苔薄白하고, 설질은 담淡하다. 보혈양기補血養氣를 위주로 한다.

【처방】

당귀신歸身 12g, 천궁川芎 9g, 백작白芍 6g, 숙지熟地 15g, 당삼黨參 15g, 자황기炙黃芪 15g, 애엽艾葉 6g, 향부香附 6g, 홍조紅棗 6g.

매일 1제를 물에 달여 복용하고, 연속해서 3제를 복용한다.

【부연】

월경을 3개월째 하지 않았고, 머리가 어지럽고 아프며, 흉협胸脅과 오른쪽 아랫배에 통증이 있는 것은 어적瘀積이 정체된 징후이다. 습濕은 대하帶下의 근원으로 대하帶下는 습濕이 변화한 것이다. 환자는 평소에 대하帶下의 양이 많았고, 색은 희거나 누렜으며, 점조한 양상이었다. 하초下焦에 습濕이 울체되어 포맥胞脈이 매끄럽지 못하게 된 것과 분명히 관련이 있고, 이 때문에 혈血이 체하고 어瘀가 쌓인 것이다. 따라서 사물탕四物湯으로 양혈활혈養血活血하고, 백출白朮, 법반하法半夏를 더해서 건비화습健脾化濕하고, 곤초坤草, 애엽艾葉, 청피靑皮, 우슬牛膝로 인강통행引降通行하였다. 두 번째 진료에서 백작白芍을 적작赤芍으로 바꿔서 쓰고, 곤초坤草를 30g까지 증량하여 활혈화어活血化瘀와 통행通行하는 힘을 증가시켰고, 복용 후에 월경을 하였다. 세 번째 진료에서는 성유탕聖愈湯으로 바꿔 투약하여 익기보혈益氣補血하고, 애엽艾葉, 향부香附, 홍조紅棗로 조기보중調氣補中하여 본증本證을 치료하는 데 목표를 두어 그 뒤를 좋게 하였다.

임상례④

탕唐모, 여성, 40세, 자치구 모 학교 교관, 기혼.

1982년 11월 24일 초진.

월경을 하지 않은 지 이미 수년 되었다. 매번 에스트로겐, 프로게스테론을 써서 치료해야 비로소 월경을 하였고, 약을 먹거나 주사를 맞지 않으면 월경을 하지 않았다. 현재 반년 동안 월경을 하지 않았고, 매월 주기적으로 유방이 부풀고, 소복少腹·소복小腹에 창동脹疼이 나타났다. 평소 소량의 대하帶下가 있는데 색이 희고 묽으며, 그 외에 다른 불편함은 없었다. 맥세삽脈細澁하고, 태박백苔薄白하며, 설질은 보통이다.

진단: 무월경.

변증: 간肝이 생발生發작용을 잃고, 혈해血海가 공허空虛한 것이다.

치료원칙: 소간부비疏肝扶脾, 양혈통행養血通行.

【처방】

당귀當歸 15g, 백작白芍 9g, 시호柴胡 5g, 운복령雲苓 9g, 백출白朮 9g, 박하薄荷 3g(후하後下), 노로통路路通 9g, 왕불류행王不留行 9g, 천후박川厚朴 5g, 감초甘草 5g.

매일 1제를 물에 달여 복용하고, 연속해서 3제를 복용한다.

• 두 번째 진료(12월 7일)

이전 처방을 6제 복용하고 어제부터 월경을 하였다. 암홍색暗紅色에 자주색 덩어리가 있었고, 지금까지도 유방이 창동脹疼하며, 맥현세脈弦細, 태박백苔薄白하고, 설질은 정상이다. 이러한 기세를 타고 소간이기疏肝理氣로 치료한다.

【처방】

시호柴胡 5g, 백작白芍 5g, 지실枳實 5g, 당귀신歸身 9g, 천궁川芎 5g, 향부香附 5g, 하고초夏枯草 9g, 감초甘草 5g.

매일 1제를 달여 복용하고, 연속해서 3제를 복용한다.

• 세 번째 진료(1983년 3월 24일)

기존 처방을 12제 복용하고, 3개월 동안은 월경을 하였다. 다만 월경이 뒤로 밀렸고, 월경 중에 유방乳房과 소복少腹·소복小腹에 여전히 창동脹疼이 있었다. 맥세脈細하고, 태백苔白하며, 설질은 보통이다. 양혈소간養血疏肝한다.

【처방】

시호柴胡 5g, 백작白芍 9g, 당귀當歸 9g, 운복령雲苓 5g, 백출白朮 9g, 박하薄荷 3g(후하後下), 하고초夏枯草 9g, 청피靑皮 5g, 난삼丹參 15g, 감초甘草 5g, 대조大棗 9g.

매일 1제를 물에 달여 복용하고, 연속해서 3제를 복용한다.

【부연】

《내경內經》에서 말하길 "40세에는 음기가 저절로 절반이 되어 일상생활이 힘들어진다[年四十而陰氣自半也, 起居衰矣]"라고 하였다. 현재 환자는 오팔五八

(40)의 나이로, 월경을 하지 않는 것은 간肝의 소설疏泄과 생발生發하는 기능이 정상적이지 못하여 "혈기를 생하는以生血氣" 직무를 할 수 없어 충임衝任을 영양하지 못해 혈해血海가 텅 비었기 때문이다. 따라서 소간부비疏肝扶脾, 양혈화중養血和中하는 소요산逍遙散으로 치료하였고, 여기에 노로통路路通, 왕불류행王不留行, 천후박川朴을 더하여 행기활혈行氣活血하고 충임맥衝任脈을 바로 통하게 하여, 혈血이 채워지고 맥脈이 통하여 월경을 하도록 하였다. 다만 월경기간 중 유방乳房이 계속 부풀고 통증이 있으므로, 두 번째 진료에서 시호소간산柴胡疏肝散에 당귀신歸身, 하고초夏枯草를 더하여 치료하였다. 양혈화영養血和營하여 간비肝脾를 잘 다스린 데다, 다시 해울산결解鬱散結로 기기氣機의 순환을 조절하여 간肝의 생발生發을 촉진시키니 월경을 달마다 한 것이다. 세 번째 진료에서 청피靑皮, 단삼丹參을 더하여 조기활혈調氣活血의 효능을 증가시켰다. 《부인명리론婦人明理論》에서는 "단삼 한 가지의 효능이 사물탕과 같아 보혈하고 활혈한다[一味丹參, 功同四物, 能補血活血]"라고 하였다. 이는 지나친 표현이긴 하지만 임상에서 경험한 바에 의하면 단삼丹參은 확실히 부인과에서 활혈통경活血通經하는 중요한 약이다.

【체득】

무월경의 발생 원인은 비록 다양하지만 총체적으로 말하면 중요한 것은 유여有餘와 부족不足 두 가지 방면이다. 허증虛證은 대부분 간신肝腎이 쇠약하고 음혈陰血이 부족한 것으로, 심하면 혈血이 고갈되고 음陰이 말라버려 혈해血海가 공허空虛해져서 내려올 월경혈이 없는 것이다. 실증實證은 대부분 기체혈어氣滯血瘀 혹은 담습울체痰濕鬱滯로 맥도脈道가 통하지 않아 월경혈이 내려올 수 없는 것이다. 치료원칙은 허虛하면 보補하고, 실實하면 통通하게 하는 것이다. 다만 증상이 여러 가지가 뒤엉켜 복잡한데, 종종 허증虛證 가운데 실증實證이 끼어 있고 실증實證 가운데 허증虛證이 끼어 있기 때문에, 허증虛證에 보법補法만 써서는 안 되고 실증實證이라고 공법攻法에 치우치면 안 된다. 반드시 경중완급輕重緩急을 평가하고 주증主症과 차증次症을 분명히 나누어, 보補하는 가운데 통通하게 하거나 통通하는 가운데 보補를 겸해야 한다. 1번 임상례의 예葉모 씨는 신기腎氣가 채워지지 않아 부족한 부분이 있지만, 간울혈체肝鬱血滯의 표현도 있으므로 양혈소간養血疏肝하는 치료법으로 치료하였다.

신腎은 기혈氣血의 시초이고, 비위脾胃는 기혈氣血을 생화生化하는 원천이며, 간肝은 장혈藏血하고 소설疏泄을 주관하므로, 무월경의 치료에서 간비신肝脾腎 세 장기는 분리할 수 없다. 다만 간肝은 생발生發하는 작용이 있어 부녀에게 선천先天이 되고, 충임맥衝任脈과 연결되어 있다. 질환에 있어 간울肝鬱은 모든 장臟을 울체시킨다. 이에 따라 간肝에서부터 치료를 논하는 것은 매우 중요하다. 따라서 인용된 사례들이 증상은 모두 다르지만, 치료과정이 혈血이나 간肝에서 벗어날 수 없다.

유여와 부족의 무월경 치료에서 실증實證은 치료가 쉽다. 단지 증상을 분석하고 용약用藥을 알맞게 하여, 사기邪氣가 제거되고 경맥이 통하면 저절로 월경을 하게 된다. 허증虛證은 치료가 어려운데, 더욱이 신음腎陰이 부족하고 진원眞元이 고갈된 병변은 급하게 치료한다고 효과가 나는 것이 아니다. 용약用藥을 능숙하게 하고, 침착하게 계획을 세워 몸조리를 하고 건강이 회복되기를 기다리면 혈해血海가 채워지고 닫혔던 월경이 비로소 통하게 된다.

04 경행토뉵經行吐衄 2례

임상례①

쑨孫모 씨, 여성, 17세, 난닝南寧시 모 호텔 종업원, 미혼.

1974년 7월 31일 초진.

13세에 초경을 하였고, 이후로 줄곧 월경이 뒤로 밀려 3~6개월에 한 번 하게 되었다. 매달 항상 주기적으로 코피가 났는데, 코피의 양은 적고, 붉은색이며, 3~6일 지속되었다가 그쳤다. 현재 코피가 난 지 2일째이고, 매일 3~5차례 코피가 나며, 색은 붉고, 양은 적었다. 매번 대략 1~2방울 흘렸고, 머리가 어지러우며, 허리가 시큰거리고, 밤에 잠들기 어려웠다. 만약 월경이 시작되면 코피는 바로 그쳤다. 맥현세脈弦細하고, 태박백苔薄白하며 설질홍舌尖紅하다.

진단: 경행토뉵經行吐衄.

변증: 음혈부족陰血不足, 허화상염虛火上炎.

치료원칙: 간신肝腎의 음陰을 자양하고, 양혈지혈凉血止血로 보좌한다.

【처방】

생지生地 12g, 회산약懷山藥 15g, 오미자五味子 5g, 운복령雲苓 12g, 택사澤瀉 9g, 목단피丹皮 9g, 한련초旱蓮草 15g, 하엽荷葉 9g, 백작白芍 9g, 감초甘草 3g.

매일 1제를 물에 달여 연속해서 3제를 복용한다.

• 두 번째 진료(8월 10일)

위 처방을 복용한 후 코피가 그쳤고, 월경이 시작되었다. 월경량은 적고 붉은색이었다. 맥脈과 설舌은 이전과 같았다. 원래대로 간신肝腎을 조양調養하는 법으로 치료한다.

【처방】

북사삼北沙參 15g, 맥문동麥門冬 10g, 숙지熟地 15g, 산유육山萸肉 9g, 회산약懷山藥 15g, 충위자茺蔚子 10g, 한련초旱蓮草 15g, 여정자女貞子 9g, 당귀신歸身 9g, 백작白芍 9g, 천기자川杞子 9g, 홍조紅棗 9g.

매일 1제를 물에 달여서 복용하되 연속해서 3~6제를 복용한다.

• 3개월 후 추적조사

위의 환자가 위 처방을 6제 복용하고 2개월 뒤부터 코피가 없었다. 다만 월경이 일주일 전후로 밀렸고, 월경량은 적었고, 월경색이 붉고, 다른 불편함은 없었다. 잠시 복약을 중단시켰고, 치료효과를 관찰하였다.

【부연】

간肝과 신腎에는 상화相火가 내부에 머물고 있고, 정혈精血의 원천이 된다. 정혈精血이 충족되어야 상화相火가 품명稟命을 받든다. 현재 환자는 진음眞陰이 허약하고, 음혈陰血이 부족하기에 월경이 뒤로 밀리는 것이다. 음허陰虛하면 양陽을 잠재우지 못하고 화火를 제어할 수 없게 된다. 이에 따라 허화虛火가 상염上炎하여 폐규肺竅로 바로 솟구쳐 화火가 역상逆上하게 되면 비뉵鼻衄이 되는 것이다. 위 임상례는 음액陰液과 정혈精血이 부족하여 허화虛火가 상염上炎한 증후이다. 따라서 생지황탕生地黃湯에 간신肝腎의 음陰을 자양하는 약재를 가감하여 쓴다. 한련초旱蓮草, 하엽荷葉으로 자음청열滋陰淸熱, 양혈지혈凉血止血하고, 백작白芍, 감초甘草로 산감화음酸甘化陰하여 유간柔肝한다. 간신肝腎의 음이 충족되면 상화相火가 숨어버리므로 뉵혈衄血이 그치고 아래에선 월경이 시작된다. 음陰은 만들기는 어렵고 쉽게 소모된다. 따라서 두 번째 진료에선 감윤甘潤한 약재를 계속 사용하여 간신肝腎을 조양調養하였고, 근본을 견고히 함으로써 그 이후를 좋게 하는 데 의미를 두었다.

임상례②

리李모, 여성, 21세, 난닝南寧시 모 공사구역 근로자, 미혼.

1977년 12월 13일 초진.

16세에 초경을 하였고, 이후로 계속 정상이었다. 그러나 올해 8월부터 매번 월경이 오기 몇 시간 전에 도혈吐血 또는 해혈咳血을 하기나, 혹은 하룻밤 지난 뒤에 음도陰道에서 월경이 시작되면 위아래에서 동시에 출혈을 하였다. 양은 많지 않았고, 색도 보통이었다. 평소에 후두喉頭부위가 가렵고, 흉협胸脅이 은은하게 아픈 것 외에는 불편한 점이 없었다. 평소 소량의 대하帶下가 있으며, 색은 희고 질은 묽었다. 식욕과 소화는 정상이었고, 대소변 모두 정상이었다. 다만 월경기간에는 소화가 좋지 못했다. 맥세삭脈細數하고, 태박백苔薄白, 설첨홍舌尖紅, 설질눈舌質嫩하였다. 마지막 월경은 11월 15일~11월 18일이다.

진단: 경행토뉵經行吐衄.

변증: 간울화화肝鬱化火, 혈수기역血隨氣逆.

치료원칙: 자음유간滋陰柔肝, 좌이인강佐以引降.

【처방】

태자삼太子參 15g, 우절藕節 15g, 회산약懷山藥 15g, 현삼玄參 15g, 맥문동麥門冬 9g, 행인杏仁 9g, 과루인瓜蔞仁 6g, 단삼丹參 12g, 지각枳殼 5g, 우슬牛膝 5g, 감초甘草 3g.

매일 1제를 물에 달여 복용하되 연속해서 3제를 복용한다.

• 두 번째 진료(12월 16일)

어제 오후에 월경이 시작되었고, 색과 양은 정상이었으며, 흉통胸痛과 토뉵혈吐衄血이 모두 없었다. 맥세완脈細緩하고, 태박백苔薄白, 설질담눈舌質淡嫩하였다. 익기양혈益氣養血의 치료법으로 바꾸었다.

【처방】

계혈등鷄血藤 15g, 단삼丹參 12g, 당삼黨參 9g, 초회산약炒懷山藥 15g, 운복령雲苓 9g, 곤초坤草 9g, 백작白芍 9g, 북형개北荊芥 2g, 자감초炙甘草 6g.

매일 1제를 물에 달여 복용하고, 연속해서 3제를 복용한다.

【부연】

간맥肝脈은 횡격막을 뚫고 흉협胸脅에 퍼지고, 위로는 후롱喉嚨을 순환한다. 간기肝氣가 울체鬱滯되어 기기氣機가 불창不暢하기 때문에 평소 흉협胸脅에 은은한 통증이 있고 목구멍이 가렵고 불편한 것이다. 울체가 오래되면 화화化火하여 열熱을 만드는데, 월경을 하려고 할 때 상화相火가 더욱 치성하므로 폐위肺胃의 낙맥絡脈을 손상하고 혈血이 기氣를 따라 역행하여 월경 전에 토혈吐血하거나 해혈咳血하는 것이다. 위胃는 간목肝木에게 업신여겨지므로乘 소화가 좋지 않게 된다. 맥세삭脈細數, 설첨홍舌尖紅은 내열內熱의 징조이다. 설질舌質이 담눈淡嫩한 것은 기氣가 이미 상한 것이다. 간울화화肝鬱化火로 야기된 증상에 해당되므로 자음유간滋陰柔肝, 인강하행引降下行의 치료법을 사용하였다. 태자삼太子參, 맥문동麥門冬, 현삼玄參, 회산약懷山藥은 익기생진益氣生津하여 폐肺, 위胃의 음陰을 자양한다. 행인杏仁, 과루각瓜蔞殼, 지각枳殼은 청윤선강淸潤宣降, 관흉해울寬胸解鬱의 작용으로 역상한 간기肝氣를 조절한다. 단삼丹參, 우절藕節은 양혈화어凉血化瘀로 지혈止血하고, 우슬牛膝은 인혈하행引血下行하고, 감초甘草는 모든 약을 조화롭게 한다. 전체 처방이 자음유간滋陰柔肝을 위주로 하였고, 아울러 조서간기調舒肝氣, 인혈하행引血下行으로 보좌하였다. 약이 증에 들어맞았기에 치료효과가 만족스러웠다. 두 번째 진료에서 건비익기健脾益氣하고 또한 보혈화어補血化瘀하여 병의 근본을 치료하되 표標를 잊지 않도록 하였고, 그 이후를 좋게 하였다.

【체득】

토뉵吐衄의 원인은 매우 많다. 부인병에서 발생할 수 있을 뿐 아니라 기타 각 과의 질병에서도 자주 나타난다. 만약 토뉵吐衄이 월경 전후에 발생하거나 월경이 시작할 때 발생하여 월경주기와 관련이 있다면 "경행토뉵經行吐衄"이라고 부른다. 월경량이 늘 적고, 심하면 무월경을 일으키기도 하는데, 이 때문에 "도경倒經" 혹은 "역경逆經"이라 부른다.

본 병의 발생원인은 간울화화肝鬱化火, 간신음허肝腎陰虛, 비기허약脾氣虛弱 등의 3가지 방면에서 주로 나타나는데 그중 비허脾虛는 비교적 드물게 나타난다. 간울화화肝鬱化火든 음허陰虛로 상화망동相火妄動하든 상관없이 모두 화성火性이 염상炎上하여 폐위肺胃의 낙맥絡脈을 손상시킨다. 그래서 본 병의 치료법은 마땅히 자음유간滋陰柔肝, 청양폐위淸養肺胃를 위주로 하여 감윤甘潤한 약을 쓰는 것이 좋다. 기화氣火가 상역上逆하면 청법淸法과 강법降法이 아니면 내릴 수 없으므로 청열량혈淸熱凉血, 인강하행引降下行하는 약재를 적게 써서는 안 된다.

본 병의 발생은 연령과 일정한 관계가 있는데, 15~25세 좌우의 여성에게 자주 보인다. 젊음이 시작되면서 혈기血氣가 바야흐로 강해지고 상화相火가 왕성해지며, 칠정七情이 복잡하게 급변하므로 진음眞陰이 자주 소모되고 정혈精血이 쇠약해진다. 음허陰虛는 화火가 쉽게 망동하는 것과 관련이 있다. 앞으로 임상적 관찰과 연구토론을 기대해본다.

05 붕루崩漏 5례

임상례①

핑馮모 씨, 여성, 35세, 난닝南寧시 모 공장 기술자, 기혼.

1983년 4월 17일 초진.

3월 27일에 월경을 시작하였고, 양은 많고, 색은 보통인데, 지금까지 20일간 완전히 끝나지 않았다. 일찍이 양혈익기養血益氣하는 처방에 렴혈斂血하는 약제(약명 불상)를 곁들여 사용하였으나 효과가 만족스럽지 못했다. 현재 매일 음부에서 점적출혈이 여전하였고, 색은 담홍하다. 대변은 묽고 소변은 정상이다. 맥허세脈虛細하고 태박백苔薄白, 설질담舌質淡하다.

진단: 붕루崩漏.

변증: 비신양허脾腎兩虛, 충임휴손衝任虧損.

치료원칙: 온양비신溫養脾腎, 익기지루益氣止漏.

【처방】

토사자菟絲子 15g, 충위자茺蔚子 9g, 회산약懷山藥 15g, 당삼黨參 15g, 백출白朮 9g, 북황기北黃芪 15g, 녹각상鹿角霜 20g, 천기자川杞子 9g, 산사山楂 5g, 계내금雞內金 5g, 홍조紅棗 5g, 천근茜根 5g.

매일 1제를 물에 달여 복용하고, 연속해서 3제를 복용한다.

• 두 번째 진료(4월 21일)

음도의 출혈은 아직 그치지 않았고, 맥허세脈虛細, 설질담舌質淡하다. 온양溫養을 토대로 수렴收斂하는 약재를 가미한다.

【처방】

북황기北黃芪 20g, 당삼黨參 15g, 계혈등鷄血藤 15g, 토사자菟絲子 15g, 복분자覆盆子 9g, 해표초海螵蛸 9g, 천근茜根 9g, 백출白朮 9g, 선학초仙鶴草 9g, 형개탄荊芥炭 5g, 감초甘草 5g.

매일 1제를 물에 달여 복용하고, 연속해서 3제를 복용한다.

• 세 번째 진료(4월 25일)

약을 다 복용하고 음도의 출혈은 그쳤다. 다만 항문이 빠질 듯이 무겁고 대변이 묽었으며, 대하帶下에 혈사血絲가 섞여 있었다. 맥허세脈虛細하고 태박백苔薄白, 설질담舌質淡하였다. 치료는 건비익기섭혈健脾益氣攝血한다.

【처방】

당삼黨參 15g, 운복령雲苓 5g, 백출白朮 10g, 자북기炙北芪 20g, 하모려煅牡蠣 20g, 아교주阿膠珠 9g, 포황탄蒲黃炭 5g.

매일 1제를 물에 달여 복용하고, 연속해서 3제를 복용한다.

• 네 번째 진료(5월 13일)

2일 전부터 음도에서 소량의 출혈이 있었고, 색은 담홍淡紅하였으며 소복小腹에 은은하게 통증이 있었다. 밤에 잠들기 힘들고, 맥현脈弦하고, 태박백苔薄白, 설질담舌質淡하다. 자양청간滋養淸肝하여 섭혈攝血하도록 하였다.

【처방】

계혈등鷄血藤 15g, 지골피地骨皮 9g, 목단피丹皮 9g, 단삼丹參 15g, 곤초坤草 15g, 백작白芍 9g, 아교주阿膠珠 9g, 관중탄貫仲炭 5g, 감초甘草 5g.

매일 1제를 물에 달여 복용하고, 연속해서 3제를 복용한다.

• 다섯 번째 진료(5월 16일)

위의 처방을 복용하고 아랫배가 아프지 않았고, 음도의 출혈은 줄어들었다. 맥허현脈虛弦하고, 태박백苔薄白, 설질舌質은 보통이었다. 건비섭혈법健脾攝血法으로 치료한다.

【처방】

당삼黨參 15g, 자북기炙北芪 15g, 백출白朮 9g, 진피陳皮 2g, 운복령雲苓 5g, 아교주阿膠珠 9g, 해표초海螵蛸 9g, 형개탄荊芥炭 5g, 자감초炙甘草 5g.

매일 1제를 물에 달여 복용하고, 연속해서 3제를 복용한다.

아울러 삼칠근田七粉 가루 1.5g을 매일 3차례 함께 복용한다.

• 여섯 번째 진료(5월 29일)

음도 출혈이 멈춘 지 일주일이 되었다. 현재 불편함은 없다. 맥세완脈細緩하고, 태백후苔白厚하다. 건비소도健脾消導하여 이후를 좋게 하였다.

【처방】

당삼黨參 15g, 백출白朮 9g, 운복령雲苓 5g, 고량강高良薑 5g, 향부香附 3g, 계내

금雞內金 9g, 소목蘇木 9g, 진피陳皮 2g, 자감초炙草 5g.

매일 1제를 물에 달여 복용하고, 연속해서 3제를 복용한다.

• 일곱 번째 진료(6월 28일)

이번 월경에서는 주기, 색, 양, 질이 모두 정상이었고, 약을 복용하지 않고도 저절로 그쳤다. 맥완화脈緩和하고, 태박백苔薄白하며, 설질舌質은 정상이었다. 온신건비溫腎健脾하여 이후를 좋게 하였다.

【처방】

토사자菟絲子 15g, 복분자覆盆子 9g, 당삼黨參 15g, 백출白朮 9g, 천기자川杞子 9g, 당귀신歸身 9g, 백작白芍 5g, 곤초坤草 9g, 자감초炙甘草 5g.

매일 1제를 물에 달여 복용하고, 연속해서 3제를 복용한다.

【부연】

비脾는 주승主升하고 통혈統血하고, 신腎은 봉장封藏을 주관하고 선천先天이 된다. 비신脾腎이 부족하면 충임맥衝任脈이 허해져서 음혈陰血이 내부에서 지켜지지 못하여 누혈漏血이 그치지 않게 된다. 치료는 온양비신溫養脾腎, 익기지루益氣止漏를 고려해야 한다. 1~3번째 진료까지 온신건비溫腎健脾하는 가운데 화어렴혈化瘀斂血의 약재를 적당히 사용하였고, 본本을 치료하되 표標를 소홀히 하지 않았기에 치료효과가 만족스러웠다. 4번째 진료 시 마침 월경을 시작할 즈음이라 상화망동相火妄動의 조짐이 있었기에 청윤淸潤하여 렴혈斂血하는 약을 사용하였다. 5~7번째 진료에서는 비신脾腎을 위주로 본치本治를 계속하였고, 치료효과를 공고히 하여 이후를 좋게 하는 것을 목적으로 하였다.

임상례②

량梁모 씨, 여성, 45세, 난닝南寧시 모상점 판매원, 기혼.

1977년 9월 9일 초진.

7월 2일 월경을 시작하였고, 월경량이 때로는 많고 때로는 적었다. 색은 암홍하였고, 간혹 혈괴가 있었으며, 지금까지 2개월이 넘도록 멎지 않았다. 최근 이틀간 양이 많았고, 붉은색이며, 혈괴는 없고, 복통도 없다. 어지럽고, 마음이 편치 않고 불면증이 있으며 정신이 피곤하고 하지 근육에 산통酸痛이 있다.

맥상脈象은 현세弦細하고, 설태舌苔는 평이하다.

진단: 붕루崩漏.

변증: 비신양허脾腎兩虛, 통장불고統藏不固.

치료원칙: 온양비신溫養脾腎, 좌이수렴佐以收斂.

【처방】

토사자菟絲子 15g, 단삼丹參 15g, 백작白芍 9g, 복분자覆盆子 9g, 당삼黨參 30g, 백출白朮 9g, 천기자川杞子 12g, 회산약懷山藥 15g, 택란澤蘭 9g, 형개탄荊芥炭 5g, 애엽탄艾葉炭 5g, 자감초炙甘草 6g.

매일 1제를 물에 달여 복용하고, 연속해서 3제를 복용한다.

• 두 번째 진료(9월 14일)

음부출혈은 이미 줄었다. 다만 어지럽고, 대변이 묽고, 대변을 보기 전에 배꼽부위에 창동脹疼이 있다. 맥허세脈虛細하고, 태박백苔薄白, 설질담舌質淡하다. 건비섭혈健脾攝血에 중점을 두고 치료한다.

【처방】

당삼黨參 30g, 운복령雲苓 9g, 백출白朮 9g, 백작白芍 9g, 자북기炙北芪 18g, 천근茜根 9g, 하모려煅牡蠣 18g, 형개탄荊芥炭 2g, 승마升麻 5g, 육두구肉蔻 5g, 자감초炙甘草 9g.

매일 1제를 물에 달여 복용하고, 연속해서 3제를 복용한다.

• 세 번째 진료(9월 17일)

복약은 끝났고, 음부출혈이 그친 지 2일 되었다. 배꼽부위는 아프지 않았고, 대변도 정상이 되었다. 다만 밤에 수면이 좋지 않았고, 마음이 번잡하였다. 맥침세脈沈細하고, 태박백苔薄白, 설질담舌質淡하다. 이전 처방을 고수하고, 형개탄荊芥炭, 육두구肉蔻를 빼고, 백급白及 9g, 천단川斷 9g을 더하였다.

매일 1제를 물에 달여 복용하고, 연속해서 3제를 복용한다.

• 네 번째 진료(9월 21일)

음부출혈이 그친 지 8일이 되었고, 특별히 이상은 없었다. 맥허세脈虛細하고, 태박백苔薄白, 설질담舌質淡하다. 온양비신溫養脾腎을 위주로 하여 그 이후를 좋게 하였다.

【처방】

당삼黨參 18g, 토사자菟絲子 15g, 계혈등鷄血藤 15g, 복분자覆盆子 9g, 천기자川杞子 9g, 초회산약炒懷山藥 18g, 운복령雲苓 9g, 천속단川續斷 9g, 진피陳皮 2g, 자감초炙甘草 5g.

매일 1제를 물에 달여 복용하고, 연속해서 3제를 복용한다.

【부연】

신腎은 봉장지본封藏之本이고, 비脾는 운화運化하고 통혈統血한다. 비신脾腎의 기氣가 부족하면 통섭統攝할 수 없고 봉장封藏이 견고하지 못하게 되므로 월경량이 많아지고, 누하漏下되어 저절로 그치질 않게 된다. 치료는 온양비신溫養脾腎을 위주로 해야 하며, 화어수렴化瘀收斂의 치법으로 보좌한다. 전체 과정에서 보비補脾와 보신補腎을 함께 중요시하였고 비脾를 위주로 하되, 아울러 화어수렴化瘀收斂의 약재로 보좌하여 표본標本을 함께 돌봐주고, 보양補養하는 가운데 화어化瘀하고 렴혈斂血하여 마침내 병이 완전히 나았다.

임상례③

장張모 씨, 여성, 45세, 모 대학 교수, 기혼.

1979년 7월 4일 초진.

2년 사이에 월경량이 많아졌고, 색은 붉고 자줏빛 덩어리가 있다. 월경마다 안락혈安絡血, 고환소睾丸素(Testosterone)를 복용하여 음부출혈을 멈추었다. 이번 월경은 6월 21일에 시작하였고, 현재까지 13일째이며, 이미 안락혈安絡血[25], 고환소睾丸素를 복용하였으나 효과가 만족스럽지 못하였다. 현재 음부에서 여전히 점적출혈이 있고 색은 붉으며, 두훈頭暈과 목현目眩을 동반하고, 허리가 빠근하였다. 맥현세脈弦細하고, 태백苔白하며, 설질舌質은 정상이다.

진단: 붕루崩漏.

변증: 간신휴손肝腎虧損, 고섭무능固攝無能.

---

25 안락혈(安絡血)의 영문명은 Carbazochrome, Adrenobazon, Adrenosem, Adrenosin이고, 그 적응증은 모세혈관의 투과성 증가로 발생한 출혈에 사용한다. 예를 들어 자반증, 시망막출혈, 만성폐출혈, 위장출혈, 코피, 각혈, 혈뇨, 치출혈, 자궁출혈, 뇌출혈 등이 있다—역자주.

치료원칙: 자양간신滋養肝腎, 좌이렴혈佐以斂血.

【처방】

토사자菟絲子 15g, 당귀신歸身 9g, 백작白芍 9g, 태자삼太子參 15g, 복분자覆盆子 9g, 회산약懷山藥 15g, 천기자川杞子 9g, 여정자女貞子 9g, 한련초旱蓮草 15g, 익모초益母草 15g, 천근茜根 9g.

매일 1제를 물에 달여 복용하고, 연속해서 3제를 복용한다.

• 두 번째 진료(7월 10일)

약 복용 후 음부출혈이 멎었다. 현재 불편한 점은 없다. 맥세완脈細緩하고, 태박백苔薄白하며, 설질舌質은 평이하다. 건비健脾하여 이후를 좋게 한다.

【처방】

당삼黨參 20g, 백출白朮 9g, 운복령雲苓 5g, 초회산약炒懷山藥 15g, 익모초益母草 9g, 단삼丹參 9g, 택란澤蘭 5g, 자감초炙甘草 5g.

매일 1제를 물에 달여 복용하고, 연속해서 3제를 복용한다.

• 세 번째 진료(10월 9일)

위 처방을 복용하고 월경주기가 끝난 후 출혈이 자연스럽게 멈췄다. 월경색은 붉고 자줏빛 덩어리가 있었고, 일주일 전후로 지속되다 그쳤다. 맥허세脈虛細하고, 태박백苔薄白, 설질담눈舌質淡嫩하다. 치료는 보양기혈補養氣血한다.

【처방】

당삼黨參 15g, 자북기炙北芪 15g, 백작白芍 5g, 숙지熟地 15g, 당귀신歸身 10g, 천궁川芎 5g, 익모초益母草 9g, 향부香附 3g, 여정자女貞子 9g, 한련초旱蓮草 9g, 자감초炙甘草 5g.

매일 1제를 물에 달여 복용하고, 연속해서 3제를 복용한다.

【부연】

신腎은 정精을 저장하고 간肝은 혈血을 저장하는데, 모두 충맥衝脈과 임맥任脈에 연결되어 있다. 간신肝腎이 휴손虧損되면, 충임衝任이 견고하지 못하게 되어 음부의 점적출혈을 일으키고 누하漏下가 저절로 멎지 않는다. 머리頭는 정명지부精明之府이고, 간肝은 눈目에 개규開竅하며, 허리는 신腎의 외부外府이므로, 간신肝腎이 휴손虧損되고 정혈精血이 부족해지면 묘규苗竅가 영양받지 못하므로 두훈頭暈, 목현目眩, 요창腰脹이 발생한다. 자양간신滋養肝腎하고 렴혈斂血로 보좌하는 치법으로 치료한다. 처방 중 태자삼太子參, 토사자菟絲子, 복분자覆盆子, 천기자川杞子, 여정자女貞子는 익기양음益氣養陰, 평보음양平補陰陽하여 간신肝腎을 영양한다. 한련초旱蓮草, 익모초益母草, 천근茜根을 함께 사용하면 자음렴혈滋陰斂血하고 또한 도체화어導滯化瘀할 수 있다. 두 번째 진료에서는 "간에 병이 있으면 먼저 비를 튼튼히 해야 한다[見肝之病, 當先實脾]"는 취지로 사군자탕四君子湯에 회산약懷山藥을 더하여 건비보양健脾補養을 위주로 하고, 거듭 익모초益母草, 단삼丹參, 택란澤蘭을 사용하여 남아 있는 어체瘀滯를 말끔히 제거하였다. 세 번째 진료에서는 기혈氣血의 보충에 중점을 두었고, 성유탕聖愈湯에 이지환二至丸을 배합하여 치료하였다. 곤초坤草, 향부香附를 더하여 조기활혈調氣活血로 이경지혈離經之血이 정체되는 것을 방지하였다. 처방이 본래 평담平淡하나 증상이 맞으니 치료효과가 원하는 대로 나타났다.

임상례④

황黃모 씨, 여성, 34세, 난닝南寧시 모 소매점 판매원, 기혼.

1975년 8월 9일 초진.

월경이 앞당겨지고, 월경량이 많으며, 저절로 그치지 않은 지 이미 2년이 되었다. 1973년에 남편이 간암에 걸린 이후로 근심과 슬픔이 지나치게 되었고, 오래지 않아 월경이 앞당겨지고, 월경량이 많아졌으며, 월경색은 붉었다. 매번 지혈제를 복용해야 했고, 지혈주사(약명 불상)를 맞아야 겨우 그쳤다. 이번 월경은 7월 4일에 시작하였고, 현재까지 한 달이 넘도록 여전히 월경량이 많고, 색은 붉고, 자줏빛 덩어리가 있다. 지혈제를 복용하고 지혈주사를 맞아도 출혈이 멈추지 않았다. 맥허현脈虛弦하고, 태박백苔薄白하며, 설질舌質은 정상이다.

진단: 붕루崩漏.

변증: 칠정과격七情過激, 간실조달肝失調達, 어적정체瘀積停滯, 혈불귀경血不歸經.

치료원칙: 자음유간滋陰柔肝, 화어섭혈化瘀攝血.

【처방】

북사삼北沙參 12g, 한련초旱蓮草 15g, 현삼玄參 12g, 아출莪朮 5g, 소목蘇木 9g,

익모초益母草 15g, 천초근茜根 9g, 우절藕節 15g, 생모려生牡蠣 24g, 시호柴胡 2g, 감초甘草 3g.

매일 1제를 물에 달여 복용하고, 연속해서 3제를 복용한다.

• 두 번째 진료(8월 11일)

약을 모두 복용하고 출혈은 기본적으로 그쳤다. 약이 증에 맞으니 같은 처방에 가감하여 사용한다.

【처방】

생지生地 15g, 지골피地骨皮 12g, 백작白芍 12g, 맥문동麥門冬 9g, 한련초旱蓮草 15g, 곤초坤草 15g, 천근茜根 9g, 선학초仙鶴草 9g, 아교阿膠 9g(녹여서), 소목蘇木 9g, 아출莪朮 5g.

매일 1제를 물에 달여 복용하고, 연속해서 3제를 복용한다.

• 세 번째 진료(8월 15일)

약을 다 먹고 출혈이 완전히 멎은 지 이틀째이다. 현재 불편함은 없다. 비신간脾腎肝을 함께 치료하여 치료효과를 공고히 한다.

【처방】

토사자菟絲子 9g, 당귀신歸身 9g, 백작白芍 9g, 복분자覆盆子 9g, 당삼黨參 9g, 백출白朮 9g, 천기자川杞子 9g, 곤초坤草 15g, 시호柴胡 5g, 소목蘇木 9g, 아출莪朮 5g.

매일 1제를 물에 달여 복용하고, 연속해서 3제를 복용한다.

• 네 번째 진료(8월 19일)

형색形色과 정신상태가 정상이고, 육맥六脈이 화평하였다. 이공산異功散, 인삼양영탕人參養榮湯에 가감하여 각기 3제를 복용시켜 이후를 좋게 하였다. 반년 동안 관찰하였는데 월경은 정상이었다.

【부언】

소설疏泄을 담당하는 것은 간肝이다. 간기肝氣가 울결되면 무월경經閉이 되고, 칠정七情이 지나쳐 소설疏泄이 태과하면 경루經漏가 된다. 환자는 가정의 불행으로 갑작스런 변화가 발생하였고, 처음에는 근심과 슬픔으로 울결되어 기기氣機가 불리하였다. 울체가 오래되면서 열이 발생하고 화火로 변하여, 상화相火가 망동妄動하였고, 이에 따라 월경이 앞당겨지고, 월경량이 많아지고 색이 붉고 출혈이 그치지 않게 되었다. 이경지혈離經之血은 어瘀가 되어 경맥에 정체되었고, 새로운 혈이 경맥으로 돌아가지 못하여 지혈제를 사용하여도 음부출혈이 여전히 그치지 않았던 것이다. 치료는 마땅히 간肝을 중요하게 여겨야 한다. 따라서 북사삼北沙參, 한련초旱蓮草, 현삼玄參으로 자음유간滋陰柔肝하고, 모려牡蠣, 우절藕節, 천근茜根으로 량혈지혈涼血止血하고, 아출莪朮, 소목蘇木, 익모초益母草로 거어생신祛瘀生新하고, 시호柴胡, 감초甘草로 간기肝氣의 완화를 위해 조절하고 풀어준다. 두 번째 진료에서는 비록 처방에 가감하였지만 계속해서 자양滋養을 위주로 하였고 화어지혈化瘀止血의 약재로 보좌하였다. 세 번째, 네 번째 진료에서는 간비신肝脾腎을 함께 치료하는 것을 위주로 하였고, 이에 따라 "오장교양五臟交養"하도록 하여 치료효과를 공고히 하였다.

임상례⑤

왕王모 씨, 여성, 12세, 학생.

1973년 2월 9일 초진.

작년에 초경을 시작하였는데 매번 월경량이 많았고, 월경색은 붉은색이었다. 매번 지혈약과 지혈주사를 맞아야 비로소 그쳤다. 현재 여섯 번째 월경을 하는 중이고, 이미 15일째이다. 월경 3일째에 월경량이 많으며 색은 담홍하고, 이후로는 월경량은 줄어들지만 매일 조금씩 흐르면서 끝나지 않았다. 다른 자각증상은 없고, 잘 먹고, 잘 자며, 학업도 괜찮다. 맥침세삭脈沈細數하고, 태박백苔薄白, 설첨홍舌尖紅하며, 안색이 창백하였다.

진단: 붕루崩漏.

변증: 신기미충腎氣未充, 충임미전衝任未全.

치료원칙: 자음보신滋陰補腎, 조양충임調養衝任.

【처방】

수오首烏 18g, 한련초旱蓮草 15g, 숙지熟地 12g, 복분자覆盆子 9g, 토사자菟絲子 9g, 오미자五味子 5g, 천기자川杞子 9g, 여정자女貞子 9g, 회산약懷山藥 15g, 운복령雲苓 12g, 곤초坤草 9g, 향부香附 5g, 시호柴胡 2g, 감초甘草 5g.

매일 1제를 물에 달여 복용하고, 연속해서 5~10제를 복용한다.

• 두 번째 진료(5월 3일)

위 처방을 모두 9제 복용하였고, 3제를 복용한 뒤에 음부출혈이 바로 그쳤다. 3월 26일에 월경을 시작했고, 주기는 정상이었고, 색과 양은 보통이었으며, 3일을 지속하고 그쳤다. 현재 월경일이 예정보다 일주일 지났으나 월경을 하지 않았다. 맥세삭脈細數(90회/분)하고, 태박백苔薄白하며, 설변舌邊과 설첨舌尖은 붉었다. 경수經水의 원천을 보충하여 월경이 시작되도록 하였다.

【처방】

황정黃精 18g, 토사자菟絲子 9g, 천기자川杞子 9g, 여정자女貞子 9g, 복분자覆盆子 9g, 회산약懷山藥 15g, 생노당삼生路黨蔘 15g, 시호柴胡 5g, 감초甘草 3g.

매일 1제를 물에 달여 복용하고, 연속해서 3제를 복용한다.

• 세 번째 진료(5월 15일)

위 처방을 복용하고 월경을 하였고, 월경량은 많았고 붉은색이었으며, 5일간 지속하다가 그쳤다. 소복少腹의 경미한 통증 외에는 불편한 점이 없었다. 맥세완脈細緩하고, 태박백苔薄白, 설첨홍舌尖紅하다. 거듭 충임衝任을 조양調養하는 법으로 치료하였다.

【처방】

당귀신歸身 6g, 천궁川芎 5g, 백작白芍 9g, 숙지熟地 12g, 애엽艾葉 5g, 아교阿膠 9g(녹여서) 생노당삼生路黨蔘 15g, 곤초坤草 9g, 한련초旱蓮草 15g, 형개荊芥 5g, 감초甘草 5g.

매일 1제를 물에 달여 복용하고, 연속해서 5제를 복용한다.

• 네 번째 진료(5월 25일)

현재 어떠한 증상도 없다. 병이 되기 전에 먼저 예방하고, 치료효과를 공고히 할 필요가 있다. 맥상脈象은 화평하다. 2월 9일(초진)의 처방을 매월 6제씩 복용하도록 권고하였고, 반년 동안 관찰하였는데 정상적으로 월경하였다.

【부연】

《소문素問·상고천진론上古天眞論》에 "여자는 14세에 천계가 이르고 임맥이 통하며 태충맥이 성하여 월경을 때에 맞춰서 하게 된다[女子二七而天癸至, 任脈通, 太衝脈盛, 月事以時下]"는 구절이 있다. 지금 환자는 12세의 어린 나이에 월경을 하였고, 아직 신기腎氣가 충분치 않고 충임衝任이 완전하지 않아 "주칩主蟄, 봉장封藏"의 기능을 잃어 혈해血海가 견고하지 못한 것이다. 따라서 보익간신補益肝腎, 조양충임調養衝任하는 치료법으로 근본부터 치료하면 경루經漏는 멎게 되고, 무월경經閉은 다시 월경을 하게 된다.

【체득】

붕루崩漏의 범위에 대해 현재 두 종류로 말한다. 하나는 월경의 엄중한 질환을 가리킨다. 만약 월경주기가 불규칙하고 출혈량이 많고 출혈시간이 길게 연장되고 점적출혈이 계속된다면 이것을 붕루崩漏라고 한다. 즉 장경악張景岳이 "붕루가 그치지 않는 것은 월경의 문란이 심해진 것이다[崩漏不止, 經亂之甚者也]"라고 한 것과 같다. 하나는 여성 음부의 이상출혈질환을 광범위하게 가리킨다. 붕루崩漏는 월경병月經病 외에도 적대赤帶, 태루胎漏, 산후출혈부지産後出血不止 등의 질환까지 포괄한다는 것이다. 지금의 임상례는 전자에 속한 경우를 말한다.

붕루崩漏를 일으키는 원인은 비록 혈열血熱, 기허氣虛, 혈어血瘀, 간울화화肝鬱化火, 비신양허脾腎兩虛, 간신휴손肝腎虧損, 충임부족衝任不足 등 다방면의 요인이 있지만 총체적으로 말하면 결국엔 신腎이 봉장封藏기능을 잃고 충임衝任이 견고하지 못하게 된 것에서 벗어나지 않는다.

붕루崩漏의 치료는 방약지方約之가 일찍이 밝힌 "초기에는 지혈약을 써서 흐르는 것을 막고, 중기에는 청열하고 량혈하는 약을 써서 원천을 맑히며, 말기에는 보혈하여 원상태로 회복한다[初用止血, 以塞其流. 中用淸熱凉血, 以澄其源. 末用補血, 以複其舊]"라는 초, 중, 말 붕루치료 3법이 있다. 이는 오래전 의가가 공인한 진귀한 경험이다. 그러나 색류塞流, 징원澄源, 복구復舊에는 유기적 관계가 있음을 명확히 해야 한다. 색류塞流 중에 징원澄源이 있고, 징원澄源 또한 색류塞流하기 위함이다. 복구復舊는 징원澄源과 분리할 수 없고, 징원澄源도 바로 복구復舊하기 위함이다. 간단히 말하면 징원澄源은 곧 심증구인審證求因하는 것이고, 심증구인審證求因을 벗어나서 색류塞流 혹은 복구復舊를 논할 수 없고, 효과 또한 크지 않게 된다. 동시에 변증을 토대로 치료의 중점을 결정하기 위해 연령별 유년, 장년, 노년의 부동不同한 생리적 특징을 적당히 고려할 필요가 있다. 일반적으로 말하면, 청소년기에는 신기腎氣가 채워지지 않고 발육이 완전하지 않아 붕루崩漏라는 병은 대부분 신腎의 봉장封藏이 견고하지 않은 점과 관련이 있으므로 치료는 당연히 신腎을 위주로 해야 한다. 다만 사춘기가 되어 간기肝氣가 쉽게 동하므로 유양간기柔養肝氣의 치법을 겸해야 한다. 중장년기는 일과 학업, 혼인과 출산, 육아로 가장 쉽게 음혈陰血이 손상되는데 음휴陰虧하면 쉽게 양항陽亢되어 간기肝氣의 소설疏泄이 태과太過하므로 치료는 간肝에 중점을 두고 혈해血海를 자양滋養하고 간기肝氣를 부드럽게 한다. 다만 간신肝腎은 원천이 같고, 성생활과 임신출산 또한 신腎과 직접 관련이 있으므로 치간治肝 중에 치신治腎을 겸해야 한다. 49세의 나이七七之年에는 신기腎氣가 쇠퇴하고, 정혈精血이 날이 갈수록 고갈된다. 이 시기에 붕루崩漏라는 질환은 대부분 신腎의 기능실조와 관련이 있다. 따라서 치료는 "비위를 보하는 것은 혈의 원천을 돕는 데 가치가 있고, 신기를 기르는 것은 혈실을 편안하게 하는 데 가치가 있다[貴在補脾胃以資血之源, 養腎氣以安血之室]"라는 의미를 본받아 비脾에 치중하되 신기腎氣의 조양調養을 겸해야 한다. 후천後天으로 선천先天을 자양하여 선천先天과 후천後天을 아울러 치료하는 것이다. 용약用藥에 있어서 충화沖和를 중요하게 여기고 강조剛燥한 약재는 신중히 사용한다. 대개 부녀는 비록 간肝이 선천先天이 되고 혈血을 본本으로 하지만, 월경, 임신, 분만, 수유 등의 생리현상으로 말미암아 종종 "기는 유여하고 혈은 부족하다[有餘於氣, 不足於血]"는 상태에 놓이게 된다. "기가 남아돌면 화가 된다[氣有餘便是火]." 따라서 치료는 화평한 성질의 조양調養하는 약재를 쓰는 것이 좋다. 만약 강조剛燥한 약재를 과용하면 쉽게 화가 동하여 음혈陰血을 손상시킨다. 무릇 혈열血熱로 인해 붕루崩漏가 발생한다면 감량甘凉한 약재를 상용하는데, 예를 들어 선모근鮮茅根, 선하엽鮮荷葉, 선한련초鮮旱蓮草, 익모초益母草, 생지生地, 맥문동麥門冬, 백작白芍, 감초甘草 등의 부류이다. 기허氣虛로 섭혈攝血하지 못하는 것은 비기脾氣가 허약한 것인데 인삼양영탕人參養榮湯 혹은 귀비탕歸脾湯을 쓴다. 신기腎氣의 허약은 음허陰虛 혹은 양허陽虛에 치우쳤는지 변별하여, 좌귀음左歸 혹은 우귀음右歸 등을 선택하여 쓴다. 오래된 어혈이 제거되지 않아 신혈新血이 귀경歸經하지 못해 발생한 붕루崩漏는 "통인통용通因通用"이라는 원칙에 착안하여 화어化瘀하는 가운데 지혈止血하고 지혈止血하는 가운데 화어化瘀하도록 한다. 지혈止血도 하고 화어化瘀도 할 수 있는 약재가 좋은데, 계혈등鷄血藤, 곤초坤草, 삼삼칠參三七 등의 약재는 화어化瘀하되 정기를 상하지 않고 지혈止血하되 체하지 않는 목적을 달성할 수 있다. 특이체질로 약물자극에 의해 발생한 붕루崩漏는 조양충임調養衝任을 위주로 하고 해독解毒하는 약재로 보좌한다. 종종 귀작지황환歸芍地黃丸·탕湯, 이지환二至丸에 인동등忍冬藤, 야교등夜交藤, 계혈등鷄血藤, 충위자茺蔚子, 동상엽冬桑葉 등의 약재를 더하여 쓴다. 진음眞陰이 날로 줄어드는 노부老婦의 붕루崩漏는 익기양음益氣養陰해야 한다. 보중익기탕補中益氣湯, 교애탕膠艾湯에 상표초桑螵蛸, 녹각상鹿角霜 등을 더한 처방을 상용常用한다. 초기 소녀少女의 붕루崩漏에는 오자연종환五子衍宗丸, 이지환二至丸에 녹각상鹿角霜, 아교阿膠 등의 약재를 넣어 종종 쓴다. 이 외에 탄약炭藥(수렴약을 포함)의 응용은 적게 쓰거나 쓰지 않는 것이 좋다. 대개 탄약炭藥 혹 기타 수렴제는 쓰기에 합당하지 않으니 종종 어혈을 남기는 폐해가 있기 때문이다. 만약 병의 정황상 필요로 하여 탄약炭藥으로 수렴하지 않으면 안 될 때는 병정病情의 한열허실寒熱虛實에 근거하여 성질에 맞는 탄약炭藥을 사용한다. 예를 들어 혈열血熱로 인한 붕루崩漏라면 량혈涼血하는 탄약炭藥(치자탄梔子炭, 황금탄黃芩炭, 괴화탄槐花炭)을 쓰고, 혈어血瘀로 인한 붕루崩漏라면 화어化瘀하는 탄약炭藥(홍화탄紅花炭, 포황탄蒲黃炭, 적작탄赤芍炭)을 쓴다. 만일 병정病情의 한열허실을 나누지 않고 마음대로 탄약炭藥을 쓴다면 치료효과가 좋지 않을뿐더러 후환이 끝이 없게 된다.

치료효과를 확고히 하는 것에 대해 혹자는 보비익기補脾益氣가 우선이라고 하지만, 나는 비신脾腎이 함께 중요하다고 본다. 비脾는 운화運化와 승청升淸을 주관하기 때문에 기혈氣血을 만드는 원천이 되고 혈액을 통섭統攝하는 작용이 있다. 신腎은 선천지본先天之本으로 진음眞陰을 저장하고 원양元陽이 깃든 장기이며, 기혈氣血의 시초가 된다. 또한 월경月經의 근원으로 주칩봉장主蟄封藏하는 기능 여부에 따라 포궁胞宮의 작용에 직접 영향을 준다. 신기腎氣의 성쇠영휴盛衰盈虧는 인체의 생장과 노쇠의 과정을 결정한다. 이러한 까닭으로 비脾와 신腎을 모두 중시해야 하는 것이다.

06 월경전 증후군(PMS) 1례

임상례①

추邱모 씨, 여성, 42세, 난닝南寧지구 모 공장 근로자, 기혼

1979년 8월 24일 초진

1972년 이래로 매번 월경이 오기 전에 전두통前頭痛, 흉민胸悶, 요통 및 소복少腹·소복小腹의 창통脹痛이 시작된다. 월경주기는 정상이고, 색과 양도 보통이다. 평소 대하량이 많고, 색은 희고 묽었다. 다른 불편함은 없다. 맥현세삭脈弦細數하고, 태백苔白하며, 설질舌質은 정상이다.

진단: 월경전 증후군經行前後諸症.

변증: 상화내동相火內動, 파급양명波及陽明.

치료원칙: 양혈유간養血柔肝, 식풍지통息風止痛.

【처방】

당귀신歸身 9g, 백작白芍 9g, 천궁川芎 5g, 생지生地 15g, 목단피丹皮 9g, 지골피地骨皮 9g, 하고초夏枯草 15g, 백질려白蒺藜 9g, 감초甘草 5g.

매일 1제를 물에 달여 복용하고, 연속해서 3제를 복용한다.

• 두 번째 진료(10월 17일)

위 처방을 복용하고 정신이 상쾌해짐을 느꼈다. 모두 9제를 복용하였다. 9월과 10월 월경에는 모든 증상이 사라졌다. 현재 월경이 끝난 지 3일째인데 소화가 안 되고, 입맛이 없다. 맥허세脈虛細하고, 태박백苔薄白, 설질담舌質淡하다. 비위脾胃의 기가 부족하고, 영음營陰이 부족한 증이다. 치료는 건비화위健脾和胃, 양혈조기養血調氣한다.

【처방】

당삼黨參 15g, 운복령雲苓 9g, 백출白朮 9g, 진피陳皮 3g, 당귀신歸身 12g, 백작白芍 9g, 소경蘇梗 3g, 지각枳殼 3g, 자감초炙甘草 5g.

매일 1제를 물에 달여 복용하고, 연속해서 3제를 복용한다.

【부연】

간肝은 풍목風木의 장기이고 안에 상화相火가 깃들어 있으며, 장혈藏血과 소

설疏泄을 주관한다. 월경이 오려고 할 때 상화相火가 내부에서 선동하여 간맥肝脈에 충격을 주기 때문에 흉민胸悶, 요통 및 소복少腹·소복小腹의 창통이 발생하였다. 상화相火가 제멋대로 움직여 토土를 업신여겨 양명陽明에 파급되면 전두통前頭痛이 발생하였다. 양명陽明은 진액津液을 주관하는데, 진액津液이 변화하지 못하고 도리어 습濕이 되어 밑으로 흐르기 때문에 대하帶下가 늘어나고 색이 희고 묽은 것이다. 치료는 간화肝火를 논하는 것부터 해야 한다. 따라서 사물탕으로 보혈활혈補血活血하여 유간柔肝하고, 지골피地骨皮로 양음청열養陰清熱한다. 하고초夏枯草는 간화肝火를 맑히고, 울결을 흩어버린다. 백질려白蒺藜는 평간지통平肝止痛한다. 감초甘草는 모든 약을 조화시킨다. 전체 처방이 보補하고 청淸하고 량涼하고 산散하여 효과를 거두었다. 두 번째 진료에서 건비화위健脾和胃, 양혈조기養血調氣하는 치료를 하였고, 치료효과를 다지는 데 의미를 두었다.

07 경행부종經行浮腫 1례

임상례①

닝寧모 씨, 여성, 26세, 난닝南寧 모 행정국 간부, 기혼.

1976년 11월 19일 초진.

월경주기는 정상이고 색과 양도 보통이다. 다만 월경 전에 두훈頭暈과 목현目眩이 있고, 월경이 시작되면 얼굴과 눈이 붓는다. 평소에 대하帶下의 양이 많고, 색이 희고 묽으며, 음부에 가려움이 있다. 야간수면이 편치 않았고, 잠들어도 쉽게 깬다. 입맛이 없고 연말涎沫을 뱉으며, 대변이 좋지 않아 때로는 굳고 때로는 묽었다. 소변은 많기도 적기도 하였다. 맥허현脈虛弦하고, 태박백苔薄白하며, 설질舌質은 담淡하고, 혀 주변에 치흔이 있다. 현재 월경 2일째이고 눈과 안면에 부종이 있다.

진단: 경행부종經行浮腫.

변증: 비기허약脾氣虛弱, 운화실직運化失職.

치료원칙: 건비익기健脾益氣, 화습소종化濕消腫.

【처방】

당삼黨參 12g, 운복령雲苓 12g, 백출白朮 9g, 당귀當歸 9g, 천궁川芎 5g, 백작白芍 9g, 연육蓮肉 12g, 초회산약炒懷山藥 15g, 초이인炒苡仁 15g, 진피陳皮 5g, 자감초炙甘草 5g.

매일 1제를 물에 달여 복용하고, 연속해서 3제를 복용한다.

• 두 번째 진료(11월 22일)

약을 다 복용하고 얼굴과 눈의 부종은 가라앉았고, 기력도 괜찮았다. 다만 아직 음부의 가려움이 있고, 대하帶下가 줄어들지 않았다. 맥세脈細하고, 설태舌苔는 전과 같다. 이전 처방에 운복령雲苓, 의이인苡仁을 빼고, 토복령土茯苓 15g, 빈랑檳榔 9g을 더하여 처방하였다.

매일 1제를 물에 달여 복용하고, 연속해서 3제를 복용한다.

• 세 번째 진료(11월 26일)

위의 처방을 복용하고 음부의 가려움은 소실되었고, 대하帶下도 정상이 되었다. 맥세완脈細緩하고, 태박백苔薄白, 설질담舌質淡하고, 혀 주변에 치흔이 있다. 계속해서 건비법健脾法을 고수하여 예후를 좋게 하였다.

【처방】

당삼黨參 15g, 운복령雲苓 9g, 백출白朮 9g, 진피陳皮 5g, 법반하法半夏 5g, 자감초炙甘草 5g.

매일 1제를 물에 달여 복용하고, 연속해서 6제를 복용한다.

• 네 번째 진료(12월 16일)

이번 월경은 8일에 시작하여 11일에 끝났다. 월경색과 양은 보통이었고, 월경 전후에 얼굴과 눈은 붓지 않았다. 다만 월경 기간 동안 팔다리에 힘이 없었고, 허리와 무릎이 시큰하고 힘이 없었다. 맥허세脈虛細하고, 태박백苔薄白, 설질담舌質淡하다. 치료는 익기양혈益氣養血하고 성유탕聖愈湯에 가미하였다.

【처방】

당귀신歸身 9g, 천궁川芎 5g, 백작白芍 5g, 숙지熟地 15g, 당삼黨參 15g, 자북기炙北芪 15g, 골쇄보骨碎補 15g, 구척狗脊 9g, 시호柴胡 2g.

매일 1제를 물에 달여 복용하고, 연속해서 3제를 복용한다.

【부연】

환자는 평소 대하帶下의 양이 많았고 색이 희고 묽었으며, 입맛이 없고 때로 연말涎沫을 뱉고, 대변이 좋지 않았고, 설질담舌質淡하고, 설변舌邊에 치흔이 있었다. 이는 비기脾氣가 허약하여 운화運化하고 승청升淸하는 기능을 상실한 징후이다. 습탁濕濁이 하초下焦에 울체되어 음부가 늘 가려웠다. 비허脾虛하면 기혈氣血을 만드는 원천이 부족해져 심신心神이 영양을 받지 못하므로 잠들기 어렵고 쉽게 잠에서 깼다. 월경이 오려고 할 때 상화相火가 내부에서 선동하여 위로 정명精明과 묘규苗竅에 충돌하므로 두훈頭暈, 목현目眩이 발생한다. 월경기에는 기혈氣血이 포궁胞宮에 치우치므로, 비토脾土가 약해지고 동시에 상화相火의 선동으로 극克함을 받아 비기脾氣는 더욱 약해진다. 그리하여 수습水濕의 운화運化에 매우 심하게 장애를 받기 때문에 월경기에 눈과 얼굴이 붓는 것이다. 이는 비기脾氣가 허약하여 운화運化를 하지 못하는 증이다. 따라서 건비익기健脾益氣, 화습소종化濕消腫의 치법을 써야 한다. 처음 진료할 때 건비화습健脾化濕하는 약에 당귀歸, 작약芍, 천궁芎을 넣어 보혈활혈補血活血한 이유는 "수와 혈이 혈실에 함께 응결된다[水與血俱結在血室]"는 우려를 방지하기 위해서이다. 약을 복용하고 난 뒤 초기효과로 눈과 얼굴의 부종은 사라졌지만 대하帶下, 음부소양감은 줄어들지 않았다. 따라서 조습거예燥濕祛穢, 해독살충解毒殺蟲하는 토복령土茯苓, 빈랑檳榔 등을 더하여 처방하였다. 3, 4번째 진료에서는 모두 근치根治를 중요하게 여겼고, 다만 병정病情의 변화가 같지 않으니 한 번은 건비조습健脾燥濕의 치법으로 하였고, 한 번은 간비신肝脾腎을 함께 치료하였다. 이에 따라 모든 증상을 깨끗하게 치료할 수 있었다.

08 경행발열經行發熱 1례

임상례①

량梁모 씨, 여성, 20세, 광시廣西 모 학교 학생, 미혼.

1983년 4월 25일 초진.

16세에 초경을 하였고, 월경은 불규칙하고, 월경량은 많으며, 암홍색이다. 현재 월경 2일째이며, 발열(37.5~38℃쯤)이 있고, 우측 소복少腹에 창동脹疼이 있다. 머리가 어지럽고 두통이 있으며, 인후에 통증이 있다. 평소에 대하帶下가 많았는데 색이 희거나 누렇고, 특별한 냄새는 없었다. 소화는 보통이고, 대변은 보기 어려웠으며 소변은 담황淡黃하였다. 맥세삭脈細數하고, 태박백苔薄白, 설첨홍舌尖紅하다.

진단: 경행발열經行發熱.

변증: 간신음허肝腎陰虛, 상화내동相火內動.

치료원칙: 자양간신滋養肝腎, 감윤청열甘潤淸熱.

【처방】

태자삼太子參 20g, 현삼玄參 15g, 생지生地 15g, 지골피地骨皮 9g, 백작白芍 9g, 맥문동麥門冬 9g, 충위자茺蔚子 9g, 회산약懷山藥 15g, 백미白薇 5g, 목단피丹皮 5g, 감초甘草 5g.

매일 1제를 물에 달여 복용하고, 연속해서 3제를 복용한다.

• 두 번째 진료(5월 2일)

위 처방을 복용하고 발열은 사라졌고, 어지러움과 두통, 인통咽痛은 소실되었으며, 월경은 끝났다. 컨디션도 좋았다. 다만 어제 월경이 다시 시작되었고, 양은 적고, 색은 암홍하였다. 맥허세脈虛細하고, 태박백苔薄白, 설첨홍舌尖紅하였다. 이전 치료법을 계속 유지하고, 가감하여 치료한다.

【처방】

계혈등鷄血藤 15g, 지골피地骨皮 9g, 목단피丹皮 9g, 단삼丹參 9g, 백작白芍 9g, 생지生地 15g, 한련초旱蓮草 15g, 여정자女貞子 9g, 곤초坤草 9g, 백미白薇 5g, 감초甘草 5g.

매일 1제를 물에 달여 복용하고, 연속해서 3제를 복용한다.

• 세 번째 진료(5월 9일)

이번 월경은 6일 동안 하였고, 월경기간 중에 발열은 없었고, 기력도 좋았다. 맥침세脈沈細하고, 태박백苔薄白, 설질담舌質淡하다. 온양溫養으로 예후를 좋게 하였다.

【처방】

토사자菟絲子 15g, 당귀신歸身 5g, 백작白芍 5g, 복분자覆盆子 9g, 당삼黨參 12g, 백출白朮 9g, 충위자茺蔚子 9g, 음양곽淫羊藿 15g, 회산약懷山藥 15g, 연육蓮肉 15g, 대조大棗 9g

매일 1제를 물에 달여 복용하고, 연속해서 3제를 복용한다.

• 네 번째 진료(7월 1일)

6월 6일에 월경을 하였고, 양은 적고, 색은 암홍하였다. 점적출혈이 있으며 지금까지 그치지 않고 있다. 어지러움과 미열(37.3℃), 음부의 창동脹疼도 있다. 맥세삭脈細數(96회/분), 태소苔少하고, 설질은 담홍淡紅하다. 음휴화동陰虧火動한 증에 속하므로 거듭 양음청열養陰淸熱해야 한다.

【처방】

계혈등鷄血藤 15g, 지골피地骨皮 9g, 단삼丹參 9g, 목단피丹皮 6g, 백작白芍 9g, 생지生地 15g, 한련초旱蓮草 20g, 여정자女貞子 9g, 곤초坤草 9g.

매일 1제를 물에 달여 복용하고, 연속해서 3제를 복용한다.

• 다섯 번째 진료(7월 5일)

약을 다 복용하고 열은 가라앉았고 음부출혈도 멎었다. 소화는 양호하고 굳은 대변을 본다. 맥허세脈虛細하고, 태박백苔薄白, 설질은 담홍淡紅하다. 계속해서 양음법養陰法을 고수하여 예후를 좋게 한다.

【처방】

한련초旱蓮草 15g, 여정자女貞子 9g, 현삼玄參 15g, 생지生地 12g, 맥문동麥門冬 12g, 익모초益母草 9g, 감초甘草 5g.

매일 1제를 물에 달여 복용하고, 연속해서 6제를 복용한다.

이후 반년을 관찰하였는데 재발하지 않았고 월경도 정상이었다.

【부연】

간신肝腎은 원천이 같고 안에 상화相火가 머무른다. 간신肝腎이 음허陰虛하면 수水가 고갈되어 화火를 제어하지 못하므로 상화相火를 가라앉힐 수 없게 된다. 따라서 월경이 앞뒤로 불규칙해지고, 월경량이 많으며 암홍색이고, 소복少腹이 창동脹疼하고, 월경기간에 열이 나는 것이다. 화火가 상충하면 인통咽痛, 두훈통頭暈痛이 발생한다. 대변보기가 어렵고, 소변이 담황淡黃하며, 맥세삭脈細數, 설첨홍舌尖紅한 것은 모두 음허내열陰虛內熱한 모습이다. 따라서 태자삼太子參, 맥문동麥門冬, 생지生地, 현삼玄參, 백작白芍, 감초甘草로 간신肝腎의 음陰을 자양하여 근원本을 치료한다. 지골피地骨皮, 목단피丹皮, 백미白薇는 감고甘苦, 미한微寒하여 량혈涼血하고 허열虛熱을 맑힌다. 여기에 신감辛甘, 미온微溫한 충위자茺蔚子로 보좌하여 그 익정활혈益精活血함을 취함으로써 행行하는 가운데 보補하여 조경調經하도록 하였고, 이에 약이 병에 적중할 수 있었다. 이후 병정病情의 다양한 변화에 따라 용약用藥에 비록 가감은 있었지만 처음부터 끝까지 간신肝腎의 음陰을 자양하는 것을 위주로 하였고, 이에 따라 완전한 성과를 얻을 수 있었다.

09 경행감모經行感冒 2례

임상례①

레이雷모 씨, 여성, 23세, 난닝南寧 모 정보기관 간부, 미혼.

1982년 7월 7일 초진.

월경이 앞뒤로 불규칙하고, 양이 많고, 붉은색에 약간의 검은 혈괴가 있으며, 일주일 전후로 그친다. 월경을 하려고 할 때 두통, 코가 막히고 콧물이 흐르며, 전신 관절이 시큰거리고, 특히 흉협胸脅, 허리, 유방, 아랫배에 창동脹疼이 매우 심해지며, 월경이 시작되면 줄어든다. 월경기간 중에는 마음이 심란하고 쉽게 조급해져 매번 일과 학업에 영향을 준다. 그 외에는 불편한 점이 없었다. 맥세삽脈細澁하고, 태박백苔薄白, 설질은 담눈淡嫩하다. 현재 월경 2일째이다.

진단: 경행감모經行感冒.

변증: 간기억울肝氣抑鬱, 감수외사感受外邪.

치료원칙: "급증은 그 표를 치료하고, 증세가 완만하면 본을 치료한다[急則治其標, 緩則治其本]"라는 뜻에 따라 먼저 양혈소해養血疏解하여 신감지사新感之邪를 치료한다.

【처방】

당귀當歸 9g, 천궁川芎 5g, 백작白芍 5g, 숙지熟地 12g, 북황기北黃芪 15g, 시호柴胡 5g, 소엽蘇葉 5g(후하後下), 박하薄荷 5g(후하後下), 감초甘草 5g.

매일 1제를 물에 달여 복용하고, 연속해서 3제를 복용한다.

• 두 번째 진료(10월 15일)

위 처방을 복용하고 2개월간 월경기에 감기는 없었다. 현재 어지럽고, 자고만 싶고, 나른하다. 맥허세脈虛細하고, 태박백苔薄白, 설질담舌質淡하다. 이는 기혈氣血이 모두 부족한 것이며, 치료는 기혈氣血을 함께 보충한다.

【처방】

자북기炙北芪 15g, 당귀신歸身 9g, 천궁川芎 5g, 당삼黨參 15g, 창포菖蒲 5g, 백지白芷 5g, 원지遠志 5g, 대조大棗 9g, 자감초炙甘草 5g.

매일 1제를 물에 달여 복용하고, 연속해서 3제를 복용한다.

【부연】

월경을 하기 전에 흉협, 유방, 요추에 창동脹疼이 있는 것은 간기肝氣가 억울되어 월경의 개시가 원활하지 못하게 된 것을 보여준다. 울체가 오래되면 화화化火되므로 월경이 앞뒤로 불규칙하고 양이 많고 붉은색에 자줏빛 혈괴가 있으며, 마음이 편치 않고 조급해지는 것이다. 월경이 시작되면 영혈營血이 아래쪽으로 치우치고 위기衛氣는 외부에서 부족해져 외사外邪가 허약해진 틈을 타고 침입하게 되어 두통, 코막힘, 콧물, 관절통이 발생한다. 간기肝氣가 울체鬱滯된 데다 한사寒邪에 감촉된 증이다. 따라서 사물탕四物湯에 익기소해益氣疏解하는 약재를 더하여 치료한다. 양혈익기養血益氣하여 근본을 다스리고, 시호柴胡, 소엽蘇葉, 박하薄荷로 소해疏解하여 신사新邪를 제거한다. 표본標本을 함께 치료하여 병이 완전히 나았다. 두 번째 진료에서 기혈氣血을 쌍보雙補하는 것을 위주로 하고 방향통규芳香通竅로 보좌하여, 보혈補血하되 체하지 않는 데 목적을 두었고, 그 예후를 좋게 하였다.

임상례②

덩鄧모 씨, 여성, 17세, 광시廣西 모 학원 학생.

1976년 8월 17일 초진.

12세에 초경을 하였고, 이후 줄곧 주기, 색, 양, 질은 정상이다. 월경 중 허리와 아랫배에 가벼운 창동脹疼이 있으나 일과 학업에는 영향이 없었다. 다만 매번 월경 중에 쉽게 감기에 걸려 머리가 어지럽고 아프며, 코막힘, 재채기, 기침이 있었고, 다른 불편함은 없었다. 맥현활脈弦滑하고, 태박백苔薄白, 설질암홍舌質暗紅하다.

진단: 경행감모經行感冒.

변증: 경행정허經行正虛, 감수풍한感受風寒.

치료원칙: 양혈부정養血扶正, 소해거사疏解祛邪.

【처방】

당귀當歸 9g, 천궁川芎 5g, 백작白芍 9g, 숙지熟地 12g, 소엽蘇葉 9g(후하後下), 형

개荊芥 2g, 홍조紅棗 9g, 생강生薑 9g.

매일 1제를 물에 달여 복용하고, 연속해서 3제를 복용한다.

• 두 번째 진료(11월 7일)

위 처방을 복용하고 2개월 동안 월경은 정상이었고, 월경 전후로 감기도 없었다. 맥침세脈沈細하고, 태박백苔薄白, 설질담홍舌質淡紅하다. 치료는 익기양혈益氣養血, 부정고표扶正固表한다.

【처방】

당삼黨參 15g, 자북기炙北芪 15g, 당귀신歸身 9g, 천궁川芎 5g, 백작白芍 5g, 숙지熟地 15g, 홍조紅棗 9g, 자감초炙甘草 5g.

매일 1제를 물에 달여 복용하고, 연속해서 3제를 복용한다.

【부연】

《내경內經》에서 이르길, "사기가 모이는 곳은 그 기가 반드시 부족하다[邪之所湊, 其氣必虛]"라고 하였다. 월경할 때쯤이면 영혈營血이 하행하고, 위기衛氣는 겉에서 부족해져 육음六淫의 사기가 허함을 틈타 침입하게 된다. 치료는 부정거사扶正祛邪의 치법을 써야 한다. 따라서 사물탕四物湯으로 혈血을 다스려 근본을 치료하고, 생강, 대조의 매운맛과 단맛으로 영위營衛를 조화시키고, 소엽蘇葉, 형개荊芥의 신온辛溫함으로 소해疏解하여 사기를 제거한다. 영위營衛가 조화되어 근본이 견고해지면 사기는 제거된다. 재진 시 익기양혈益氣養血, 부정고표扶正固表하는 치법을 써서 재발방지에 의미를 두었다.

【체득】

사람의 일신一身은 기혈음양氣血陰陽에서 벗어나지 못한다. 음양陰陽이 협조하고, 기혈氣血이 왕성하고, 영위營衛가 잘 어울리면 외사外邪가 간섭하고 거스를 수 없다. 만약 타고난 체질이 허약한데 월경기에 이르게 되면 영혈營血이 밑으로 내려가고 바깥에선 위기衛氣가 약해져 항병력抗病力이 부족해지는데 육음六淫의 사기가 그 허함을 틈타 침입하면 경행감모經行感冒를 일으킨다. 이는 월경병 중 상견 질병이며, 가볍게는 피모皮毛, 경락經絡에 침입하고, 중한 경우는 혈실血室의 병이 된다. 그래서 평소 미병未病일 때 먼저 예방해야 하며, 병이 이미 되었다면 《금궤요략金匱要略》의 "병이 경락에 있고 아직 장부로 퍼지지 않았을 때 바로 치료한다[適中經絡, 未流傳臟腑, 即醫治之]"라는 뜻에 따라 조기에 변증치료하여 전변傳變을 막아야 한다. 신감新感을 치료하는 법은 예로부터 신량해표辛涼解表, 신온해표辛溫解表, 자음발한滋陰發汗, 부정발한扶正發汗 등의 구분이 있었다. 다만 부녀는 혈血을 본本으로 삼고, 혈血을 쓰임用으로 삼기 때문에 부녀의 병을 치료할 때는 혈血을 경시해서는 안 된다. 월경 중에는 더더욱 음혈陰血의 영휴盈虧에 주의할 필요가 있다. 따라서 치료는 양혈부정養血扶正을 위주로 해야 하고, 소해疏解로 보좌하는 것이 좋다. 용약用藥에서는 온溫하되 조燥하지 않게 하고, 보補하되 체滯하지 않게 하고, 량涼하되 고苦하지 않게 하고, 행行하되 파破하지 않게 한다. 주도면밀하게 부정扶正을 토대로 외사外邪를 제거한다.

10 경행추축經行抽搐 1례

임상례①

링凌모 씨, 여성, 25세, 다신大新현 모 공장 근로자, 기혼.

1981년 10월 30일 초진.

15세에 초경을 하였고, 결혼 전에는 월경주기, 색, 양이 정상이었다. 1980년 12월에 결혼하였고, 결혼 후부터 월경이 앞당겨지고, 월경량이 많아지고 색담色淡하고 묽었다. 5월부터 시작해서 매번 월경을 하면 머리가 어지럽고 눈앞이 캄캄해지며, 가슴이 답답하고, 호흡이 촉박해지고, 물 흐르듯 땀이 나며, 입술과 얼굴이 푸르스름해지고, 팔다리에 경련을 일으키며, 심하면 기절하기도 한다. 매번 진정제(약명 불상)를 복용해야 비로소 완화되었다. 올해 전후로 4번이나 병원에 입원하여 치료하였으나 만족할 만한 효과는 없었다. 현재 월경이 끝난 지 10일이 되었고, 어지럽고 눈앞이 아찔하며 이명耳鳴이 있고 피곤하며, 대변은 묽고 소변량은 적었다. 맥상脈象은 현세弦細하고, 설태박백舌苔薄白하며, 설첨홍舌尖紅하고 어흑점瘀黑點이 있다.

진단: 경행추축經行抽搐.

변증: 기혈부족氣血不足, 허풍내동虛風內動.

치료원칙: 익기양혈益氣養血, 좌이식풍佐以熄風.

【처방】

당귀신歸身 12g, 천궁川芎 5g, 백작白芍 5g, 자북기炙北芪 15g, 숙지熟地 15g, 당삼黨參 15g, 회산약懷山藥 15g, 익모초益母草 10g, 백질려白蒺藜 9g, 북형개北荊芥 5g, 감초甘草 5g.

매일 1제를 물에 달여 복용하고, 연속해서 2제를 복용한다.

• 두 번째 진료(10월 31일 오후)

위 처방을 복용하고 맥脈과 증症이 왔다 갔다 하였다. 양혈유간養血柔肝하고 소해거풍疏解祛風으로 보좌하는 치법으로 바꾸고, 처방은 사물탕四物湯에 가미해서 쓴다.

【처방】

당귀신歸身 10g, 천궁川芎 5g, 숙지熟地 15g, 백작白芍 20g, 상엽桑葉 5g, 형개荊芥 5g, 대조大棗 10g, 감초甘草 10g.

매일 1제를 물에 달여 복용하고, 연속해서 6제를 복용한다.

이후 초진 시 처방과 교차해서 복용시켰고, 처음부터 끝까지 모두 12제를 복용하였다.

• 세 번째 진료(11월 13일)

11일에 월경을 시작하였고, 주기는 규칙적으로 되었다. 월경량은 많았고, 색은 암홍暗紅하였다. 머리가 약간 어지럽고 전신이 피곤한 것 외에 모든 증상은 나타나지 않았고, 사지의 경련도 없었다. 맥세脈細하고, 태박백苔薄白, 설질담舌質淡하다. 보신양혈補腎養血하여 이후를 좋게 한다.

【처방】

당귀신歸身 12g, 백작白芍 10g, 복령茯苓 5g, 회산약懷山藥 15g, 택사澤瀉 10g, 목단피丹皮 5g, 여정자女貞子 10g, 하수오何首烏 10g, 익지인益智仁 10g, 익모초益母草 10g.

매일 1제를 물에 달여 복용하고, 연속해서 6제를 복용한다.

【부연】

사지의 경련은 경증痙證의 주요 증상 중 하나이다. 경痙의 형성에 대해《경악전서景岳全書·경증편痙證篇》에 의하면 "무릇 음허혈소에 속하는 부류는 근맥을 영양하지 못하여 경련이 일어나고 뻣뻣해져 쓰러지게 되니 모두 이 증이다. …… 산모에게 이 증상이 나타나는 것은 반드시 출혈이 과다하여 충임맥이 고갈된 것이다[凡屬陰虛血少之輩, 不能養營筋脈, 以致搐攣僵仆者, 皆是此證. …… 産婦之有此者, 必以去血過多, 衝任竭也]"라고 하였다. 본 임상례는 비록 산모는 아니지만 오랜 기간 월경량이 많았기에 월경마다 머리가 어지럽고 눈이 아찔하며 팔다리에 경련이 일었다. 실제 평소에 원기가 부족하였고, 월경기에 또한 출혈이 많았으므로 이에 따라 음혈陰血이 아래쪽에서 고갈되고, 허양虛陽이 위쪽으로 부월浮越하여 근맥筋脈이 영양을 받지 못하므로 경련으로 쓰러지게 된 것이다. 치료는 인삼, 황기로 익기益氣하고, 당귀, 백작으로 양혈養血하는 것을 위주로 하여 그 본本을 다스리고, 백질려白蒺藜, 형개荊芥로 보좌하여 평간거풍平肝祛風하여 그 표標를 다스린다. 표본標本을 함께 치료하니 치료효과가 기대할 만하다.

11 갱년기증후군 2례

임상례①

양楊모 씨, 여성, 53세, 우저우梧州시 모 초등학교 교사, 기혼.

1977년 8월 15일 초진.

월경이 불규칙하여 앞당겨지거나 늦춰져 일정하지 않았고, 양은 많기도 적기도 하였으며, 색은 암홍暗紅하고 자줏빛 덩어리가 있었다. 월경이 시작되려고 할 때 어지럽고 두통이 있으며, 심란하여 안정되지 않고, 수면과 소화에 모두 문제가 발생하였다. 월경 중에는 관절이 번동煩疼하였다. 평소 대변이 굳어 3~5일에 1번 보았고, 소변은 진하고 좋지 않은 냄새가 났다. 맥허세지脈虛細遲하고, 태박백苔薄白하며, 설질담舌質淡하다.

진단: 갱년기증후군經絶前後諸症.

변증: 신기쇠약腎氣衰弱, 충임휴허衝任虧虛.

치료원칙: 조양간신調養肝腎, 좌이화어佐以化瘀.

【처방】

토사자菟絲子 9g, 당귀當歸 9g, 백작白芍 9g, 복분자覆盆子 9g, 당삼黨參 12g, 회산약懷山藥 15g, 천기자川杞子 9g, 택란澤蘭 9g, 현삼玄參 15g, 맥문동麥門冬 12g, 감초甘草 5g.

매일 1제를 물에 달여 복용하고, 연속해서 3제를 복용한다.

• 두 번째 진료(8월 23일)

어지럼증과 두통은 줄었고, 소화도 좋아졌다. 대변은 2일에 1번을 보고, 소변은 혼탁하지 않게 되었다. 약이 증에 들어맞으니 계속해서 위 처방을 쓰되 회산약懷山藥을 빼고, 북사삼北沙參 12g, 상엽桑葉 6g을 추가하였다.

매일 1제를 물에 달여 복용하고, 연속해서 3제를 복용한다.

• 세 번째 진료(9월 23일)

위 처방을 복용한 후 모든 증상은 소실되었다. 다만 대변은 아직도 굳어 2일에 1번 보았고, 약간 피곤할 때마다 어지럽고 두통이 있었다. 이는 영음營陰이 아직 회복되지 않고, 정혈精血이 부족한 것이다. 윤양潤養하는 처방으로 치료한다.

【처방】

태자삼太子參 15g, 현삼玄參 12g, 육종용肉蓯蓉 15g, 천기자川杞子 12g, 맥문동麥門冬 12g, 석곡石斛 9g, 복분자覆盆子 9g, 계혈등鷄血藤 15g, 전칠화田七花[26] 2g, 택란澤蘭 9g, 홍조紅棗 9g.

매일 1제를 물에 달여 복용하고, 연속해서 3제를 복용한다.

• 네 번째 진료(10월 18일)

모든 증상은 소실되었다. 건비소체健脾消滯하여 예후를 좋게 한다.

【처방】

당삼黨參 12g, 백출白朮 12g, 운복령雲苓 9g, 계내금雞內金 9g, 진피陳皮 5g, 회산약懷山藥 15g, 전칠화田七花 4.5g, 당귀신歸身 9g, 생곡아生穀芽 15g, 자감초炙草 3g.

매일 1제를 물에 달여 복용하고, 연속해서 3제를 복용한다.

이러한 치료 후에 폐경이 되었고, 모든 증상이 재발하지 않았다. 반년 동안 관찰하였으나 치료 효과가 잘 유지되었다.

【부연】

신기腎氣가 왕성하면 충맥衝脈은 혈해血海를 다스리고, 임맥任脈은 모든 음陰의 경맥을 다스릴 수 있게 되어, 월경을 때에 맞춰서 하게 된다. 현재 환자는 49세七七之年를 초과하여, 신기腎氣가 쇠약해졌고 음양陰陽이 조화롭지 못하며 충임衝任이 부족해졌다. 따라서 월경이 앞뒤로 불규칙하고, 월경량이 적기도 하고 많기도 하며, 월경혈은 암홍색에 혈괴가 동반되었다. 음양陰陽이 실조되고 영혈營血이 부족하여 허화虛火가 내동內動하므로 월경 전에 어지러움과 두통이 있고, 마음이 심란하며 수면과 소화가 좋지 못한 것이다. 상화相火가 내부에서 요동쳐 음혈陰血을 태워 소모시키므로 관절이 영양을 받지 못하기 때문에 월경 중에 팔다리 관절이 번동煩疼하고, 평소 대변이 굳고 소변이 탁한 것이다. 맥脈은 혈지부血之府이고, 혀는 심지묘心之苗가 되는데 영혈營血이 부족하면 채워주

26 전칠화(田七花): 성미는 미감(味甘)·성량(性凉)이고, 귀경은 간(肝)·위(胃)이며, 효능은 청열생진(淸熱生津)·평간강압(平肝降壓)이다—역자주.

지 못해 맥허세지脈虛細遲하고 설질이 담淡한 것이다. 신기腎氣가 쇠약하고 충임衝任이 부족한 증에 속한다. 따라서 치료는 조양간신調養肝腎을 위주로 하고, 보양補養하는 가운데 계혈등鷄血藤, 전칠화田七花, 택란澤蘭 등 활혈화어活血化瘀하는 약재를 배합하고 또한 상엽桑葉의 감한甘寒한 성미를 이용하여, 이경지혈離經之血이 경맥에 정체하여 류어留瘀가 병이 되는 것을 방지하도록 하였다. 그중 택란澤蘭은 맛이 쓰고 미온微溫하며, 간기肝氣를 완만하게 하고 영혈營血을 조화하여, 화어化瘀하되 상정傷正하지 않는 조경調經의 요약要藥이다. 상엽桑葉은 감한甘寒하고 청열거풍淸熱祛風하는 데 특히 뛰어나다. 다만 여기에서는 "신음을 자양하고, 또한 수렴하는 현묘함이 있다[滋腎之陰, 又有收斂之妙]"라는 효능을 취한 것이다. 전체 치료과정에서 간신肝腎에 중점을 두고, 조양충임調養衝任, 평보음양平補陰陽, 조화기혈調和氣血하여, 보補하되 체滯하지 않게 하였고, 약이 한쪽으로 치우치지 않아 완전한 효과가 나타났다.

임상례②

쩡曾모 씨, 여성, 49세, 난닝南寧시 모 공사 간부, 기혼.

1983년 4월 6일 초진.

1981년부터 월경불순이 시작되었고, 종종 2~3개월에 한 번 월경을 하며, 양은 많기도 하고 적기도 하고, 색은 암담暗淡하였다. 월경을 하려고 할 때 어지럽고 눈이 아찔하고, 팔다리에 힘이 없고, 보행이 안정되지 않으며, 밤에 잠들기 어렵고, 심란하고 조급해진다. 열이 있는 것 같으면서도 열은 나지 않았고, 간혹 땀이 나며, 대소변은 정상이었다. 맥세삭脈細數하고, 태박백苔薄白, 설첨홍舌尖紅하다.

진단: 갱년기증후군經絶前後諸症.

변증: 간신음허肝腎陰虛, 상화부잠相火不潛.

치료원칙: 자양간신滋養肝腎, 좌이거풍佐以祛風.

【처방】

북사삼北沙參 9g, 맥문동麥門冬 9g, 당귀신歸身 9g, 생지生地 15g, 천기자川杞子 9g, 숙지熟地 15g, 백질려白蒺藜 9g, 사질려沙蒺藜 9g, 야교등夜交藤 15g, 선의蟬衣

2g, 감초甘草 5g.

매일 1제를 물에 달여 복용하고, 연속해서 3제를 복용한다.

• 두 번째 진료(4월 16일)

약을 다 복용하고, 모든 증상이 완화되었고, 맥진과 설진은 평이하다. 계속해서 위 처방에 가감하여 사용한다.

【처방】

태자삼太子參 20g, 맥문동麥門冬 9g, 당귀當歸 9g, 황정黃精 15g, 천기자川杞子 9g, 상심桑椹 9g, 회산약懷山藥 15g, 야교등夜交藤 15g, 사질려沙蒺藜 9g, 선의蟬衣 2g, 감초甘草 5g.

매일 1제를 물에 달여 복용하고, 연속해서 3제를 복용한다.

• 세 번째 진료(4월 20일)

밤에 잠잘 때 꿈이 많은 걸 제외하고 불편한 점은 없었다. 앞선 처방에 부소맥浮小麥 20g을 추가하여 다시 3제를 복용한다.

【부연】

간신肝腎은 정혈精血의 원천이 된다. 간신肝腎의 음陰이 허하면 정혈精血이 부족해진다. 따라서 월경이 뒤로 밀리고, 양이 적거나 많거나 하고, 색택이 암담暗淡해진다. 음허陰虛하여 수水가 마르면 화火를 제어하지 못하고, 상화相火가 요동을 치므로 어지럽고 아찔하며 팔다리에 힘이 없고, 심란하고 조급해지며, 잠들기 어려운 것이다. 열나는 것 같은데 열이 없고, 간혹 땀이 나며, 맥세삭脈細數, 설첨홍舌尖紅한 것은 모두 간신肝腎의 음허陰虛로 상화相火를 제어할 수 없어 나타나는 변화이다. 따라서 사삼沙參, 맥문동麥門冬, 당귀歸, 숙지地, 구기자枸杞子, 사원질려沙蒺藜를 사용하여 간신肝腎의 음陰을 자양滋養한다. 야교등夜交藤의 고삽감평苦澁甘平으로 양심녕신養心寧神하고, 백실려白蒺藜, 선의蟬衣의 고온함한苦溫鹹寒하는 성미로 거풍祛風한다. 감초甘草는 완간緩肝하고 조화제약調和諸藥한다. 처방이 간신肝腎의 음陰을 유윤柔潤하는 것을 위주로 하였고, 음혈陰血이 회복되면 사나운 기운剛悍之氣이 저절로 평온해지고, 상화相火도 저절로 가라앉는다. 2~3번째 진료에서 약에 가감을 하였으나 시종일관 자양滋養을 위주로 하였고, 유함柔으로 강성剛을 순종시켰다.

【체득】

신腎은 정精을 저장하고 상화相火가 머무르며, 원음元陰과 원양元陽의 뿌리가 되고, 기혈氣血의 시초가 된다. 14세二七之年에는 신기腎氣가 채워지고, 충맥衝脈이 왕성해지고 임맥任脈이 통하게 되어 월경을 정상적으로 하게 된다. 49세七七之年에 이르러 신기腎氣가 쇠퇴하고 음혈陰血이 부족해져 충임衝任이 자양받지 못하고, 신腎의 음양陰陽에 편성偏盛 혹 편쇠偏衰의 변화가 생긴다. 이 때문에 월경이 앞뒤로 불규칙할 뿐만 아니라 월경량도 다소多少의 차이가 있고, 심하면 경폐經閉되어 월경이 오지 않을뿐더러 종종 심번이노心煩易怒, 두훈목현頭暈目眩, 심계心悸, 실면失眠, 이명耳鳴, 요통, 납차納差 등의 증상이 나타나기도 한다. 이러한 증상이 삼삼오오 폐경 전후에 나타나면 "갱년기증후군經斷前後諸症"이라고 부른다.

본 병의 형성은 주로 신기腎氣의 쇠퇴로 충임衝任이 부족해지고 천계天癸가 고갈되려 하기 때문이다. 신腎은 선천先天으로 생장쇠노生長衰老의 근원이고, 신腎의 성쇠영휴盛衰盈虧는 모두 각 장부臟腑에 직접·간접적으로 영향을 준다. 그중 간肝에 대한 영향이 가장 큰데, 간신肝腎은 모자母子관계에 있고 또한 정혈동원精血同源의 관계 때문이기도 하다. 신음허腎陰虛는 반드시 간음허肝陰虛를 일으키고, 간음허肝陰虛하면 간양상항肝陽上亢하게 된다. 따라서 치료는 마땅히 간신肝腎을 아울러 치료하는 것이 좋다. 유윤柔潤한 약재로 자음함양滋陰涵陽하면 음양陰陽이 협조되고 상화相火는 잠복하여 병이 스스로 낫는다.

임상소견에 의하면 본 병의 유형은 음허陰虛도 있고 양허陽虛도 있으나 음허陰虛가 더 많이 보인다. 음허陰虛하면 상화相火가 망동妄動하므로, 치료는 신온강조辛溫剛燥한 약재를 써서는 안 되고, 마땅히 감평유윤甘平柔潤한 약제를 써야 좋다. 대개 신온강조辛溫剛燥한 약재는 화火를 일으켜 상음傷陰하기 가장 쉽다. 유윤柔潤하면 자양滋養할 수 있고 감평甘平하면 영혈營血을 만들 수 있다.

제2장

대하병

대하帶下는 생리生理와 병리病理의 구분이 있다. 이번 장章에선 대부분 후자를 가리켜 말하는 것으로 바로 대하량帶下量이 많고, 면면히 지속되며, 혹 색과 질에 이상이 있고 나쁜 냄새가 나거나 혹은 음부가려움과 종창腫脹, 작통灼痛 등의 국소증상을 동반하는 병리적 대하를 지칭하는 것이다.

대하帶下의 발병원인은 비록 음식노권飮食勞倦, 내상칠정內傷七情, 외감사독外感邪毒 등으로 구분하지만, 총체적으로 말하자면 그 병리변화는 모두 간울화화肝鬱化火, 신실증등腎失蒸騰, 비불건운脾不健運, 임맥불고任脈不固, 대맥실약帶脈失約과 관련이 있다. 대하에는 다양한 색택色澤이 있기 때문에 분류상 백대白帶, 황대黃帶, 적대赤帶, 청대靑帶, 흑대黑帶, 적백대赤白帶, 오색대五色帶로 지칭한다. 그중 백대白帶, 황대黃帶, 적백대赤白帶 3가지가 자주 나타난다.

대하帶下의 치료는 예로부터 건비健脾, 승양升陽, 제습除濕이 주가 된다. 다만 대하는 더럽고 불결한 기운穢濁惡氣이 포궁胞宮에 옹체되어 쉽게 화열化熱되고 생충生蟲하므로, 종종 청열해독淸熱解毒, 살충殺蟲하는 약재를 추가할 필요가 있다. 노년으로 체력이 약해 오래도록 대하가 그치지 않으면 보신배원補腎培元하되 종종 보삽補澁을 병행해야 한다.

12 비허대하脾虛帶下 2례

임상례①

류劉모 씨, 여성, 39세, 구이린桂林 모 공장 근로자, 기혼.

1973년 11월 8일 초진.

월경이 앞당겨지고, 색은 암홍暗紅하며 자줏빛 덩어리가 있고, 월경기간에 소복少腹·소복小腹 및 유방의 창동脹疼이 있다. 평소 대하帶下의 양이 많고, 흰색에 누런 기가 있고, 불결한 냄새가 나며, 때때로 음부의 가려움이 있은 지 이미 수개월이 되었다. 소화와 수면은 보통이고, 대변은 정상이며, 소변은 노랗다. 맥세활脈細滑하고, 태박백苔薄白, 설질담舌質淡하다.

질분비물 도포 표본 현미경검사: 진균(+).

진단: 비허대하脾虛帶下.

변증: 비실건운脾失健運, 습탁울체濕濁鬱滯.

치료원칙: 건비조습健脾燥濕, 해독살충解毒殺蟲.

【처방】

당삼黨參 9g, 백출白朮 9g, 창출蒼朮 9g, 토복령土茯苓 18g, 백작白芍 9g, 차전자車前子 9g, 현호색玄胡索 9g, 빈랑檳榔 9g, 태오약台烏藥 9g, 진피陳皮 6g, 감초甘草 5g.

매일 1제를 물에 달여 복용하고, 연속해서 3제를 복용한다.

• 두 번째 진료(11월 12일)

약을 복용하고 대하帶下는 줄었고, 음부 가려움도 완화되었다. 약이 증에 맞으니 처방을 바꾸지 않고 익지인益智仁 9g을 더하여 쓴다.

매일 1제를 물에 달여 복용하고, 연속해서 3제를 복용한다.

• 세 번째 진료(11월 17일)

대하帶下는 소실되었고, 음부 가려움도 없었다. 맥침세脈沈細하고, 태박백苔薄白, 설질담舌質淡하다.

질분비물 현미경검사: 진균(−)

치료효과를 공고히 하기 위해 계속해서 건비보신健脾補腎, 살충殺蟲하는 처방을 쓴다.

【처방】

당삼黨參 15g, 운복령雲苓 9g, 백출白朮 9g, 진피陳皮 3g, 토사자菟絲子 9g, 천단川斷 9g, 수오首烏 12g, 빈랑檳榔 6g.

매일 1제를 물에 달여 복용하고, 연속해서 3제를 복용한다.

【부연】

비脾는 통혈統血하고 수습水濕을 운화運化한다. 비허脾虛하면 통혈統血할 수 없고, 따라서 월경이 앞당겨진다. 비허脾虛하면 화습化濕하지 못하여 습탁濕濁이 아래로 내려가므로 평소 대하帶下의 양이 많고, 흰색에 누런 기가 있는 것이다. 습탁濕濁이 울체되어 화열化熱하고 생충生蟲하기 때문에 대하帶下에서 좋지 않은 냄새가 나고 때로 음부에 가려움이 있는 것이다. 기허氣虛로 습울濕鬱하면 혈행血行이 원활하지 못하므로 월경기간에 소복少腹·소복小腹 및 유방에 창동脹疼이 생긴다. 비실건운脾失健運하여 습탁濕濁이 울체되므로 이공산異功散에 창출蒼朮로 건비조습健脾燥濕하고, 백작白芍, 차전자車前子, 빈랑檳榔으로 화음이습和陰利濕하여 살충殺蟲하고, 현호색玄胡索, 태오약台烏藥으로 행기화혈行氣和血, 순기해울順氣解鬱한다. 처방 중에 백복령白茯苓을 토복령土茯苓으로 바꾼 것은 이습利濕할 뿐 아니라 해독解毒까지 할 수 있어, 이습해독利濕解毒하는 평이한 약재이기 때문이다. 두 번째 진료에서는 증상이 이미 완화되었으므로 건비이습健脾利濕하는 가운데 행기온삽行氣溫澁하는 익지인益智仁을 더하여 빠른 효과를 거둘 수 있게 하였다.

임상례②

뤄羅모 씨, 여성, 24세, 난닝南寧시 모 소매점 판매원, 미혼.

1974년 3월 21일 초진.

15세에 초경을 하였고, 줄곧 주기는 정상이었으나 월경량이 매우 적고, 색담色淡하고 선명하지 않았다. 항상 소복창동小腹脹疼하고 만져주면 편해졌다. 몇 달 동안 요천골에 창동脹疼이 있었고, 대하帶下의 양이 많아졌고 색이 희고 쌀뜨물 같았다. 소화와 대소변은 정상이다. 맥침세脈沈細하고, 태박백苔薄白, 설질담舌質淡하다.

진단: 비허대하脾虛帶下.

변증: 비기허약脾氣虛弱, 운화실상運化失常.

치료원칙: 건비익기健脾益氣, 좌이거습佐以祛濕.

【처방】

당삼黨參 12g, 운복령雲苓 12g, 백출白朮 9g, 회산약懷山藥 15g, 연육蓮肉 12g, 천단川斷 12g, 골쇄보骨碎補 15g, 상기생桑寄生 15g, 토복령土茯苓 12g, 소회향小茴香 5g.

매일 1제를 물에 달여 복용하고, 연속해서 3제를 복용한다.

• 두 번째 진료(3월 24일)

약을 복용하고 백대하白帶는 소실되었고, 요천골의 창동脹疼도 줄었으나, 소복小腹은 여전히 은은하게 아팠다. 맥세완脈細緩하고, 태박백苔薄白, 설질담舌質淡하다. 약이 병에 적중하였으니 거듭 같은 처방에 가감하여 쓴다.

【처방】

당삼黨參 9g, 운복령雲苓 9g, 백출白朮 9g, 소회향小茴香 3g, 감초甘草 3g.

매일 1제를 물에 달여 복용한다.

연속해서 12제를 복용시켰고, 요통과 복통은 완전히 나았다.

6월 11일에 추적 조사하였고 치료효과가 잘 유지되고 있었다. 3개월 동안 대하帶下는 정상이었고, 월경도 색과 양이 비교적 좋았다. 요천골과 아랫배도 아프지 않았다.

【부연】

비脾는 습濕을 주관하고 기혈氣血을 만드는 원천이다. 비허脾虛하면 운화運化가 정상적이지 못하게 되어 기혈氣血의 원천이 부족해지므로 월경량이 적고 색이 묽은 것이다. 습탁濕濁이 불화不化하여 포궁胞宮으로 내려가서 대하량帶下量이 많아지고, 색이 희고 쌀뜨물 같이 된 것이다. 아울러 소복少腹·소복小腹 및 요천골의 창동脹疼이 있고 만져주면 편해지는 것은 기허氣虛로 운행이 힘을 잃고, 근맥筋脈을 온후溫煦하지 못했음을 나타낸다. 약이 증상에 맞았으니 처방을 바꾸지 않았고, 이에 만족할 만한 효과를 얻었다.

【체득】

비脾는 토장土臟이고 습濕을 주관한다. 신腎은 수水를 주관하고 수화水火의 장臟이다. 비脾와 신腎은 수토水土의 관계이며, 또한 선후천先後天의 관계이기도 하다. 비허脾虛하면 쉽게 간목肝木의 극克함을 받게 되는데, 그래서 비허대하脾虛帶下는 비록 건비조습健脾燥濕의 치료가 주가 되지만 또한 간신肝腎의 조리에도 주의가 필요하다. 예를 들어 2번째 임상례의 뤄羅 씨는 대하량帶下量이 많을 뿐 아니라 소복小腹과 요천골의 창동脹疼 등이 있었고, 따라서 건비화습健脾化濕하는 기초 위에 온신장요溫腎壯腰하는 약재를 적당히 사용하였다. 또한 대하帶下는 습탁지사濕濁之邪로 그 성질이 점니黏膩하여 신온방향辛溫芳香이 아니면 떨쳐낼 수 없다. 따라서 태오약台烏藥, 소회향小茴香 등 행기지품行氣之品을 적당히 배합하여 사용하였고, 인체의 기기氣機가 소통되고 비위脾胃가 튼튼해지며 승강升降이 자유로워지면 대하帶下는 멎게 된다.

13 양허대하陽虛帶下 3례

임상례①

궈郭모 씨, 여성, 37세, 류저우柳州시 모 공장 기술자, 기혼.

1974년 9월 5일 초진.

월경이 8~10일 앞당겨지고, 월경량은 많고, 색은 암홍暗紅하다. 4~6일간 지속하다 멎는다. 평소 대하량帶下量이 많아서 늘 패드를 착용하였고, 색은 희고 물처럼 묽으며, 냄새는 나지 않았다. 몸이 권태롭고 힘이 없으며, 활력이 없다.

맥허세脈虛細하고, 태박백황苔薄白黃, 설질은 담눈淡嫩하다.

진단: 양허대하陽虛帶下.

변증: 비신양허脾腎陽虛, 수습불화水濕不化.

치료원칙: 온신건비溫腎健脾, 운화수습運化水濕.

【처방】

숙부편熟附片 9g(선전先煎), 당삼黨參 12g, 운복령雲苓 12g, 백출白朮 9g, 파극천巴戟天 9g, 충위자茺蔚子 15g, 시호柴胡 5g, 형개荊芥 5g.

매일 1제를 물에 달여 복용하고, 연속해서 3제를 복용한다.

- 두 번째 진료(9월 14일)

대하帶下의 양이 비교적 줄어들었고, 기력도 조금 좋아졌다. 맥진과 설진은 이전과 같다. 이전 처방에서 형개荊芥, 시호柴胡를 빼고, 초회산약炒懷山藥 15g, 검실芡實 9g을 더하여 쓴다. 매일 1제를 물에 달여 복용하고, 연속해서 3제를 복용한다.

- 세 번째 진료(9월 18일)

대하帶下는 정상이 되었다. 다만 수면 중에 쉽게 깨고, 소화가 잘 안 되며, 대변이 굳고 소변은 정상이었다. 맥침세脈沈細하고, 태박백苔薄白, 설변과 설첨에 어홍점瘀紅點이 있다. 아마도 온약溫藥이 음陰을 상하게 한 형세인 듯하다. 생수오生首烏 18g을 추가하여 매일 1제를 물에 달여 복용하고, 연속해서 3제를 복용시켜 보양배음補陽配陰의 목표에 이르길 기대하였다.

• 네 번째 진료(9월 25일)

온신건비溫腎健脾하는 처방을 복용한 뒤에 대하帶下는 정상이 되었고, 기력 또한 좋아졌다. 최종적으로 이공산異功散에 가미하여 그 예후를 좋게 하였다.

【처방】

당삼黨參 12g, 운복령雲苓 9g, 백출白朮 9g, 진피陳皮 3g, 회산약懷山藥 15g, 토사자菟絲子 12g, 곤초坤草 9g, 자감초炙草 6g.

매일 1제를 물에 달여 복용하고, 연속해서 3제를 복용한다.

【부연】

《소문素問·생기통천론生氣通天論》에서 "음양에서 중요한 것은 양기를 간직하여 견고해지는 것이다[凡陰陽之要, 陽密乃固]"라고 하였다. 현재 환자는 비신양허脾腎陽虛하여 수습水濕을 운화運化할 수 없고 양허陽虛로 견고하게 하지 못하므로 대하량帶下量이 많고, 색은 희고 물과 같은 것이다. 이는 양허陽虛하여 화수化水하지 못하는 증이다. 따라서 건비온신健脾溫腎의 법으로 치료함으로써 습濕과 원천을 치료하고, 양기陽氣가 회복되면 습濕이 변화되어 수승水升하므로 대하帶下가 저절로 낫게 된다.

임상례②

셰謝모 씨, 여성, 49세, 류저우柳州시 모 회사 간부, 기혼.

1974년 9월 6일 초진.

월경이 멈춘 지 2년이 되었다. 늘 어지럽고 팔다리에 힘이 없으며 허리가 시큰거린다. 소복少腹·소복小腹이 창민脹悶하고, 소화가 잘 되지 않으며, 대하帶下의 양이 많은데 색이 희고 물같이 묽고 좋지 않은 냄새가 나며, 대소변은 정상이다. 맥침세脈沈細하며, 태박백苔薄白, 설질담舌質淡하고, 설변에 치흔이 있다.

진단: 양허대하陽虛帶下.

변증: 신양쇠겁腎陽衰怯, 증화실상蒸化失常.

치료원칙: 온신건비溫腎健脾, 좌이고삽佐以固澁.

【처방】

당삼黨參 15g, 숙부편熟附片 9g(선전先煎), 운복령雲苓 12g, 백출白朮 9g, 백작白芍

9g, 파극천巴戟天 9g, 익지인益智仁 6g, 태오약台烏藥 9g, 회산약懷山藥 15g, 상표초桑螵蛸 5마리.

매일 1제를 물에 달여 복용하고, 연속해서 3제를 복용한다.

• 두 번째 진료(9월 9일)

대하帶下는 줄었고, 기력도 좋아졌다. 계속 위 처방을 사용하되 보골지補骨脂 9g을 더하고, 삼리滲利하는 복령茯苓을 제거한다. 매일 1제를 물에 달여 복용하고, 연속해서 6제를 복용한다.

• 세 번째 진료(9월 21일)

모든 증상은 소실되었고, 대하帶下도 정상이 되었다. 맥세완脈細緩하고, 설태舌苔는 정상이다. 거듭 같은 처방을 쓰되 북황기北黃芪 18g을 더하여 다시 6제를 복용시켜 예후를 좋게 하였다.

1974년 10월 15일 추적 조사하였는데, 약을 끊은 지 보름이 되었고 모든 것이 정상이었다.

【부연】

환자는 49세七七之年로 신양腎陽이 쇠약해져 수습水濕을 운화할 수 없기 때문에 대하帶下의 양이 많아졌고 색은 희며 물과 같았다. 습탁濕濁이 오래 머물렀기에 좋지 않은 냄새가 났고, 더 악화되는 걸 막아야 했다. 기타 어지럽고, 팔다리에 힘이 없고, 허리가 시큰하고, 소복少腹과 소복小腹이 창민脹悶한 것은 모두 원양元陽이 허약해져 근맥筋脈이 영양을 받지 못한 증후이다. 따라서 부자탕附子湯에 파극천巴戟天으로 온신건비溫腎健脾하였다. 대하帶下는 본래 양허陽虛로 인해 발생했기에 보양온화補養溫化하는 가운데 축천환縮泉丸의 온신고삽溫腎固澁 작용을 더하여, 본本을 치료하되 표標를 간과하지 않도록 하였다. 온보溫補하는 중에 화化와 삽澁의 치법을 겸하니 하원下元의 회복이 촉진되었고, 이에 따라 대하치료라는 목적에 닿을 수 있었다.

임상례③

윈雲모 씨, 여성, 30세, 난닝南寧지구 모 창고관리인, 기혼.

1973년 3월 30일 초진.

월경주기는 정상이고, 색과 양도 보통이다. 평소 대하량帶下量이 많고, 색은 백황白黃하여 콧물같이 걸쭉했으며, 간혹 음부에 가려움이 있었다. 요추와 위완胃脘, 흉협胸脅이 창동脹疼하고, 소화가 잘 되지 않았으며, 팔다리에 힘이 없고, 대변은 정상이며, 소변은 담황淡黃하였다. 맥허세脈虛細하고, 태박백苔薄白하며, 설질은 정상이다.

산부인과 검사: 자궁경부의 비대, 미란糜爛, 좌측 부속기의 비대.

정형외과 검사: 제4, 5요추 돌출, 이상근梨狀肌 손상.

진단: 양허대하陽虛帶下.

변증: 신양허겁腎陽虛怯, 습울어적濕鬱瘀積.

치료원칙: 온신건비溫腎健脾, 서근활락舒筋活絡.

【처방】

숙부편熟附片 10g(선전先煎), 당삼黨參 15g, 운복령雲苓 12g, 백출白朮 9g, 익지인益智仁 9g, 백작白芍 9g, 오약烏藥 9g, 당귀當歸 9g, 회산약懷山藥 15g, 택란澤蘭 9g, 자감초炙甘草 5g.

매일 1제를 물에 달여 복용하고, 연속해서 3제를 복용한다.

• 두 번째 진료(4월 8일)

약을 복용하고 대하帶下는 이미 줄었다. 다만 약간 조열燥熱한 느낌이 있었다. 맥침세脈沈細하고, 태박백苔薄白하며, 설질은 정상이다. 이전 처방을 쓰되 신열辛熱한 부자附子를 빼고, 골쇄보骨碎補 15g을 추가하였다. 매일 1제를 물에 달여 복용하고, 연속해서 3제를 복용한다.

• 세 번째 진료(4월 22일)

요통은 완화되었으나 입마름口乾이 있었다. 맥세脈細하고, 태백황苔白黃, 설첨홍舌尖紅하나. 온약溫藥을 과용한 듯하여 아래 처방으로 바꾸었다.

【처방】

당귀當歸 9g, 백작白芍 9g, 숙지熟地 12g, 회산약懷山藥 15g, 택사澤瀉 9g, 운복령雲苓 12g, 목단피丹皮 9g, 천단川斷 9g, 계혈등鷄血藤 15g, 골쇄보骨碎補 15g, 홍조紅棗 9g.

매일 1제를 물에 달여 복용하고, 연속해서 3제를 복용한다.

• 네 번째 진료(4월 29일)

요협腰脅의 통증은 감소하였고, 대하帶下는 정상이다. 태박백苔薄白하고, 설질은 정상이다. 계속해서 온신활혈溫腎活血의 치법으로 고본固本한다.

【처방】

숙부편熟附片 10g(선전先煎), 당삼黨參 15g, 백출白朮 9g, 운복령雲苓 9g, 백작白芍 9g, 당귀當歸 9g, 천궁川芎 9g.

매일 1제를 물에 달여 복용하고, 연속해서 3제를 복용한다.

【부연】

본 임상례는 같은 양허대하陽虛帶下이지만 요척腰脊, 흉협胸脅, 위완胃脘의 창동脹疼을 동반하였고, 아울러 부인과 검사에서 자궁경부의 비대, 정형외과 검사에서 요추돌출의 소견이 있었다. 이는 기존에 양허陽虛의 일면이 있었음이 분명하다. 또한 습탁濕濁의 울체로 포맥胞脈에 어혈이 쌓인 일면도 있다. 따라서 온신건비溫腎健脾의 치료법을 써서 근본을 치료하여 원양元陽을 회복하는 것 외에도, 택란澤蘭, 계혈등鷄血藤, 골쇄보骨碎補 등의 약재를 사용하여 서근활락舒筋活絡하였다. 부양소체扶陽消滯를 목적으로 하였고, 이에 따라 온화溫化의 작용을 달성하였다.

【체득】

신주수腎主水하고 비주습脾主濕하는데, 비신脾腎이 양허陽虛하면 수습水濕으로 변화하지 못하고 대하帶下가 된다. 양기陽가 허약해지는 이유는 비록 여러 원인이 있지만 대부분 신허腎虛와 관련이 있다. 대개 신腎에는 상화相火가 내재되어 있고, 원양元陽이 생산된다. 신양腎陽이 부족해지면 비양脾陽도 부족해지고, 신腎이 증등蒸騰할 수 없으면 비脾도 운화運化하지 못하므로, 대맥帶脈이 약속하지 못하고 충임衝任이 불고不固해진다. 또한 수곡진액水穀津液이 승청升淸, 수포輸布하지 못하고 도리어 하함下陷하여 습탁濕濁이 포궁胞宮에 정체하게 되므로 대하帶下가 끊임없이 나오는 것이다. 양허陽虛로 인해 발생한 증이므로 치료는 온신건비溫腎健脾에서 벗어나서는 안 되며, 신열辛熱한 부자附子가 주약이 된다. 다만 증상은 각기 겸증兼이나 치우친 부분이 있으므로 부양扶陽을 토대로 약간 가감한다. 예를 들어 임상례①의 궈郭 씨는 비허脾虛에 편중되었으므로, 용약은 비脾에 중점을 둔다. 임상례②의 셰謝 씨는 노년의 대하帶下이므로 신腎을 위주로 하여 온양溫陽과 고삽固澁을 병용한다. 임상례③의 윈雲 씨는 어적瘀積을 겸하므로 활혈화어活血化瘀, 서근활락舒筋活絡의 약재를 적당히 사용하였다.

병정病情의 다양한 변화에 따라 대하帶下의 치료법은 비록 다종, 다양하나 대체적으로 온화溫化 혹은 청화淸化에서 벗어나지 않는다. 양허대하陽虛帶下의 치료는 온신溫腎으로 화수化水하거나, 혹은 건비健脾로 승청升淸하는 것으로, 모두 온화溫化에 중점을 둔다.

14 습어대하濕瘀帶下 2례

임상례①

왕王모 씨, 여성, 39세, 난닝南寧시 모 공장 근로자, 기혼.

1975년 5월 9일 초진.

월경주기는 정상이다. 다만 월경 전후에 두통, 관절의 번동煩疼, 발열 및 유방, 소복少腹·소복小腹의 창동脹疼이 있고 누르면 더 심해졌다. 월경색은 암홍暗紅하며 자줏빛 덩어리가 있었고, 월경량은 많았고 일주일 전후로 멈췄다. 평소 대하량帶下量이 많고, 색은 희고 걸쭉했다. 소화와 대소변은 정상이다. 우맥右脈은 침세沈細하고, 좌맥左脈은 현활弦滑하며, 태박백苔薄白하고, 설질은 정상이다. 산부인과에서 부속기염, 자궁경부염, 골반염을 진단받았다.

진단: 습어대하濕瘀帶下.

변증: 습울하초濕鬱下焦, 포맥어적胞脈瘀積.

치료원칙: 화습거어化濕祛瘀, 해독통락解毒通絡.

【처방】

계혈등鷄血藤 18g, 인동등忍冬藤 18g, 토복령土茯苓 15g, 회산약懷山藥 15g, 수오首烏 15g, 당삼黨參 12g, 검실芡實 12g, 노로통路路通 9g, 적작赤芍 9g, 차전자車前子 9g, 불수佛手 9g, 감초甘草 3g.

매일 1제를 물에 달여 복용한다.

• 두 번째 진료(6월 3일)

위 처방을 연속해서 12제를 복용하고, 5월 22일에 월경을 하였다. 월경량은 지난달보다 비교적 줄었고, 혈괴 또한 적었다. 소복少腹·소복小腹, 유방의 창동脹疼은 줄어들었고, 대하帶下는 정상이었다. 맥침세활脈沈細滑하고, 설태舌苔는 정상이다. 약이 증에 들어맞았으니 기존 처방에 가감한다.

【처방】

당귀當歸 9g, 백작白芍 9g, 천궁川芎 6g, 운복령雲苓 12g, 백출白朮 9g, 소목蘇木 9g, 청피靑皮 9g, 노로통路路通 9g, 향부香附 9g, 계내금雞內金 9g, 인동등忍冬藤 18g, 시호柴胡 5g.

매일 1제를 물에 달여 복용한다.

• 세 번째 진료(6월 20일)

이전 처방을 지속하여 15제를 복용하고 대하帶下는 정상이 되었다. 월경이 왔는데 유방과 소복少腹·소복小腹에 통증이 없었고, 모두 정상이 되었다.

1976년 3월 21일 추적 조사하였고, 반년간 월경과 대하帶下에 이상소견은 없었다.

【부연】

습탁濕濁이 하초下焦에 울체되면, 대맥帶脈이 약속約束기능을 잃고 충임衝任이 불고不固해지므로 대하량帶下量이 많아지고 색이 희고 걸쭉해진다. 습탁濕濁이 포궁胞宮을 울체하여 포맥胞脈이 불리不利해지므로, 월경을 하면 소복少腹·소복小腹에 창동脹疼이 있고 색이 암홍暗紅하고 덩어리가 있는 것이다. 습울하초濕鬱下焦, 포맥어적胞脈瘀積한 증후에 속하므로 당삼黨參, 회산약懷山藥, 검실芡實, 토복령土茯苓, 차전자車前子로 건비화습健脾化濕하고, 계혈등鷄血藤, 적작赤芍으로 활혈화어活血化瘀하며, 인동등忍冬藤, 노로통路路通, 감초甘草로 해독통락解毒通絡하고, 불수佛手로 화중이기和中理氣하여 성비위醒脾胃한다. 수오首烏는 보간신補肝腎으로 생정혈生精血하고, 당삼黨參, 회산약懷山藥, 검실芡實과 함께 사용하여 실로 간肝, 비脾, 신腎의 음陰을 보양함으로써 삼통滲通하는 약제의 과용을 방지하였다. 두세 번째 진료에서는 기존 처방에 가감하여 모두 27제 전후로 복용하였고 효과를 거두었다.

임상례②

반班모 씨, 여성, 30세, 핑궈平果현 성관마두진城關馬頭鎭 주민, 기혼.

1982년 4월 18일 조진.

1978년 처음 임신한 태아를 인공유산한 후 현재까지 근 4년이 되었는데 계속 임신하지 못하였다. 월경주기는 정상이고, 색은 암홍暗紅하며 양은 보통이고, 3~5일을 지속하다 멈춘다. 월경기에 허리와 소복少腹·소복小腹에 창동脹疼이 있고, 평소 대하량帶下量이 많고, 색은 백황白黃하며, 때때로 음부에 가려움이 있다. 기타 특별히 발견된 점은 없었다. 맥허현脈虛弦하고, 태박백苔薄白, 설질담舌質淡하다.

진단: 습어대하濕瘀帶下.

변증: 습울하초濕鬱下焦, 포맥불창胞脈不暢.

치료원칙: 건비화습健脾化濕, 조양충임調養衝任.

【처방】

당귀當歸 9g, 백작白芍 9g, 천궁川芎 5g, 운복령雲苓 15g, 백출白朮 9g, 택사澤瀉 9g, 창출蒼朮 5g, 계혈등鷄血藤 15g, 현호색玄胡索 9g, 아출莪朮 5g, 자감초炙甘草 5g.

매일 1제를 물에 달여 복용하고, 연속해서 3제를 복용한다.

• 두 번째 진료(4월 22일)

약을 복용하고 대하량帶下量은 줄었고, 음부도 가렵지 않았다. 다만 이명耳鳴이 있고, 밤에 잠들기 어려웠다. 맥침세脈沈細하고, 태박황苔薄黃, 설담홍舌淡紅하다. 아무래도 온조溫燥와 공벌攻伐을 과하게 한 듯하여, 조양調養하는 약재로 바꾸었다.

【처방】

당귀신歸身 9g, 백작白芍 9g, 숙지熟地 15g, 회산약懷山藥 15g, 산유육山萸肉 9g, 북사삼北沙參 9g, 맥문동麥門冬 9g, 야교등夜交藤 15g, 운복령雲苓 5g, 택사澤瀉 5g, 목단피丹皮 5g.

매일 1제를 물에 달여 복용하고, 연속해서 3제를 복용한다.

• 세 번째 진료(4월 25일)

수면은 비교적 좋아졌으나 아직 이명耳鳴은 그대로이다. 맥침세脈沈細하고, 태박백苔薄白, 설질담홍舌質淡紅하다. 약이 증에 맞으니 계속해서 같은 처방을 3제 복용한다.

• 네 번째 진료(5월 9일)

월경 예정일이 9일 지났으나 아직 월경을 하지 않았다. 이명耳鳴이 있고, 팔다리에 힘이 없다. 맥세활脈細滑하고, 태박백苔薄白, 설질담홍舌質淡紅하다. 치료는 보신장요補腎壯腰하고 쌍보기혈雙補氣血한다.

【처방】

토사자菟絲子 15g, 회산약懷山藥 15g, 당삼黨參 15g, 자북기炙北芪 15g, 당귀신歸

身 9g, 천궁川芎 5g, 백작白芍 9g, 숙지熟地 15g, 시호柴胡 2g.

매일 1제를 물에 달여 복용하고, 연속해서 3제를 복용한다.

• 다섯 번째 진료(6월 15일)

월경을 하지 않은 지 2개월 가까이 되었다. 피곤하고, 소화가 안 되며 소복少腹에 은은한 통증이 있고, 허리가 시큰하였다. 맥세활脈細滑하고, 태박황苔薄黃, 설질담홍舌質淡紅하다. 임신검사에서 양성반응이 나왔다. 태기胎氣가 옹체하여 포맥胞脈에까지 영향을 미친 증이니, 보신장요補腎壯腰, 청열안태淸熱安胎의 치법을 쓴다.

【처방】

토사자菟絲子 20g, 태자삼太子參 15g, 상기생桑寄生 15g, 백작白芍 9g, 천단川斷 5g, 천두충川杜仲 5g, 진피陳皮 2g, 황금黃芩 3g, 감초甘草 5g.

매일 1제를 물에 달여 복용하고, 연속해서 3제를 복용한다.

【부연】

습濕이 하초下焦에 울체되어 기기氣機를 막으니 포맥胞脈이 불리해져 대하량帶下量이 많아지고 여러 해 동안 임신이 안 된 것이다. 치료는 마땅히 건비화습健脾化濕, 조양충임調養衝任을 위주로 해야 한다. 첫 진료에서 처방 중 복령茯苓, 이출二朮, 택사澤瀉, 감초甘草로 건비화습健脾化濕하고, 당귀歸, 백작芍, 천궁芎, 계혈등鷄血藤, 아출莪朮, 현호색玄胡索으로 보혈활혈補血活血, 이기화어理氣化瘀하였다. 두 번째 진료 후 자보간신滋補肝腎, 조양충임調養衝任에 치중하여 음혈陰血이 채워지고 경맥經脈이 통창되어 병이 낫고 임신할 수 있었다.

【체득】

어혈의 형성은 비록 여러 원인이 있지만 습사濕邪의 중탁重濁과의 관계가 매우 빌섭하다. 대개 습사濕邪는 끈적한 성질黏膩로 기기氣機를 막아 경맥經脈을 매끄럽지 않게 하고 혈행血行이 원활하지 못하게 한다. 만약 이경지혈離經之血이 있다면 습濕과 혈血이 결합하여 응결하면 어瘀가 되고 포중胞中에 쌓인다. 따라서 치료는 조습삼리燥濕滲利하는 약재를 써야 하고, 또한 활혈화어活血化瘀하는 약재도 써야 한다. 다만 습濕이 어瘀를 초래하기도 하고, 어瘀가 오래되면 습濕을 초래하기도 하므로, 치료는 주차主次를 나눠야 한다. 예를 들어 습사濕邪의 중탁重濁으로 말미암아 경맥經脈이 불리하여 어瘀가 된 경우는 먼저 거습祛濕을 우선해야 한다. 예를 들어 어혈瘀血이 경맥經脈을 막아 진액津液이 수포輸布되지 못하여 도리어 하함下陷되어 습濕이 된 경우는 마땅히 활혈화어活血化瘀가 우선시된다.

습濕의 성질은 점니黏膩하고 어瘀가 있으면 응결하니, 모두 기혈氣血의 흐름을 막아 습어호결濕瘀互結의 질환을 야기한다. 따라서 화습化濕과 활혈活血의 치법을 반드시 사용해야 한다. 화습化濕하려면 감담삼리甘淡滲利의 약재가 마땅하니, 복령茯苓, 택사澤瀉와 같은 약재이다. 활혈活血은 보혈補血과 화어化瘀를 병용해야 하며 당귀當歸, 계혈등鷄血藤, 곤초坤草와 같은 약재이다. 거습화어祛濕化瘀가 중요하긴 하지만 또한 정기正氣의 손상도 피해야 한다.

15 습열대하濕熱帶下 4례

임상례①

황黃모 씨, 여성, 26세, 난닝南寧 모 공장 근로자, 기혼.

1982년 3월 7일 초진.

결혼한 지 3년여 되었고, 결혼 후 한 달쯤 되었을 때 한 번 임신하고 유산한 것 외에 현재까지 임신이 되지 않았다. 줄곧 월경은 뒤로 밀렸고, 요복창동腰腹脹疼하였다. 결혼 후에도 전과 다름없이 월경색은 암홍暗紅하고, 양은 보통이며, 월경이 시작되려 할 때 흉협胸脅, 유방, 소복少腹·소복小腹의 창동脹疼이 극심했고 만지면 더 심해졌다. 평소 대하량帶下量이 많았고, 색은 백황白黃하며, 비린내가 나고 깨끗하지 않았다. 월경 전 일주일 혹은 월경기간에 음취陰吹로 쏴쏴簌簌 하는 소리가 방귀소리처럼 났다. 대변은 양똥처럼 굳고, 소변은 정상이다. 현재 월경 2일째이며, 색홍色紅하고, 양은 정상이다. 맥허현脈虛弦하고, 태박백苔薄白, 설변과 설첨에 어암점瘀暗點이 있다.

진단: 습열대하濕熱帶下.

변증: 습열하주濕熱下注, 포맥불리胞脈不利.

치료원칙: 소간부비疏肝扶脾, 청열조습清熱燥濕.

【처방】

당귀當歸 9g, 천궁川芎 5g, 운복령雲苓 9g, 백출白朮 9g, 창출蒼朮 5g, 익모초益母草 12g, 금령자金鈴子 9g, 현호색玄胡索 9g, 황백黃柏 6g.

매일 1제를 물에 달여 복용하고, 연속해서 3제를 복용한다.

• 두 번째 진료(3월 12일)

약을 복용하고 대하帶下, 음취陰吹는 완화되었다. 맥허세脈虛細하고, 태박백苔薄白, 설첨홍舌尖紅하다. 이전 처방에 가감하여 쓴다.

【처방】

당귀當歸 9g, 백작白芍 12g, 회산약懷山藥 15g, 숙지熟地 15g, 산유육山萸肉 9g, 택사澤瀉 9g, 토복령土茯苓 15g, 목단피丹皮 9g, 금령자金鈴子 9g, 계혈등鷄血藤 15g, 아출莪朮 5g, 단삼丹參 15g, 현호색玄胡索 6g.

매일 1제를 물에 달여 복용하고, 연속해서 6제를 복용한다.

• 세 번째 진료(3월 22일)

대하帶下는 많이 줄었고, 대변은 정상이다. 맥세脈細하고, 태박백苔薄白, 설첨홍舌尖紅하다. 약이 증에 맞으니 이전 처방에서 금령자金鈴子를 줄이고 다시 6제를 처방하였다.

• 네 번째 진료(4월 22일)

대하帶下는 정상이고, 음취陰吹는 소실되었다. 다만 최근 3일 동안 유방창통乳房脹痛이 발생하였고 만지면 통증이 심했다. 맥현세脈弦細하고, 태박백苔薄白, 설첨홍舌尖紅하다. 입술이 말랐고, 아랫입술에 포진皰疹이 생겼다. 유양柔養을 위주로 하되 서기舒氣로 보좌한다.

【처방】

북사삼北沙參 9g, 맥문동麥門冬 9g, 당귀當歸 9g, 생지生地 15g, 천기자川杞子 9g, 천련자川楝子 6g, 백작白芍 9g, 감초甘草 5g.

매일 1제를 물에 달여 복용하고, 연속해서 6제를 복용한다.

• 다섯 번째 진료(5월 11일)

유방창동乳房脹疼은 완화되었고, 음취陰吹는 경미하게 재발하였다. 맥세현脈細弦하고, 태박백苔薄白, 설첨홍舌尖紅하다. 계속해서 유양간음柔養肝陰을 위주로 치료한다.

【처방】

북사삼北沙參 9g, 맥문동麥門冬 9g, 당귀當歸 9g, 생지生地 15g, 충위자茺蔚子 9g, 백작白芍 15g, 야교등夜交藤 15g, 합환피合歡皮 9g, 감초甘草 5g.

매일 1제를 물에 달여 복용하고, 연속해서 6제를 복용한다.

• 여섯 번째 진료(10월 4일)

이전 처방을 복용하고 모든 증상이 소실되었고, 이에 따라 약을 중지하였다. 현재 임신 6개월이고, 허리가 뻐근하고 불편하고, 몸에 힘이 없다. 맥세활脈細滑하고, 태박백苔薄白, 설질담舌質淡하다. 신기腎氣를 보하여 안태安胎한다.

【처방】

토사자菟絲子 20g, 당삼黨參 20g, 숙지熟地 15g, 자북기炙北芪 20g, 상기생桑寄生

9g, 천두충川杜仲 9g, 천단川斷 6g, 하엽체荷葉蒂 6g, 사인각砂仁殼 2g.

매일 1제를 물에 달여 복용하고, 연속해서 6제를 복용한다.

【부연】

증상은 대하帶下, 월경통痛經, 음취陰吹, 불임不孕 등으로 다양하나 실제로는 간肝이 소설疏泄하지 못하고 비脾가 건운健運하지 못하여 습열濕熱이 포궁胞宮으로 흘러 들어간 것이다. 습사濕邪는 포맥胞脈을 막고, 열사熱邪는 옹체되어 상진傷津하고, 어적瘀積은 내부에 정체되었다. 따라서 월경이 뒤로 밀리고 월경통이 있는 것이다. 월경이 오려고 할 때나 월경기간 중에 음취陰吹가 있는 것은 상화相火가 안에서 요동치는 현상이다. 습열濕熱이 교증交蒸하면 충임衝任이 작동하지 못하니 대하량帶下量이 많고, 색은 백황白黃하고 비린내가 나면서 지저분하게 된다. 습열濕熱은 끈적하여黏膩 포맥胞脈을 매끄럽지 못하게 하므로 정精을 받아들이기 어렵기 때문에 난임이 된다. 습열濕熱로 인해 발생된 증이므로 치료는 마땅히 소간부비疏肝扶脾, 청열조습清熱燥濕 해야 한다. 습열濕熱이 제거되면 모든 증상이 나을 수 있다.

임상례②

류劉모 씨, 여성, 30세, 구이린桂林시 모 회사 근로자, 기혼.

1973년 9월 11일 초진.

월경기간에 소복창동少腹脹疼이 있는데 통痛이 창脹보다 심하고, 만져줘도 줄어들지 않는다. 월경량은 보통이고, 색은 자흑紫黑하며 덩어리가 있고, 주기는 정상이다. 평소 대하량帶下量이 많고, 색은 백황白黃하고 두부 찌꺼기 같은 조각이 있으며 걸쭉하고 지저분하다. 최근 며칠 내에 외음부에 종통腫痛과 가려움이 있고, 입이 마르며, 배고프지만 먹지 않았고, 대변은 정상이고, 소변볼 때 작통灼痛이 있다. 맥현脈弦하나 약간 삭數하고, 태백협황苔白夾黃하며, 혀 가운데 열문裂紋이 있다.

산부인과 검사: 외음부가 불그스름하고, 질에 두부 찌꺼기 모양의 분비물이 보인다. 백대하의 현미경검사에서 진균이 약간 확인되었다.

진단: 습열대하濕熱帶下.

변증: 간담습열肝膽濕熱, 하주포궁下注胞宮.

치료원칙: 청열이습淸熱利濕, 해독지양解毒止癢.

【처방】

⑴ 내복약: 토복령土茯苓 24g, 백작白芍 18g, 연교連翹 15g, 황백黃柏 9g, 감초甘草 9g.

매일 1제를 물에 달여 복용하고, 연속해서 3제를 복용한다.

⑵ 외용제: 고삼苦參 60g, 토황련土黃連 금은화金銀花 백부근百部各 30g, 지골피地骨皮 15g. 무환자 열매 가루[27] 15g을 추가한다. 물에 달여 따뜻하게 매일 2~3번 훈세熏洗한다.

• 두 번째 진료(9월 14일)

약을 복용하고 질의 가려움은 줄었고, 소화도 비교적 괜찮았다. 어제 월경을 시작했는데, 양은 많고 색은 암홍暗紅하고 덩어리가 있었으며, 허리와 소복少腹·소복小腹이 창동脹疼하였고 만져주면 편안했다. 맥침세脈沈細하고, 태박백苔薄白, 설질담홍舌質淡紅하다. 처방은 아래와 같다.

【처방】

⑴ 내복약: 당귀신歸身 12g, 천궁川芎 3g, 백작白芍 6g, 애엽艾葉 6g, 천단川斷 9g, 현호색玄胡索 9g, 향부香附 6g, 익모초益母草 9g, 소회향小茴香 3g.

매일 1제를 물에 달여 복용하고, 연속해서 3제를 복용한다.

⑵ 외용제: 이전의 외용제를 그대로 쓴다.

• 세 번째 진료(9월 20일)

질의 양통痒痛은 가벼워졌다. 다만 어제 대하량帶下量이 많아졌고, 색은 백황白黃하며 걸쭉하고 지저분했다. 맥세脈細하고, 태박황苔薄黃, 설담홍舌淡紅하다. 9월 11일 처방을 그대로 쓴다.

• 네 번째 진료(9월 28일)

27 비조분(肥皂粉)으로, 무환자(無患者) 나무 열매의 육질 부분을 말려서 가루 낸 것이다. 옛날에 갈아서 세탁할 때 사용하였다. 한의서 《본초봉원》〈남영시약물지〉에서 무환자 나무 종자는 성질이 평하고 독이 조금 있으며 효능은 몸에 열을 내리며 감기나 기관지와 식체, 위장병과 피부병 및 여성 냉대하에 좋으며 기생충을 구제한다고 나와 있다—역자주.

음부 가려움은 소실되었고, 대하帶下는 줄었다. 맥침세脈沈細하고, 태박백苔薄白하다.

질 분비물 도말검사: 진균(−).

건비익기健脾益氣, 보혈양간補血養肝하여 예후를 좋게 하였다.

【처방】

당삼黨參 15g, 토복령土茯苓 20g, 백출白朮 9g, 초이인炒苡仁 15g, 당귀신歸身 12g, 백작白芍 9g, 골쇄보骨碎補 12g, 자감초炙甘草 6g.

매일 1제를 물에 달여 복용하고, 연속해서 5제를 복용한다.

【부연】

습濕은 음사陰邪이고, 열熱은 양사陽邪이다. 습열濕熱이 교증交蒸하여 포궁胞宮을 막으면 충임衝任이 기능을 잃고 대맥帶脈이 약속約束하는 작용을 하지 못한다. 따라서 월경기간에 소복창동少腹脹疼이 있었고, 월경색이 자홍紫紅하고 혈괴가 있으며, 대하량帶下量이 많고 백황白黃하며 끈적이고 지저분한 덩어리가 있으며, 외음부에 종통腫痛이 있고 가려운 것이다. 치료는 청열이습淸熱利濕, 해독지양解毒止癢의 치법을 선택하여 내치內治와 외세外洗를 병용하였고, 치료효과가 양호하였다.

임상례③

덩鄧모 씨, 여성, 40세, 구이린桂林시 모 협동조합 점원, 기혼.

1973년 11월 5일 초진.

월경주기는 정상이고, 색홍色紅하며 양은 비교적 많다. 평소 대하량帶下量이 많고, 색황色黃하고 점조하고 지저분하였으며, 때때로 음부가 가려웠다. 요산통腰酸痛하고, 소화가 좋지 않았고, 대변은 정상이고 소변색은 노랗다. 맥현脈弦하고, 태황후니苔黃厚膩, 설질홍舌質紅하다.

질분비물 도말 현미경검사: 진균(+).

진단: 습열대하濕熱帶下.

변증: 습열하주濕熱下注, 예탁생충穢濁生蟲.

치료원칙: 청열이습淸熱利濕, 살충지양殺蟲止癢.

【처방】

저령豬苓 9g, 운복령雲苓 9g, 택사澤瀉 9g, 활석滑石 18g, 생지生地 12g, 토복령土茯苓 15g, 용담초龍膽草 9g, 빈랑檳榔 9g.

매일 1제를 물에 달여 복용하고, 연속해서 3제를 복용한다.

• 두 번째 진료(11월 8일)

약을 복용하고 대하량帶下量이 줄었고, 음부 가려움은 사라졌고, 소변도 노랗지 않았다. 이전 처방에 계혈등鷄血藤 15g을 추가하여 다시 3제를 복용한다.

• 세 번째 진료(11월 17일)

일주일 내에 대하帶下가 소실되었고, 음부 가려움도 없었으며, 대소변도 정상이었다. 맥침세脈沈細하고, 설태舌苔는 정상이다.

질분비물 도말 현미경검사: 진균(–).

증상이 소실되었으니 건비장요健脾壯腰의 치법을 써서 효과를 공고히 한다.

【처방】

노당삼路黨蔘 10g, 운복령雲苓 6g, 백출白朮 10g, 수오首烏 15g, 천단川斷 9g, 상기생桑寄生 15g, 빈랑檳榔 9g.

매일 1제를 물에 달여 복용하고, 연속해서 3제를 복용한다.

【부연】

대하량帶下量이 많고, 색이 노랗고 깨끗하지 못하며, 음부가 가렵고, 소변이 노랗고, 태황니苔黃膩, 설첨홍舌尖紅한 것은 습열교증濕熱交蒸의 징후이다. 따라서 청열이습淸熱利濕을 치료법으로 한다. 습열濕熱은 가장 쉽게 화탁생충化濁生蟲하므로 빈랑檳榔을 써서 조습살충燥濕殺蟲하였다. 대하帶下가 정상이 되고, 음부에 가려움이 없어진 뒤에는 "병세가 완만해지면 그 원인을 치료한다[緩則治其本]"라는 원칙에 따라 건비보신健脾補腎의 치료법으로 그 예후를 좋게 하였다.

임상례④

장張모 씨, 여성, 30세, 난닝南寧시 모 공장 기술자, 기혼.

1977년 2월 5일 초진.

월경이 뒤로 밀리고, 월경량은 많으며 색홍色紅하다. 평소 대하량帶下量이 많고 색은 백황白黃하고 끈적이고 지저분한 양상이며, 음부가 가렵다. 요통, 소화불량, 입이 쓰고 마르며, 대변은 정상이고 소변은 색이 노랗다. 맥현삭脈弦數하고, 태백황苔白黃, 설질홍舌質紅하다.

진단: 습열대하濕熱帶下.

변증: 습열하주濕熱下注, 울곤포궁鬱困胞宮.

치료원칙: 청열거습淸熱祛濕, 치대조경治帶調經.

【처방】

(1) 내복약: 토복령土茯苓 15g, 황백黃柏 9g, 창출蒼朮 6g, 의이인苡仁 15g, 우슬牛膝 5g, 빈랑檳榔 6g, 황금黃芩 6g, 시호柴胡 3g, 감초甘草 3g.

매일 1제를 물에 달여 복용하고, 연속해서 6제를 복용한다.

(2) 외용제: 사상자蛇床子 고삼苦參 금은화金銀花 연교連翹 각 30g.

물에 달여 뜨거울 때 훈세熏洗하고, 매일 2~3차례 한다.

• 두 번째 진료(2월 11일)

약을 복용하고 대하량帶下量은 줄어들었고, 음부가려움은 소실되었으며, 허리는 아프지 않았다. 맥화완脈和緩하고, 설태박백舌苔薄白하며, 설질은 정상이다. 계속해서 이전 치법으로 처치하여 사기邪氣를 말끔히 제거한다.

【처방】

(1) 내복약: 시호柴胡 5g, 당귀當歸 9g, 백작白芍 9g, 운복령雲苓 9g, 백출白朮 9g, 빈랑檳榔 5g, 감초甘草 5g.

매일 1제를 물에 달여 복용하고, 연속해서 3제를 복용한다.

(2) 외용제: 초진의 외용제를 사용한다.

• 세 번째 진료(8월 21일)

매일 외용제를 연속해서 2주간 사용하였고, 매일 1번씩 훈세熏洗하여 치료효과를 공고히 하였다. 대하帶下는 정상이고, 음부 가려움도 재발하지 않았고, 월경도 정상이었다.

【부연】

습열濕熱이 포궁胞宮으로 하주下注하여, 습濕이 열熱을 만들고 열熱이 습濕 가운데 있으면서 내부에서 서로 데우게 된다. 이에 따라 대맥帶脈이 약속約束기능을 잃고, 충임衝任의 기능도 비정상이 된다. 따라서 대하량帶下量이 많아지고 색은 백황白黃하며 끈적거리고, 음부에 가려움이 있고, 월경이 불규칙해지는 것이다. 청열거습淸熱祛濕의 치료로 습열濕熱이 일시에 화化하게 되면 대하帶下를 치료할 뿐 아니라 조경調經할 수도 있다.

16 임신부 대하 1례

임상례①

류劉모 씨, 여성, 24세, 구이린桂林시 모 공장 근로자, 기혼.

1973년 8월 29일 초진.

임신 6개월이 넘었는데, 대하량帶下量이 많고, 흰색이며, 질은 묽다. 2개월 전부터 음부 가려움이 시작되었고, 밤이 되면 더 심해졌다. 대변은 정상이고, 소변은 노랗다. 맥현삭脈弦數하고, 태박백苔薄白, 설질홍舌質紅하다.

산부인과 검사: 외음부 습진.

질분비물 도말 현미경검사: 진균(+).

진단: 임신부대하孕婦帶下.

변증: 습탁하주濕濁下注, 화열생충化熱生蟲.

치료원칙: 건비화습健脾化濕, 청열해독淸熱解毒.

【처방】

(1) 내복약: 복령피茯苓皮 18g, 대복피大腹皮 6g, 광진피廣陳皮 3g, 지골피地骨皮 15g, 황금黃芩 6g, 상기생桑寄生 12g, 천단川斷 9g, 회산약懷山藥 15g.

매일 1제를 물에 달여 복용하고, 연속해서 3제를 복용한다.

(2) 외용제: 고삼苦參 60g, 금은화金銀花 30g, 감초甘草 15g, 무환자 열매 가루 15g.

물에 달여 뜨거울 때 훈세熏洗하고, 매일 2~3차례 한다.

• 두 번째 진료(9월 1일)

대하량帶下量은 줄었고, 음부 가려움도 완화되었다. 맥진과 설진은 전과 같다. 이전과 같이 내복약과 외용제를 사용하되 연속해서 1주일간 매일 1제를 사용한다.

• 세 번째 진료(9월 15일)

백대白帶는 소실되었고, 음부 가려움도 가벼워졌다. 맥활삭脈滑數하고, 태박백苔薄白, 설질담홍舌質淡紅하다. 아직 남은 사기邪氣가 있으니 계속해서 청열淸熱, 거습祛濕, 해독解毒해야 한다.

【처방】

(1) 내복약: 상기생桑寄生 12g, 천단川斷 12g, 황금黃芩 6g, 연육蓮肉 9g, 회산약懷山藥 12g, 북사삼北沙參 9g, 백작白芍 9g, 맥문동麥門冬 9g, 감초甘草 6g.

매일 1제를 물에 달여 복용하고, 연속해서 3제를 복용한다.

(2) 외용제: 고삼苦參 60g, 금은화金銀花 토황련土黃連[28] 각 30g, 감초甘草 15g.

물에 달여 뜨거울 때 훈세熏洗하고, 매일 2~3차례 한다.

• 네 번째 진료(9월 24일)

간혹 음부에 가려움이 있고, 외음부에 종통腫痛이 있다. 맥활삭脈滑數하고, 설태舌苔는 정상이다.

산부인과 검사: 외음부 습진 소실.

질분비물 도말 검사: 진균(-).

기존 치료법을 유지하되 내복약에 황백黃柏 6g을 추가하고, 외용제에 하고초夏枯草 30g을 추가한다.

• 다섯 번째 진료(10월 30일)

이전 처방을 연속해서 복용하였고, 외용제는 보름 동안 사용하였다. 외음부 가려움은 없었고, 대하帶下는 정상이 되었다.

질분비물 도말 검사: 진균(-).

건비익기健脾益氣하여 예후를 좋게 하였다.

【처방】

당삼黨參 15g, 백출白朮 10g, 운복령雲苓 5g, 진피陳皮 3g, 상기생桑寄生 15g, 천단川斷 10g, 천두충川杜仲 15g, 자감초炙甘草 5g.

매일 1제를 물에 달여 복용하고, 연속해서 6제를 복용한다.

【부연】

무릇 임신부의 질환을 치료할 때는 치병治病도 필요하지만 안태安胎도 해야

28 토황련(土黃連): 흔히 쓰는 황련(黃連, 속썩은 풀)과 다른 약재이다. 성미는 미고(味苦)·성대한(性大寒)하고, 귀경은 심(心)·간(肝)·대장(大腸)이며, 효능은 청열해독(淸熱解毒)·이뇨통림(利尿通淋)한다. 주치(主治)는 열사(熱瀉), 적리(赤痢), 화안적통(火眼赤痛), 치은종통(齒齦腫痛), 자시(痄腮), 단독(丹毒), 열림(熱淋), 습진(濕疹) 등이 있다—역자주.

한다. 따라서 내복약은 건비보신장요健脾補腎壯腰하는 약을 위주로 하고, 청열이습清熱利濕하는 약재로 보좌하였다. 고한조습苦寒燥濕, 해독살충解毒殺蟲하는 약재가 태아胎에게 해를 끼치는 것을 막기 위해 외용제를 주로 사용하였다. 치병治病과 안태安胎를 모두 중요시하였고, 치료효과가 바라는 대로 나타났다.

【체득】

대하帶下의 원인에 대해서 《부청주여과傅青主女科》에서는 "비기가 허약, 간기의 울결, 습기의 침범, 열기의 핍박[脾氣之虛, 肝氣之鬱, 濕氣之侵, 熱氣之逼]"이 모두 원인이라고 인식하였다. 바꾸어 말하면, 기존의 외감육음外感六淫의 사독지기邪毒之氣뿐만 아니라 내상칠정內傷七情, 장부휴손臟腑虧損의 병변도 있다는 것이다. 그 원인은 비록 다르지만 결국 "대하는 모두 습증이다[夫帶下俱是濕症]"로 귀결된다. 부씨傅氏는 대하帶下의 병인에 대해 대략적으로 귀납하였는데, 이는 매우 소중한 경험이다. 다만 임상에 근거하여 말하면, 간울비허肝鬱脾虛로 기인한 대하병帶下病 외에도 기타 장부臟腑의 휴손虧損 또한 마찬가지로 대맥帶脈의 실약失約을 일으켜 대하병帶下病을 발생시킨다. 그중 신腎이 가장 두드러지는데, 대개 신腎은 주수主水하고 원음원양元陰元陽의 근원이 되고, 신양腎陽이 허쇠하면 증화蒸化할 수 없게 되어 수습水濕이 머무르게 되고 대하帶下가 끊이지 않게 된다.

대맥帶脈은 약속約束을 주관하고, 임맥任脈은 제음諸陰을 주관하며, 독맥督脈은 제양諸陽을 주관하고, 충맥衝脈은 혈해血海를 주관한다. 대맥帶脈은 임독이맥任督二脈과 통하므로 임독맥任督이 병들면 대맥帶脈도 병이 들고, 대맥帶脈이 병들면 임독맥任督 또한 병이 든다. 그래서 월경병과 대하병이 함께 나타나는 경우가 자주 보이는 것이다. 변증논치辨證論治할 때, 대하병과 월경병 중 어느 것이 가볍고 어느 것이 중한지 분명하게 가려야 하며, 대하의 치료治帶가 조경調經에 미치던지 혹은 조경調經이 대하의 치료治帶까지 파급되던지 혹은 조경調經과 치대治帶를 병행하던지 선택해야 한다. 대하帶下의 치료는 거습祛濕을 우선으로 하고, 월경병의 치료는 리혈理血이 가장 중요하다. 다만 습濕은 음사陰邪라서 그 성질이 끈적이고黏膩 중탁重濁하기에 종종 혈血과 결합하여 포궁胞宮에 응체되고, 경맥經脈을 막는다. 이 때문에 거습화탁祛濕化濁하는 가운데 종종 이기활혈理氣活血, 화어연견化瘀軟堅하는 약재를 배합할 필요가 있다. 습사濕邪는 양기陽氣를 막아 아주 쉽게 화열생충化熱生蟲하므로 해독살충解毒殺蟲의 약재 또한 적게 써서는 안 된다.

토복령土茯苓은 성미性味가 감담평甘淡平하고, 청열이습清熱利濕하고 해독제예解毒除穢도 할 수 있어서, 무릇 습열濕熱로 기인한 대하帶下의 병에는 쓰임이 가장 적합하다. 대개 그 성질이 평이하고, 이습利濕하지만 상음傷陰하지 않고, 해독解毒하지만 모기耗氣하지 않으니, 거사祛邪하되 정기正氣를 상하지 않는 훌륭한 약이다.

나이가 들고 체력이 약하여 대하帶下가 오래도록 그치지 않는 경우에 변증辨證상 확실히 예악지기穢惡之氣가 없다면, 대부분 하원下元이 휴손虧損되어 고장固藏할 수 없는 증이니, 마땅히 온보溫補와 수렴收斂을 병용하여 그 근원을 길러야 한다.

제3장

임신, 출산의 병

태병胎病과 산병産病은 부녀에게 자주 나타나는 질병이다. 부녀는 임신기와 분만 후의 생리적인 특수한 변화로 인해 기혈氣血이 한동안 협조되지 못하여, 종종 평소에 비해 질병이 쉽게 발생하게 된다. 전자는 태전병胎前病이라 부르며, 대부분 품부稟賦가 본래 허약하여 음혈陰血이 부족하거나 태기胎氣가 옹성壅盛하여 기기氣機의 승강升降에 영향을 주어 발생한다. 후자는 산후병産後病이라 부르며 대부분 출산 시 기혈氣血의 소모가 과다하여 기혈휴손氣血虧損에 이르며, 허虛와 어瘀가 뒤섞이고 항병력抗病力이 약해진 것이 원인이다.

태전병胎前病의 치료원칙은 치병治病과 안태安胎를 모두 중시해야 한다는 것이다. 보통은 보비補脾에 치중하여 기혈氣血의 근원을 생화生化하고, 신腎을 자양하고 고장固藏하여 태원胎元을 편안하게 한다. 설령 담습痰濕이 울체되고, 기氣·화火가 실조되어 발생한 질병이라도 마땅히 평화지제平和之劑를 사용해야 하며, 공벌攻伐하는 약재는 주의해서 쓰거나 아예 사용하지 말아야 한다. 산후병産後病은 보양기혈補養氣血을 위주로 하고 거어祛瘀를 겸하여, 부정扶正하되 류어留瘀하지 않고 거어祛瘀하되 상정傷正하지 않도록 주의해야 하며, 신산부新産婦의 기혈氣血을 조화시켜 건강이 빠르게 회복되도록 한다.

17 오조惡阻 2례

임상례①

장張모 씨, 여성, 29세, 광시廣西 모 공장 기술자, 기혼.

1981년 3월 1일 초진.

임신한 지 2개월 남짓 되었다. 20일 전부터 메스껍고 구역질이 나며, 가슴이 답답하고, 입맛이 없고, 심하면 먹을 수 없었고 먹으면 토하였다. 명치가 더부룩하고, 기가 거꾸로 치밀어 오르며, 잠이 들기가 어렵고, 대변이 시원치 않으며, 소변은 정상이다. 맥세활脈細滑하고, 태박백苔薄白, 설변과 설첨에 암점暗點이 있다.

진단: 오조惡阻.

변증: 태기상역胎氣上逆, 비위불화脾胃不和.

치료원칙: 조리비위調理脾胃, 강역지구降逆止嘔.

【처방】

당삼黨參 15g, 복령茯苓 10g, 백출白朮 10g, 진피陳皮 3g, 법반하法半夏 5g, 황금黃芩 3g, 사인砂仁 3g, 소엽蘇葉 2g(후하後下), 자감초炙甘草 5g.

매일 1제를 물에 달여 복용하고, 연속해서 3제를 복용한다.

• 두 번째 진료(3월 15일)

약을 복용하고 식사를 조금 할 수 있었다. 다만 배부르게 먹으면 구역질을 하였고, 어지러우며 대변은 여전히 시원치 않았고, 잠이 들기 어렵고, 소변은 자주 보았다. 맥세활脈細滑하고, 태박백苔薄白, 설질담홍舌質淡紅하다. 이전 처방에 가감하여 쓴다.

【처방】

태자삼太子參 15g, 운복령雲苓 9g, 백출白朮 9g, 진피陳皮 1g, 죽여竹茹 5g, 황금黃芩 5g, 백두구白蔻 1g, 소엽蘇葉 2g(후하後下), 자감초炙甘草 5g.

매일 1제를 물에 달여 복용하고, 연속해서 3제를 복용한다.

• 세 번째 진료(3월 22일)

이전 처방을 복용하고 음식을 먹어도 구역감이 없었다. 다만 여전히 가슴이 답답하고, 어지러웠다. 설진과 맥진은 이전과 같다. 기존 처방에 보기약補氣藥을 추가하고 유간柔肝하는 약재를 적당히 더하였다.

【처방】

당삼黨參 25g, 운복령雲苓 9g, 황금黃芩 5g, 백작白芍 10g, 진피陳皮 1g, 소엽蘇葉 2g(후하後下), 형개荊芥 2g(후하後下), 자감초炙甘草 5g.

매일 1제를 물에 달여 복용하고, 연속해서 3제를 복용한다.

【부연】

비脾는 올리는升 것이 건강한 것이고, 위胃는 내리는降 것이 조화로운 것이다. 태기胎氣가 상역上逆하여 위胃를 범하여 비위脾胃가 불화하므로, 먹기를 싫어하고 먹으면 구토하는 것이다. 육군자탕六君子湯에 소엽蘇葉, 사인砂仁을 더하여 치료하여, 건비화위健脾和胃하고 순기안태順氣安胎한다. "비기가 허약하면 밑으로 신으로 흘러 음화가 토의 자리로 올라가게 된다[脾氣虛弱, 則下流於腎, 陰火得乘其土位]." 따라서 황금黃芩, 죽여竹茹로 보좌하여 청열강역淸熱降逆하였고, 또한 모든 약의 온조溫燥함을 제어하였다.

임상례②

랴오廖모 씨, 여성, 27세, 광시廣西 모 학원교사, 기혼.

1982년 8월 30일 초진.

임신한 지 2개월 남짓 되었다. 조열燥熱[29]하고 심번心煩하며, 권태롭고 힘이 없다. 때때로 메스껍고 구역질이 나며, 물을 마실 때마다 혹은 음식을 먹으려 할 때 구토하였다. 밤에 잠들기 힘들고, 대변은 단단하나 매일 2차례를 보며, 소변 횟수는 많고 색은 담황淡黃하다. 맥세완脈細緩하고, 태박백苔薄白, 설질담홍舌質淡紅하다.

진단: 오조惡阻.

변증: 태기상역胎氣上逆, 위실화강胃失和降.

치료원칙: 건비화위健脾和胃, 강역지구降逆止嘔.

29 조열(燥熱): 바싹 마르고 덥다—역자주.

【처방】

당삼黨參 15g, 운복령雲苓 9g, 진피陳皮 2g, 죽여竹茹 9g, 황금黃芩 5g, 상기생桑寄生 15g, 지각枳殼 2g, 소엽蘇葉 2g.

매일 1제를 물에 달여 복용하고, 연속해서 3제를 복용한다.

• 두 번째 진료(9월 2일)

약을 복용하고 음식을 먹어도 토하지 않았다. 다만 땀이 많아졌고, 입이 말랐으며 형체가 날이 갈수록 말랐다. 맥세脈細하고 약간 삭數하며, 태박백苔薄白, 설질담舌質淡하다. 폐위肺胃의 음陰을 자양하여 유간柔肝하도록 하였다.

【처방】

북사삼北沙參 9g, 맥문동麥門冬 9g, 백합百合 15g, 소맥小麥 20g, 야교등夜交藤 15g, 생지生地 9g, 백작白芍 9g, 감초甘草 5g.

매일 1제를 물에 달여 복용하고, 연속해서 3제를 복용한다.

• 세 번째 진료(9월 6일)

어제는 다시 구토를 한차례 하였고, 입이 마르고 갈증이 났다. 맥세삭脈細數하고, 태박백苔薄白, 설질담舌質淡하다. 기존 처방에 천화분花粉 9g, 죽여竹茹 9g을 더하여 쓴다. 매일 1제를 물에 달여 복용하고, 연속해서 3제를 복용한다.

• 네 번째 진료(9월 10일)

3일간 구역감이 없었다. 맥완화脈緩和하고, 설질담舌質淡하다. 음식을 조절하고, 몸조리에 주의하도록 당부하였고, 더 복약시키진 않았다.

【부연】

조열燥熱하고 심번心煩하며, 밤에 잠들기 어렵고, 대변이 굳은 것은 음혈陰血이 부족하고 허화虛火가 내동內動한 징후이다. 권태롭고, 소변이 잦으며, 맥세완脈細緩한 것은 기음氣陰이 모두 허한 징후이다. 한열허실寒熱虛實이 뒤섞인 증이다. 초진에서 당삼黨參, 복령茯苓으로 건비健脾하고, 상기생桑寄生으로 보신장요補腎壯腰하고, 진피陳皮, 지각枳殼, 소엽蘇葉으로 순기관중順氣寬中하고, 죽여竹茹, 황금黃芩으로 청열지구淸熱止嘔하였다. 용약用藥이 빈틈없이 고려되었기에 치료효과가 원하는 대로 나타나서 먹는 게 가능해졌고 구역감이 없어졌다. 다만 두 번째 진료 시 맥세脈細하고 약간 삭數하여, 음혈陰血의 회복이 덜 되었다고 보고, 폐위肺胃의 음陰을 자양하여 유간柔肝하는데 치중하였다. 폐위지기肺胃之氣가 화평하길 기다려 치료효과를 공고히 하였다.

【체득】

오조惡阻의 발병원인은 비록 비허脾虛, 위열胃熱, 기체氣滯 등으로 다양하지만, 모두 임신 후에 기혈이 아래로 갑자기 모이고, 태기胎氣가 비위脾胃로 상충上衝하여 영위營衛가 불화된 것과 관련이 있다. 병의 증상유형에는 경중輕重의 구분이 있는데, 가벼운 경우는 생리적으로 기혈음양氣血陰陽이 잠시 협조되지 못한 것이며, 단지 음식상의 조절만 주의할 필요가 있고 약을 쓰지 않아도 자연히 낫는다. 중重한 경우는 병리적 변화이며, 심인논치審因論治를 토대로 비위脾胃의 조리에 초점을 맞춰야 한다. 이 병의 근본은 대부분 허증이지만 겸증도 많은데, 담痰, 울鬱, 화火가 많이 보인다. 따라서 행기순기行氣順氣, 조습화담燥濕化痰, 청화강역淸火降逆하는 약재를 상용한다.

본 병의 중점은 비위脾胃기능의 실조에 있다. 이 때문에 복약방법에 대해서도 반드시 적은 양으로 여러 차례 나눠서 복용하도록 해야 하며, 천천히 완만한 효과를 내도록 한다. 만약 급하게 효과를 내려고 일시에 복용량을 증가시키면 약이 들어가자마자 토할 뿐 아니라 위기胃氣를 손상시킨다.

18 태동불안胎動不安 2례

임상례①

종鍾모 씨, 여성, 24세, 난닝南寧시 모 회사 근로자, 기혼.

1977년 12월 17일 초진.

임신 3개월 남짓 되었다. 이번 달 3일부터 우측 소복少腹에 갑작스러운 통증이 발생하였고, 덜해지거나 심해졌다. 한약과 양약 치료를 하였으나 만족할 만한 효과는 없었다. 현재 이미 보름이 지났고, 매일 계속해서 통증이 발생하였다가 멎었다를 반복하였고, 소화와 수면은 모두 불량하였고, 대변은 정상이며, 소변은 비교적 잦았다. 맥현활脈弦滑하고, 태박백苔薄白, 설질담홍舌質淡紅하다.

진단: 태동불안胎動不安.

변증: 비신기허脾腎氣虛, 태원울체胎元鬱滯.

치료원칙: 보신건비補腎健脾, 순기안태順氣安胎.

【처방】

토사자菟絲子 15g, 상기생桑寄生 12g, 태자삼太子參 12g, 회산약懷山藥 15g, 천속단川續斷 9g, 백작白芍 9g, 사인砂仁 3g, 자소경紫蘇梗 3g, 진피陳皮 2g, 황금黃芩 5g, 자감초炙甘草 5g.

매일 1제를 물에 달여 복용하고, 연속해서 3제를 복용한다.

• 두 번째 진료(12월 27일)

약을 복용하고 소복창통少腹脹痛이 소실되었다. 다만 소화는 좋지 않고, 새벽에 일어나면 구역감이 있다. 맥진과 설진은 이전과 같다. 이전 처방에 가감한다.

【처방】

토사자菟絲子 15g, 상기생桑寄生 12g, 천속단川續斷 12g, 당삼黨參 12g, 운복령雲苓 9g, 백출白朮 9g, 진피陳皮 3g, 자소경紫蘇梗 3g, 사인砂仁 2g, 계내금雞內金 9g, 초곡아炒穀芽 9g, 자감초炙甘草 5g.

매일 1제를 물에 달여 복용하고, 연속해서 3제를 복용한다.

• 세 번째 진료(12월 31일)

약을 복용하고 소화는 호전되었다. 음식으로 몸조리를 하라고 당부하였고 약은 복용시키지 않았다.

【부연】

신腎은 장정藏精하고 포胞와 연결되어 있으며, 원기元氣의 근원이 된다. 비脾는 통혈統血하고 기혈생화氣血生化의 근원이 된다. 비신脾腎의 기가 부족하여 태원胎元이 울체되면 기기氣機의 운동이 정상을 잃게 되므로 소복少腹이 때때로 아픈 것이다. 보신건비補腎健脾, 순기안태順氣安胎의 법으로 치료하면 기기氣機가 원활하게 흘러가므로 통증이 소실되고 태원胎元이 견고해진다.

임상례②

류劉모 씨, 여성, 28세, 광시廣西 모 공장 근로자, 기혼.

1982년 5월 20일 초진.

임신 2개월 남짓되었다. 현재 소복小腹에 간혹 창동脹疼이 있고, 허리가 빼근하고 빠질 듯하며, 권태롭고 힘이 없다. 소화는 정상이며 대변은 묽고, 소변은 정상이다. 맥세완脈細緩하고, 태박백苔薄白, 설질담舌質淡하다.

진단: 태동불안胎動不安.

변증: 신기허겁腎氣虛怯, 충임불고衝任不固.

치료원칙: 조양충임調養衝任, 보기안태補氣安胎.

【처방】

토사자菟絲子 20g, 태자삼太子參 15g, 상기생桑寄生 15g, 천두충川杜仲 9g, 천속단川續斷 9g, 당귀신當歸身 4.5g, 백작白芍 9g, 사인砂仁 3g, 애엽艾葉 2g, 자감초炙甘草 5g.

매일 1제를 물에 달여 복용하고, 연속해서 3제를 복용한다.

• 두 번째 진료(5월 24일)

약을 복용하고 모든 증상이 소실되었다. 3제를 다시 복용하도록 하여 치료 효과를 공고히 하였다.

【부연】

포궁胞宮은 신腎과 연결되고, 충임이맥衝任二脈은 포중胞中에서 기원한다. 신기腎氣가 허약하면 충임衝任이 자양을 잃으므로 소복小腹이 이따금 아프고, 요추가 뻐근하고 빠질 듯한 것이다. 신감온윤辛甘溫潤한 약재로 보신장요補腎壯腰하고, 조기調氣하는 사인砂仁으로 보좌하면, 기氣가 순행하고 태胎는 편안해진다.

19 태루胎漏 3례

임상례①

팡龐모 씨, 여성, 29세, 구이린桂林시 모 회사 간부, 기혼

1973년 9월 22일 초진.

월경이 멈춘 지 50일이 넘었다(소변임신검사 양성). 2주 전부터 음부출혈이 시작되었고, 양은 많고, 색홍色紅하였다. 프로게스테론 등의 지혈약을 사용하고 출혈이 약간 줄었으나 오늘 아침에 다시 음부출혈이 나타났고, 덩어리는 없었다. 요복창동腰腹脹疼, 구고口苦, 소화장애가 있고, 때때로 구역감이 있으며, 대소변은 정상이다. 맥침세脈沈細하고, 태백苔白, 설질담舌質淡하다.

진단: 태루胎漏.

변증: 비신기허脾腎氣虛, 음화부잠陰火不潛.

치료원칙: 보신건비補腎健脾, 좌이청열佐以淸熱.

【처방】

당삼黨參 15g, 수오首烏 18g, 토사자菟絲子 12g, 상기생桑寄生 12g, 회산약懷山藥 9g, 사인砂仁 3g, 아교주阿膠珠 9g, 황금黃芩 5g, 자감초炙草 6g.

매일 1제를 물에 달여 복용하고, 연속해서 3제를 복용한다.

• 두 번째 진료(9월 25일)

음부출혈은 이미 줄었고, 입이 마르고 쓰며, 때때로 구토한다. 수면과 소화는 모두 좋지 않다. 맥세脈細하고, 태박백苔薄白, 설질담舌質淡하다. 보비화위補脾和胃, 순기안태順氣安胎하는 치법을 쓴다.

【처방】

당삼黨參 18g, 회산약懷山藥 15g, 천단川斷 12g, 소엽蘇葉 5g(후하後下), 죽여竹茹 5g, 사인砂仁 5g, 황금黃芩 3g, 천황련川黃連 2g.

매일 1제를 물에 달여 복용하고, 연속해서 3제를 복용한다.

• 세 번째 진료(9월 28일)

어제 음부출혈이 멎었다. 다만 허리가 빼근하고, 어지럽고, 수면과 소화가 좋지 않다. 맥세삭脈細數하고, 태박백苔薄白, 설질담舌質淡하다. 계속해서 보비신

補脾腎을 위주로 하고, 청열淸熱로 보좌한다.

【처방】

자북기炙北芪 15g, 태자삼太子參 12g, 백출白朮 9g, 당귀신歸身 9g, 천궁川芎 1.5g, 황정黃精 18g, 백작白芍 9g, 황금黃芩 5g, 천속단川續斷 12g, 상기생桑寄生 12g, 토사자菟絲子 9g, 사인각砂仁殼 5g.

매일 1제를 물에 달여 복용하고, 연속해서 3제를 복용한다.

• 네 번째 진료(10월 27일)

이전 처방을 복용하고 1개월 동안 음부출혈이 없었다. 다만 계속해서 입이 마르고 쓰며, 수면과 소화가 좋지 않았다. 맥세활脈細滑하고, 태박苔薄, 설질담舌質淡하다. 건비화위健脾和胃, 보신청열補腎淸熱로 안태安胎한다.

【처방】

태자삼太子參 15g, 백출白朮 9g, 운복령雲苓 9g, 불수佛手 9g, 소경蘇梗 3g, 사인砂仁 3g, 토사자菟絲子 9g, 상기생桑寄生 9g, 야교등夜交藤 15g, 황금黃芩 6g, 죽여竹茹 3g.

매일 1제를 물에 달여 복용하고, 연속해서 3제를 복용한다.

• 다섯 번째 진료(11월 17일)

어떠한 증상도 없다. 치료효과를 공고히 다져야 한다.

【처방】

당삼黨參 15g, 백출白朮 12g, 토사자菟絲子 15g, 천속단川續斷 6g, 천두충川杜仲 9g, 상기생桑寄生 12g, 사인砂仁 2g.

매일 1제를 물에 달여 복용하고, 연속해서 3~10제를 복용한다.

【부연】

비신脾腎의 기가 허하면 충임衝任이 불고不固하므로 요복창동腰腹脹疼하고, 음부에서 출혈이 발생한 것이다. 입이 쓴 것은 음화陰火가 상충上衝한 증상이다. 당삼黨參, 수오首烏, 토사자菟絲子, 상기생桑寄生, 자감초炙甘草로 보신건비補腎健脾하여 본本을 다스리고, 아교阿膠로 보양충임補養衝任하여 누혈을 멎게 하고 황금黃芩으로 청열淸熱하고 사인砂仁으로 조기調氣하여 표標를 다스렸다. 두 번째 진료 후 증상과 병정의 변화에 따라서 혹은 장요지제壯腰之劑를, 혹은 청열지품淸

熱之品을 처방에 가감하였다. 용약은 비록 융통성 있게 하였지만 치료의 대법大法은 변함이 없었고, 시종일관 고신안태固腎安胎에 중점을 두어 태루胎漏가 그칠 수 있었다.

임상례②

쩡曾모 씨, 여성, 26세, 모 농장 근로자, 기혼.

1977년 4월 8일 초진.

임신한 지 3개월이 넘었다. 음부출혈이 있은 지 11일째이고, 11일째에는 요창腰脹 외에 복통이나 혈괴는 없었다. 현재 소량의 출혈이 있고, 색은 암홍暗紅하며, 뚝뚝 떨어져 그치지 않는다. 소화는 보통이고, 대변은 정상이며 소변횟수는 많다. 맥현활脈弦滑하고 약간 삭數하며, 태박백苔薄白, 설첨홍舌尖紅하다. 아랫입술에 포진이 생겼다.

진단: 태루胎漏.

변증: 간신음허肝腎陰虛, 상화내동相火內動.

치료원칙: 자음청열滋陰淸熱, 조양충임調養衝任.

【처방】

지골피地骨皮 9g, 생지生地 9g, 현삼玄參 15g, 맥문동麥門冬 12g, 백작白芍 9g, 아교阿膠 9g(녹여서), 토사자菟絲子 9g, 복분자覆盆子 9g, 한련초旱蓮草 15g.

매일 1제를 물에 달여 복용하고, 연속해서 3제를 복용한다.

• 두 번째 진료(4월 22일)

약을 복용하고 음부의 누혈漏血은 그쳤다. 다만 현재는 요산창腰酸脹하고, 소화가 되지 않는다. 맥세현脈細弦하고, 태박백苔薄白, 설첨홍舌尖紅하다. 보신안태補腎安胎하여 예후를 좋게 한다.

【처방】

토사자菟絲子 15g, 천속단川續斷 12g, 천두충川杜仲 9g, 상기생桑寄生 9g, 복분자覆盆子 9g, 회산약懷山藥 15g, 태자삼太子參 15g, 생곡아生穀芽 15g, 감초甘草 3g.

【부연】

간신肝腎의 내부에는 상화相火가 사는데, 간신肝腎이 음허陰虛하면 상화相火가 내부에서 요동치게 되어 간신肝腎의 개합開合이 비정상이 되고 혈해血海가 견고하지 못하게 된다. 따라서 혈血이 망행하여 태루胎漏가 된다. 병정病情에 따라 양지탕兩地湯에 한련초旱蓮草를 더하여 간신지음肝腎之陰을 자양함으로써 청열淸熱하였고, 토사자菟絲子, 복분자覆盆子 등의 신감온산辛甘溫酸한 약재로 고신안태固腎安胎하였다. 음陰이 채워지고 화火가 가라앉으니 출혈이 멎고 태胎가 안정되었다.

임상례③

선沈모 씨, 여성, 29세, 구이린桂林시 모 공장 근로자, 기혼.

1973년 8월 28일 초진.

월경이 멎은 지 3개월이 되어 소변임신검사를 했더니 양성이 나왔다. 8월 21일에 음부에서 출혈이 보이기 시작했고, 양은 적고 붉으며, 요창동腰脹疼하였다. 장요보신壯腰補腎, 익기안태益氣安胎의 약(약명 불상)을 썼으나 만족할 만한 효과는 없었다. 현재 음부에서 계속 소량의 분홍색 분비물이 흘렀고, 허리와 소복少腹·소복小腹이 뻐근하고 빠질 듯하였다. 잠은 잘 자고 꿈이 많으며, 나른하고, 소화는 좋지 않았으며 대변은 굳었다. 맥세삭脈細數하고, 태박백苔薄白, 설첨홍舌尖紅하다.

진단: 태루胎漏.

변증: 기허음휴氣虛陰虧, 봉장불고封藏不固.

치료원칙: 보신양음補腎養陰, 익기고섭益氣固攝.

【처방】

생방당生防黨(생당삼) 15g, 숙지熟地 9g, 당귀신歸身 6g, 백출白朮 9g, 백작白芍 9g, 천속단川續斷 9g, 상기생桑寄生 18g, 북황기北黃芪 12g, 수오首烏 18g, 아교주阿膠珠 12g, 황금黃芩 6g, 사인砂仁 3g, 감초甘草 6g.

매일 1제를 물에 달여 복용하고, 연속해서 3제를 복용한다.

• 두 번째 진료(8월 31일)

음부의 출혈은 아직 그치지 않았고, 양은 적고, 선홍색이다. 맥세삭脈細數하며, 태박백苔薄白, 설첨홍舌尖紅하다. 치료법을 양음섭혈養陰攝血로 변경하였다.

【처방】

수오首烏 18g, 천기자川杞子 9g, 오미자五味子 5g, 회산약懷山藥 12g, 상기생桑寄生 12g, 여정자女貞子 9g, 지골피地骨皮 9g, 한련초旱蓮草 18g, 감초甘草 3g, 형개탄荊芥炭 5g(충복).

매일 1제를 물에 달여 복용하고, 연속해서 6제를 복용한다.

• 세 번째 진료(9월 13일)

음부출혈이 그친 지 3일 되었다. 다만 아직도 허리가 약간 뻐근하고, 수면과 소화가 좋지 않았다. 대소변은 정상이다. 맥세활脈細滑하고, 태박백苔薄白, 설첨홍舌尖紅하다. 보신부비補腎扶脾의 치료법을 써서 예후를 좋게 하였다.

【처방】

토사자菟絲子 12g, 상기생桑寄生 12g, 회산약懷山藥 30g, 연육蓮肉 12g, 천속단川續斷 12g, 진피陳皮 2g, 자감초炙甘草 6g.

매일 1제를 물에 달여 복용하고, 연속해서 6제를 복용한다.

【부연】

기음양허氣陰兩虛한 증에 속한다. 음허陰虛로 양항陽亢하고, 기허氣虛하여 섭혈攝血하지 못한 것이다. 따라서 맥세삭脈細數하고 누혈이 있는 것이다. 초진 시 비록 자음滋陰과 익기益氣를 병용했지만, 처방 중 신온辛溫하여 동화動火·동혈動血할 수 있는 당귀當歸가 있어 약이 병정症情에 맞지 않았다. 두 번째 진료에서 양음청열養陰淸熱, 수렴지루收斂止漏하는 치료법으로 바꾸었고, 이에 따라 만족할 만한 효과를 거두었다.

20 습관성 유산滑胎 2례

임상례①

양楊모 씨, 여성, 37세, 자치구 모 단체 기술자, 기혼.

1980년 3월 1일 초진.

14세에 초경을 하였고, 이후로 줄곧 월경이 뒤로 1~2개월 밀렸다. 1968년에 결혼하였고, 결혼 후에도 여전히 월경이 밀렸으나 이전에 비해 비교적 밀리는 기간이 짧아졌고(10~30일), 색과 양은 보통이다. 월경이 오려고 할 때 유방창乳房脹, 요창슬연腰脹膝軟하고, 평소 심번心煩하고 쉽게 조급해하고, 대변이 묽었다. 1968년 첫 번째 임신을 인공유산하였고, 1976년과 1979년에 두 차례 유산하였다. 맥현세脈弦細하고, 태박백대황苔薄白帶黃, 설질은 보통이다.

진단: 활태滑胎.

변증: 간신휴손肝腎虧損, 기혈양허氣血兩虛.

치료원칙: 자양간신滋養肝腎, 보익기혈補益氣血.

【처방】

태자삼太子參 15g, 자북기炙北芪 15g, 회산약懷山藥 25g, 계혈등鷄血藤 15g, 토사자菟絲子 15g, 천기자川杞子 9g, 복분자覆盆子 9g, 충위자茺蔚子 9g, 지골피地骨皮 9g, 감송甘松 5g.

매일 1제를 물에 달여 복용하고, 연속해서 6제를 복용한다.

• 두 번째 진료(3월 6일)

약을 복용하고 마음이 편해졌다. 다만 밤에 팔다리가 마비된 느낌이 있다. 월경주기는 정상이 되었고, 색과 양은 모두 좋았다. 다만 허리와 대퇴부가 시큰거리고 힘이 없었다. 맥허세脈虛細하고, 태박백苔薄白, 설질은 정상이다. 약이 증에 맞으니 계속 같은 처방을 쓴다.

【처방】

계혈등鷄血藤 15g, 토사자菟絲子 15g, 당귀신當歸身 10g, 백작白芍 5g, 천기자川杞子 9g, 당삼黨參 15g, 백출白朮 9g, 복분자覆盆子 9g, 충위자茺蔚子 9g, 음양곽淫羊藿 15g, 시호柴胡 3g.

다시 6제를 복용한다.

(세 번째 진료 생략)

• 네 번째 진료(6월 14일)

월경 예정일이 10여 일 지났는데 아직 하지 않았다. 울렁거려 토하고 싶고, 가슴이 붓고 배가 아팠으며, 하지에 경도의 부종이 있다. 소화가 잘 되지 않고 대변이 묽었다. 맥세활脈細滑하고, 태박백苔薄白, 설질담눈舌質淡嫩하다.

산부인과 검사: 임신 초기.

이는 임신된 후 비기脾氣가 허약해져 운화運化가 제대로 되지 않는 것이다. 치료는 건비익기健脾益氣, 보신안태補腎安胎한다.

【처방】

당삼黨參 20g, 운복령雲苓 10g, 백출白朮 10g, 자북기炙北芪 20g, 천두충川杜仲 15g, 천속단川續斷 9g, 상기생桑寄生 9g, 사인砂仁 3g, 진피陳皮 2g, 자감초炙甘草 5g.

위 처방을 격일로 매일 1제씩 지속하여 12월까지 계속 복용하였다. 컨디션은 괜찮고, 소화와 수면 모두 좋아져 약을 중단하였다. 1981년 1월 26일에 달을 채워 한 명의 여아를 순산하였고, 체중은 3.5kg이고, 발육도 좋았다.

【부연】

임신 후 태원胎元이 견고하지 못한 것은 그 원인이 비교적 많지만 대부분 간신휴손肝腎虧損으로 개합開合이 정상을 잃었기 때문이다. 본 임상례는 일찍이 3차례의 유산으로 간신휴손肝腎虧損된 것과 분명히 관계가 있으며, 충임기허衝任氣虛하여 봉장불고封藏不固로 유산이 되는 것이다. 따라서 자양간신滋養肝腎, 보익기혈補益氣血의 치료법으로 근본을 치료하였고, 혈血이 채워지고 기氣가 왕성해지길 기다려 충임衝任이 통성通盛되면 임신 중의 태원胎元이 영양을 받아 저절로 달을 채워 순산하게 된다.

임상례②

쉐薛모 씨, 여성, 25세, 모 병원 간호사, 기혼.

1980년 12월 25일 초진.

작년 정월에 결혼하였고, 일찍이 작년 3월, 7월과 올해 3월에 3차례 자연유산을 하였다. 매번 모두 임신이 되고 나서 한 달여 만에 유산되었고 요복창동腰腹脹疼은 없었다. 3번째 유산 후에 피임하는 주사를 맞았고, 월경이 문란해져 매월 2~3차례 하였고, 월경량이 많고, 색은 암담暗淡하였다. 반드시 지혈주사를 맞거나 지혈약을 복용해야 비로소 음부출혈이 멎었다. 기타 불편한 점은 없었다. 맥허세현脈虛細弦하고, 태박백苔薄白, 설질은 보통이다.

진단: 활태滑胎.

변증: 간신휴손肝腎虧損, 충임불고衝任不固.

치료원칙: 자양간신滋養肝腎, 조보충임調補衝任.

【처방】

(1) 당귀신歸身 12g, 백작白芍 5g, 숙지熟地 15g, 운복령雲苓 5g, 회산약懷山藥 15g, 택사澤瀉 5g, 산유육山萸肉 9g, 목단피丹皮 5g, 익모초益母草 9g.

매일 1제를 물에 달여 복용하고, 연속해서 6제를 복용한다.

(2) 당귀신歸身 10g, 백작白芍 5g, 숙지熟地 15g, 천궁川芎 5g, 지골피地骨皮 9g, 목단피丹皮 5g, 여정자女貞子 9g, 한련초旱蓮草 15g.

매일 1제를 물에 달여 복용하고, 연속해서 6제를 복용한다.

위 처방을 번갈아 복용한다.

• 두 번째 진료(1981년 2월 20일)

이전의 두 처방을 교대로 6제를 복용한 뒤 월경주기는 정상이 되었고, 색과 양 모두 좋아졌다. 현재 임신 40일이 넘었고, 유산을 미연에 방지하기를 원했다. 맥세완脈細緩하고, 설태는 정상이다. 온양비신溫養脾腎, 장요안태壯腰安胎한다.

【처방】

토사자菟絲子 15g, 상기생桑寄生 15g, 천두충川杜仲 15g, 태자삼太子參 15g, 회산약懷山藥 15g, 자북기炙北芪 15g, 검실芡實 15g, 천단川斷 9g, 사인砂仁 2g.

매일 1제를 물에 달여 복용하고, 연속해서 3제를 복용한다.

• 세 번째 진료(4월 4일)

임신한 지 3개월이 넘었고, 허리가 뻐근하고 빠질 듯하며, 때로 맑은 물을 토했다. 맥세활脈細滑하고, 태박백苔薄白, 설질은 정상이다. 건비장요健脾壯腰, 순기안태順氣安胎한다.

【처방】

당삼黨參 15g, 백출白朮 9g, 진피陳皮 3g, 상기생桑寄生 12g, 천두충川杜仲 9g, 사인砂仁 2g, 소엽蘇葉 2g(후하後下), 자감초炙甘草 5g.

매일 1제를 물에 달여 복용하고, 연속해서 3제를 복용한다.

• 네 번째 진료(9월 20일)

달을 채워 아이를 순산한 지 1주일 되었다. 현재 허리와 아랫배에 창동脹疼이 있고, 오로가 아직 끝나지 않았으며, 색은 암홍暗紅하고, 양은 많지 않다. 맥허현脈虛弦하고, 태박백苔薄白, 설질담舌質淡하다. 보혈화어법補血化瘀法으로 하고, 생화탕生化湯을 본떠 가감한다.

【처방】

당귀신歸身 20g, 천궁川芎 5g, 도인桃仁 3g, 포강炮薑 2g, 익모초益母草 12g, 천속단川續斷 12g, 원호元胡 9g, 자감초炙甘草 5g.

매일 1제를 물에 달여 복용하고, 연속해서 3제를 복용한다.

【부연】

본 임상례의 환자는 1년 내에 3차례 유산을 하였으니, 간신휴손肝腎虧損, 충임불고衝任不固가 원인임을 알 수 있다. 처방은 귀작지황탕歸芍地黃湯에 지골피음地骨皮飮을 가미하여 치료하였고, 간肝을 위주로 하여 간肝, 비脾, 신腎을 아울러 치료하였다. 대개 간肝은 생발生發을 주관하고, 신腎은 장정藏精하니, 간신肝腎의 정혈精血이 채워지면 충맥衝脈이 혈해血海를 주관하므로 월경이 정상화되고, 임맥任이 태아를 기르니 임신 중 태원胎元을 견고하게 한다. 이에 자연스럽게 달을 채워 순산하였다.

21 조산早産 1례

임상례①

웨이韋모 씨, 여성, 28세, 바이써百色 모 병원 의사, 기혼.

1981년 3월 20일 초진.

결혼한 지 4년이 되었고, 일찍이 두 번 조산하였다. 첫 번째 임신은 7개월여였고, 두 번째는 임신 8개월여였다(금년 정월). 영아를 분만하였으나 체형이 여위고 말라 10일 전후에 사망하였다. 평소 요통 외에 별다른 증상은 없었다. 과거 혈뇨 기왕력이 있는데, 발병하면 음식을 먹을 수 없었고 혈압이 오르며, 그 외 다른 증상은 없었다. 맥현세脈弦細하고 약간 삭數하며, 태박백苔薄白, 설변과 설첨에 암점暗點이 있다.

진단: 조산早産.

변증: 품부부족稟賦不足, 태원부장胎元不壯.

치료원칙: 임신 전에는 자양간신滋養肝腎, 임신 중에는 건비익기健脾益氣.

【처방】

(1) 임신 전: 당귀신歸身 15g, 백작白芍 9g, 숙지熟地 15g, 운복령雲苓 5g, 택사澤瀉 5g, 회산약懷山藥 15g, 산유육山萸肉 9g, 목단피丹皮 5g, 토사자菟絲子 15g, 상기생桑寄生 15g, 천속단川續斷 9g.

매일 1제를 물에 달여 복용하고, 연속해서 30제를 복용한다.

(2) 임신 중: 태자삼太子參 30g, 자북기炙北芪 30g, 회산약懷山藥 15g, 백작白芍 9g, 천기자川杞子 9g, 운복령雲苓 9g, 형개荊芥 2g, 자감초炙甘草 5g.

매일 1제를 물에 달여 복용하고, 연속해서 10제를 복용한다. 이후 격일마다 1제를 복용한다.

• 두 번째 진료(8월 17일)

임신한 지 4개월이 넘었다. 임신 중의 처방을 당부받은 대로 복용하였고, 현재 불편함은 없다. 우맥은 세약細弱하고, 좌맥은 세활細滑하며, 태박백苔薄白하고, 설질은 정상이다. 보신익기補腎益氣의 치료법으로 선후천先後天을 함께 보충한다.

【처방】

당삼黨參 30g, 백출白朮 9g, 회산약懷山藥 15g, 토사자菟絲子 15g, 수오首烏 15g, 복분자覆盆子 9g, 합환피合歡皮 9g, 자감초炙甘草 5g.

격일마다 1제를 물에 달여 복용하고, 계속해서 만삭분만까지 하도록 한다.

• 추적조사(1982년 2월)

해당 환자는 이미 달을 채워 한 명의 건강한 아이를 순산하였다.

【부연】

환자는 본래 의사여서 임신 중 몸조리하는 법을 알고 있다. 두 번의 조산을 한 까닭은 품부稟賦가 원래 허약하여 간신肝腎이 부족하고, 충임衝任의 기가 약한 것과 분명히 관련이 있다. 이에 따라 태원胎元의 자양이 충분치 못하여 발육이 원활하지 않고, 봉장封藏이 견고하지 못하여 조산한 것이다. 치료는 임신 전에는 간신肝腎을 위주로 화원化源을 배양하여 치본治本하고, 임신 중에는 건비익기健脾益氣하여 후천後天으로 선천先天을 충양充養함으로써 태원胎元이 충분히 영양을 받도록 보증하면, 태원胎元이 건강해져 달을 채워 순산할 수 있다.

【체득】

태동불안胎動不安, 태루胎漏, 활태滑胎, 조산早産의 임상증상은 각기 다르고 발병원인도 상이한 점이 있다. 다만 총체적으로 말하면 간신肝腎의 개합開闔기능 상실로 충임衝任이 불고不固하여 발생한 것이다. 대개 간肝은 장혈藏血하고 소설疏泄을 주관하며, 충임맥衝任脈과 연결되어 있다. 신腎은 장정藏精하고 폐장閉藏을 맡으며, 충임맥衝任脈은 포중胞中에서 기인하는데 포락胞絡은 신腎에 연결되어 있다. 간신肝腎의 개합開闔이 정상이고 정혈精血이 충족되면, 충맥衝脈은 혈해血海를 주관할 수 있고 임맥任脈은 포태胞胎를 주관할 수 있으므로, 태원胎元이 자양을 받아 정상적으로 생장발육할 수 있다. 반대로 간신肝腎의 정혈精血이 부족하고 충임衝任이 불고不固하여 태원胎元이 자양을 잃으면, 가볍게는 태동불안胎動不安이 나타나고, 중하면 태루胎漏, 활태滑胎, 조산早産 등의 병변이 나타난다. 치료는 보신양간補腎養肝, 조리기혈調理氣血에 중점을 두어야 하고 그 가운데서도 신腎을 위주로 해야 하는데, 신腎은 "숨기는 것을 주로 하여 봉장하는 근본[主蟄, 封藏之本]"으로, 봉장封藏이 견고하면 활루滑漏의 우려가 없기 때문이다.

미병未病의 치료가 이병已病의 치료보다 중요하다. 무릇 태루胎漏, 활태滑胎, 조산早産 등의 병력은 대부분 하원下元이 본래 허약하여 충임衝任이 부족하므로 반드시 임신하기 전에 체질의 허실강약에 맞춰 조양調養하여 그 근본을 배양해야 한다. 그러지 않으면 뿌리가 튼튼하지 않으므로 비록 임신한다 해도 견고하지 않게 된다. 선방選方과 용약用藥에 있어서 원칙적으로 증證에 맞게 약藥을 써야 하지만, 신감온윤辛甘溫潤한 약재가 좋다. 신감辛甘하면 익기생혈益氣生血할 수 있고, 온윤溫潤하면 보양補養하되 건조하지 않다. 약에 치우침이 없고 음양陰陽을 평보平補하고 기혈氣血을 조화시켜 충임衝任이 견고해지고 태원胎元의 유지와 자양이 정상적으로 되면 달을 채워 출산할 수 있다.

22 임신감모妊娠感冒 1례

임상례①

황黃모 씨, 여성, 35세, 난닝南寧시 모 공장 근로자, 기혼.

1978년 1월 23일 초진.

임신한 지 2개월이 넘었다. 현재 오한惡寒, 두훈통頭暈痛, 요산곤연腰酸困軟, 사지에 힘이 없다. 기침하는데 담痰이 있고, 색은 희며 묽고, 가슴이 답답하여 토할 것 같고, 소화가 잘 안 되며 대소변은 정상이다. 맥부활삭脈浮滑數하고, 태박백苔薄白, 설질담눈舌質淡嫩하다.

진단: 임신감모妊娠感冒.

변증: 기혈氣血이 태원胎元을 자양하기 위해 포궁胞宮으로 몰려 위양衛陽이 부족한데 외사外邪가 허함을 타고 침입한 것이다.

치료원칙: 보기안태補氣安胎, 순기소해順氣疏解

【처방】

당삼黨參 15g, 천속단川續斷 9g, 방풍防風 9g, 사인砂仁 2g, 소엽蘇葉 5g(후하後下), 총백蔥白 9g, 지각枳殼 2g, 대조大棗 9g, 생강生薑 9g.

매일 1제를 물에 달여 복용하고, 연속해서 3제를 복용한다.

• 두 번째 진료(2월 3일)

약을 복용하고 모든 증상이 크게 줄었다. 다만 아직도 기침을 하고 인후咽喉에 약간의 간지러운 느낌이 있었다. 맥상脈象은 부浮하지 않고 아직 약간 삭數하며, 설질은 보통이다. 거듭 익기소해법益氣疏解法으로 한다.

【처방】

당삼黨參 12g, 북황기北黃芪 15g, 박하薄荷 5g(후하後下), 길경桔梗 6g, 행인杏仁 9g, 전호前胡 9g, 총백蔥白 9g.

매일 1제를 물에 달여 복용하고, 연속해서 3제를 복용한다.

• 세 번째 진료(2월 26일)

인후咽喉는 건조하지 않고, 기침도 소실되었다. 맥약삭脈略數하고, 설질은 보통이다. 배토생금培土生金하여 근치根治를 꾀한다.

【처방】

당삼黨參 15g, 운복령雲苓 5g, 백출白朮 9g, 진피陳皮 3g, 행인杏仁 9g, 자완紫菀 9g, 자감초炙甘草 5g.

매일 1제를 물에 달여 복용하고, 연속해서 3제를 복용한다.

【부연】

《난경難經·삼십이난三十二難》에서 말하길 "심은 혈이고, 폐는 기이고, 혈은 영이 되고, 기는 위가 되어, 서로 따라가며 위아래로 움직이는 것을 영위라 한다[心者血, 肺者氣, 血爲榮, 氣爲衛, 相隨上下, 謂之榮衛]"라고 하였다. 임신하고 나면 기혈氣血이 포궁胞宮으로 모여 태원胎元을 기르므로, 상대적으로 외부를 지키는 양기陽氣가 부족해져 외사外邪가 그 허한 틈을 타고 피모皮毛로 들어온다. 이에 따라 오한惡寒, 두통頭痛, 해수咳嗽에 가래가 있게 된다. 익기안태益氣安胎를 위주로 하고 소해疏解하는 치료법을 겸하여 치료하면 부정보태扶正保胎하고 소해거사疏解祛邪할 수 있어, 표본標本을 아울러 치료하게 되므로 참으로 평온한 양법良法이다.

23 임신 불면 1례

임상례①

위안袁모 씨, 여성, 25세, 난닝南寧 모 공장 의사, 기혼.

1980년 8월 9일 초진.

임신한 지 8개월이 지났다. 보름 전부터 마음이 편하지 않고 조급하며, 밤에 잠들기 힘들고, 잠들면 꿈을 많이 꾼다. 숨이 차고氣喘, 새벽에 일어나면 입이 쓰고 소화가 좋지 않고, 대변은 묽고 소변은 정상이었다. 맥활삭脈滑數하고, 태박백황苔薄白黃, 설질은 보통이다.

진단: 임신실면妊娠失眠.

변증: 음혈휴허陰血虧虛, 심신실양心神失養.

치료원칙: 익기양음益氣養陰, 녕신정지寧神定志.

【처방】

태자삼太子參 15g, 맥문동麥門冬 9g, 회산약懷山藥 24g, 부소맥浮小麥 15g, 야교등夜交藤 15g, 백합百合 15g, 백작白芍 9g, 합환피合歡皮 9g, 감초甘草 5g.

매일 1제를 물에 달여 복용하고, 연속해서 6제를 복용한다.

9월 5일 추적 조사하였고, 약 복용 후 정신이 안정되었고 수면도 정상이었다.

【부연】

임신부가 마음이 번잡하고 조급하며 밤에 잠들기 어려운 것을 옛날에는 자번子煩이라고 하였다. 실제로 기혈氣血이 포궁胞宮으로 모여 태원胎元을 자양하므로, 위로는 음혈陰血이 부족하여 심화心火가 항진되고 심신心神이 영양을 받지 못한 까닭이다. 따라서 감윤甘潤한 약을 써서 익기양음益氣養陰, 녕신성지寧神定志한다. 음혈陰血이 회복되고, 기혈氣血이 조화되면 심신心神이 편해지므로 능히 잠을 잘 수 있게 된다.

24 오로부절惡露不絕 4례

임상례①

황黃모 씨, 여성, 30세, 자치구 모 공장 출납원, 기혼.

1979년 7월 3일 초진.

산후 56일째인데 오로가 뚝뚝 떨어져 멎지 않는다. 양은 적고, 색은 담홍淡紅하다. 한방, 양방으로 치료하였으나(약명 불상), 효과가 만족스럽지 못했다. 현재 계속해서 오로가 끊이지 않고 조금씩 새며, 어지럽고 안화眼花가 있고, 소화가 잘 안 되고, 대변은 단단하고 소변은 담황淡黃하다. 맥허세脈虛細하고, 태박백苔薄白, 설질담舌質淡하다.

진단: 오로부절惡露不絕.

변증: 기혈휴손氣血虧損, 충임불고衝任不固.

치료원칙: 보익기혈補益氣血, 조양충임調養衝任.

【처방】

자북기炙北芪 15g, 당귀신歸身 9g, 천궁川芎 5g, 초회산약炒懷山藥 15g, 천속단川續斷 15g, 익모초益母草 9g, 현호색玄胡索 6g, 천근茜根 6g.

매일 1제를 물에 달여 복용하고, 연속해서 3제를 복용한다.

• 두 번째 진료(7월 27일)

이전 처방을 복용하고 오로는 이미 그쳤다. 최근 3일내 어지럽고 머리가 아프며, 어깨와 등에 시큰거리는 통증이 있고, 열이 났다. 맥부脈浮하고, 태박백苔薄白, 설첨홍舌尖紅하다. 신량소해법辛凉疏解法으로 치료한다.

【처방】

상엽桑葉 9g, 항국杭菊 9g, 연교連翹 9g, 노근蘆根 15g, 박하薄荷 2g(후하後下), 백질려白蒺藜 9g, 선의蟬衣 3g, 맥문동麥門冬 9g, 감초甘草 5g.

매일 1제를 물에 달여 복용하고, 연속해서 3제를 복용한다.

【부연】

산후에 원기元氣가 손상되어 섭혈攝血로 귀경歸經하지 못하기 때문에, 오로가 점점이 떨어져 끊이지 않는 것이다. 음혈陰血이 부족하니 영양을 받지 못하여 어지럽고 눈이 뿌옇게 되고, 대변이 굳는 것이다. 보익기혈補益氣血하는 약을 써서, 충임衝任을 돌보고 기혈氣血이 회복되면 혈血이 귀경歸經할 수 있게 된다. 처방 중 현호색玄胡索, 곤초坤草, 천근茜根을 써서 이기화어理氣化瘀한 이유는 이경離經된 패혈敗血을 말끔히 제거하려는 의도이다. 전체 처방이 보補하는 가운데 화化를 겸하였기에 약이 주효하였다.

임상례②

류劉모 씨, 여성, 24세, 난닝南寧시 모 공장 근로자, 기혼.

1983년 11월 29일 초진.

출산한 지 57일이 되었고, 오로가 계속 조금씩 나와 멎지 않는다. 색은 홍紅 혹은 분홍粉紅하고, 아랫배에 창동脹疼이 있고, 허리가 시큰하고 빠질 듯하며, 다른 불편함은 없었다. 맥허세脈虛細하고, 태박백苔薄白, 설질담舌質淡하다.

진단: 오로부절惡露不絕.

변증: 출산 초기에 기혈氣血이 모두 부족하고 어혈瘀血이 정체되어 혈血이 경락을 순행하지 못한 것이다.

치료원칙: 익기화어益氣化瘀, 이보위주以補爲主.

【처방】

자북기炙北芪 20g, 당삼黨參 15g, 당귀신歸身 15g, 강탄薑炭 2g, 도인桃仁 3g, 천두충川杜仲 15g, 천속단川續斷 9g, 상기생桑寄生 15g, 곤초坤草 9g, 자감초炙甘草 5g.

매일 1제를 물에 달여 복용하고, 연속해서 3제를 복용한다.

• 두 번째 진료(12월 5일)

이전 처방을 복용하고 오로가 바로 그쳤다. 다시 같은 처방을 3제 복용하도록 하였다. 15일 후 추적 조사하였고 치료효과는 유지되고 있었다.

【부연】

기허氣虛하면 섭혈攝血할 수 없고, 어적瘀積이 제거되지 않으면 신혈新血이 귀경歸經할 수 없다. 따라서 오로임력惡露淋瀝, 소복창동小腹脹疼, 요산창추腰酸脹墜가 나타나는 것이다. 약은 당삼參, 황기芪, 당귀歸, 감초草로 보양기혈補養氣血을 위주로 하여 본本을 치료하고, 아울러 두충杜仲, 속단續斷, 상기생桑寄生으로 보신장요補腎壯腰하고, 곤초坤草, 도인桃仁으로 화어소적化瘀消積하고, 강탄薑炭으로 수렴지혈收斂止血한다. 전체 처방이 보충補을 위주로 하였고, 화化와 삽澁도 겸하였다. 약이 증에 맞으니 치료효과가 바라는 대로 되었다.

임상례③

정鄭모 씨, 여성, 33세, 난닝南寧 모 공장 근로자, 기혼.

1974년 6월 12일 초진.

4월 8일에 달을 채워 5번째로 태아를 분만하였고, 지금까지 2개월이 넘었는데 여전히 음부출혈이 그치지 않았다. 양은 많고, 붉은색이며, 덩어리는 없었다. 다만 왼쪽 아랫배에 은은한 통증이 있었고, 허리가 시큰거리고 빠질 듯하였다. 어지럽고, 가슴이 두근거리며, 밤에 자면 꿈이 많고, 대변이 굳어 3~5일에 1번 보며, 소변은 정상이다. 맥침세脈沈細하고, 태박백苔薄白, 설질담홍舌質淡紅하다.

임신출산력: 인공유산 2차, 자연유산 1차, 순산 2차.

진단: 오로부절惡露不絕.

변증: 간신휴손肝腎虧損, 봉장불고封藏不固.

치료원칙: 조양간신調養肝腎, 자음지혈滋陰止血.

【처방】

토사자菟絲子 15g, 천기자川杞子 9g, 복분자覆盆子 12g, 오미자五味子 5g, 곤초坤草 15g, 생노당삼生路黨蔘 15g, 한련초旱蓮草 15g, 여정자女貞子 9g.

매일 1제를 물에 달여 복용하고, 연속해서 6제를 복용한다.

• 두 번째 진료(6월 19일)

이전 처방을 복용하고 음부출혈이 멎었다. 다만 허리는 여전히 뻐근하고 무거웠고, 왼쪽 소복少腹은 면면히 통증이 있었다. 맥진과 설진은 이전과 같았다. 기존 처방에 골쇄보骨碎補 15g, 구척狗脊 10g, 천속단川續斷 15g, 택란澤蘭 9g을 더하여 이경離經된 어적瘀積을 말끔히 하였다. 매일 1제를 물에 달여 복용하고, 연속해서 3제를 복용한다.

• 세 번째 진료(6월 23일)

소복동통少腹疼痛은 소실되었고, 요창추腰脹墜도 가벼워졌다. 계속해서 간신肝腎을 조리하여 예후를 좋게 하였다.

【처방】

계혈등鷄血藤 20g, 당귀신歸身 12g, 백작白芍 5g, 숙지熟地 15g, 운복령雲苓 5g, 택사澤瀉 5g, 회산약懷山藥 15g, 산유육山萸肉 9g, 목단피丹皮 5g, 천속단川續斷 12g, 천두충川杜仲 15g.

매일 1제를 물에 달여 복용하고, 연속해서 5~10제를 복용한다.

아울러 흑두黑豆, 저골豬骨을 각기 적당량 음식으로 만들어 치료하도록 하였다.

【부연】

환자는 여러 번의 임신으로 기혈氣血이 손상되고 간신肝腎이 부족해져 봉장封藏기능이 견고하지 못하게 되었다. 따라서 출산 후 2개월이 넘었는데 음부출혈이 그치지 않는 것이다. 처방은 오자五子로 간신肝腎을 조양調養하고, 생노당삼生路黨蔘으로 익기생혈益氣生血하고, 곤초坤草, 한련초旱蓮草로 자음화어滋陰化瘀하였다. 전체 처방이 음양陰陽을 평보平補하는 것을 위주로 하였고, 익기자음益氣滋陰, 화어지루化瘀止漏를 겸하였다.

임상례④

천陳모 씨, 여성, 28세, 난닝南寧시 모 공장 근로자, 기혼.

1982년 11월 22일 초진.

첫째 아이를 분만한 후 40여 일이 되었는데 오로가 그치질 않는다. 양은 많기도 하고 적기도 하였는데, 최근 2일 내에 양이 많아졌고, 색은 암홍暗紅하며, 덩어리나 복통은 없었다. 대변은 2일에 1번 보았고, 소화와 수면, 소변은 모두 정상이었다. 맥허세脈虛細하고, 태백후苔白厚, 설질담舌質淡하다.

진단: 오로부절惡露不絕.

변증: 건비익기健脾益氣, 수렴지혈收斂止血.

【처방】

당삼黨參 15g, 운복령雲苓 5g, 백출白朮 9g, 자북기炙北芪 15g, 당귀신當歸身 9g,

익모초益母草 9g, 해표초海螵蛸 9g, 금앵자金櫻子 9g, 자감초炙甘草 5g.

매일 1제를 물에 달여 복용하고, 연속해서 3제를 복용한다.

• 두 번째 진료(11월 30일)

이전 처방을 복용하고 오로는 바로 그쳤다. 현재 대변을 보면 출혈이 있고, 색홍色紅하다. 맥세脈細하고, 태박백苔薄白, 설질담舌質淡하다. 원혈遠血의 치료에 따라 익기섭혈법益氣攝血法을 쓴다.

【처방】

당삼黨參 15g, 자북기炙北芪 15g, 괴화槐花 9g, 지유地楡 9g, 천근茜根 9g, 하모려煅牡蠣 20g, 백작白芍 9g, 자감초炙甘草 5g.

매일 1제를 물에 달여 복용하고, 연속해서 3제를 복용한다.

보름 뒤에 추적 조사하였고, 치료효과는 잘 유지되고 있었다.

【부연】

출산 후에는 원기元氣가 부족해지는데 기허氣虛하면 섭혈攝血할 수 없기 때문에 오로가 끊이지 않는다. 처방은 사군자四君子로 건비익기健脾益氣하고, 당귀歸, 황기芪로 보기생혈補氣生血하고, 아울러 곤초坤草로 활혈화어活血化瘀하고, 해표초海螵蛸, 금앵자金櫻子로 수렴지혈收斂止血하였다. 전체 처방이 보양補養과 수렴收斂을 함께 사용하여 표본標本을 같이 치료하였고, 병이 신속하게 나았다.

【체득】

출산 후 오로는 본래 산모의 출산 초기 생리현상으로, 그 성분은 자궁 내 잔류하는 혈액과 혼탁액이다. 정상 상황에서는 태아 만출 후에 자연히 체외로 배출되는데 보통 20일 전후로 완전히 배출된다. 만약 오로가 머물러 배출되지 않거나, 혹은 배출되어도 극히 적거나, 혹은 20일 이상 여전히 조금씩 떨어져 멈추지 않는 것은 모두 병리상태에 해당한다. 전자前者는 "오로불하惡露不下"라고 부르며, 대부분 기체혈어氣滯血瘀로 혈행이 원활하지 못한 병변이다. 후자後者는 "오로부절惡露不絕"이라 부른다. 대부분 기허氣虛, 혈열血熱, 허어협잡虛瘀夾雜 등으로 발생하며 충임衝任이 불고不固하고 혈血이 경맥을 따라 순행할 수 없기 때문에 뚝뚝 떨어져 그치질 않는 것이다. 모두 허증虛에 어혈瘀이 낀 병변이다.

오로부절惡露不絕은 비록 증證에 허실虛實의 구분이 있지만 허증虛이 위주이고, 허虛와 어瘀가 함께 보이는 경우가 대부분이다. 치료는 온보기혈溫補氣血, 조양충임調養衝任을 위주로 하고, 보補하는 가운데 화어化瘀에 주의하여, 적당히 수렴지혈收斂止血하는 약재를 써야 한다. "補", "化", "澁"의 3가지 관계를 정확히 해결하면 치료 효과가 분명할 것이다.

허어협잡虛瘀夾雜된 증證은 물론 부정扶正과 거어祛瘀를 병용해야 하지만, 설령 기허氣虛, 혈열血熱이 있어도 또한 이경지혈離經之血을 깨끗이 정리해야 한다. 따라서 익모초益母草가 상용常用하는 약이 된다. 대개 이 약재는 신고미한辛苦微寒하여, 화어化瘀할 수도 있고, 지혈止血할 수도 있어 부인과 혈증血證에 응용이 가장 넓은 요약要藥이다.

25 산후발열產後發熱 1례

임상례①

옌燕모 씨, 여성, 26세, 광시廣西 모 대학 근로자, 기혼.

1982년 2월 5일 초진.

제왕절개 후 10일째이다. 요통, 지절번동肢節煩疼, 아은종통牙齦腫痛, 발열(39°C), 한출汗出하였다. 하지가 약간 붓고, 모유가 적었으며, 소화가 좋지 않았다. 맥부허삭脈浮虛數하고, 태박백苔薄白, 설질담눈舌質淡嫩하다.

진단: 산후발열產後發熱.

변증: 출산 초기에 기혈氣血이 손상을 입고 외사外邪가 침입하여 정허표실正虛標實한 것이다.

치료원칙: 양혈소해養血疏解, 부정거사扶正祛邪.

【처방】

당귀신歸身 12g, 천궁川芎 5g, 시호柴胡 5g, 강활羌活 5g, 독활獨活 5g, 형개荊芥 5g, 방풍防風 5g, 금은화金銀花 6g, 연교連翹 6g, 당삼黨參 15g, 감초甘草 5g.

매일 1제를 물에 달여 복용하고, 연속해서 3제를 복용한다.

• 두 번째 진료(2월 28일)

약을 복용하고 발열은 사라졌고, 사지관절도 아프지 않았다. 다만 모유는 여전히 적었고, 하지에 약간의 부종이 있었다. 맥허脈虛하고, 태박백苔薄白, 설담눈舌淡嫩하다. 보익기혈補益氣血하고, 인통引通으로 보좌한다.

【처방】

자북기炙北芪 30g, 당귀신當歸身 20g, 천궁川芎 5g, 시호柴胡 3g, 왕불류행王不留行 9g, 통초通草 5g, 노로통路路通 10g, 자감초炙甘草 5g.

매일 1제를 물에 달여 복용하고, 연속해서 3제를 복용한다.

【부연】

출산 후에는 기혈氣血이 쇠약해지고 항병력抗病力이 약해지는데, 풍열風熱의 사기가 허약함을 틈타 침입하여 발열, 지절번동肢節煩疼, 아은종통牙齦腫痛이 나타난 것이다. 본허표실本虛標實한 증에 속하므로 용약은 당삼黨參, 당귀신當歸身,

천궁川芎, 자감초炙甘草로 익기보혈益氣補血하여 부정扶正하고, 금은화銀花, 연교連翹, 형개荊芥, 독활獨活로 소해疏解하여 거사祛邪하였다. 처방 중 온청溫淸을 병용하고, 보산補散을 함께하여, 량凉하되 어瘀가 머무르지 않게 하고, 온溫하되 지나치게 조燥하지 않게 하였다. 이에 따라 부정거사扶正祛邪라는 목적을 달성하였다.

제4장

부인과 잡병

부인과 잡병雜病은 《금궤요략金匱要略》에서는 태산胎産 이외에 월경經, 대하帶의 질병을 말한다. 본 장章에서의 범위는 경經, 대帶, 태胎, 산産의 질병 이외에 부녀의 특수한 생리와 밀접한 관계가 있는 질병을 말한다.

부녀는 혈血이 본本이 되고, 혈血이 용用이 된다. 이것은 경經, 대帶, 태胎, 산産, 유乳 등으로 인한 손실과 관련되고, 생리적인 면에서 "기는 유여하고, 혈은 부족하다[有餘於氣, 不足於血]"라는 상태에 항상 놓여 있기 때문이다. 따라서 잡병의 치료는 심증논치審證論治하여, 혹은 보補하고 혹은 공攻하며, 혹은 청淸하고 혹은 온溫하고, 혹은 사瀉하고 혹은 삽澁할 필요가 있다. 다만 보補하되 체니滯膩해서는 안 되고, 공攻하되 정기正氣를 상해서는 안 되며, 청淸하되 위기胃氣를 범해선 안 되고, 온溫하되 상음傷陰하면 안 되며, 사瀉하되 상양傷陽하면 안 되고, 삽澁하되 어瘀가 남으면 안 된다. 영위기혈營衛氣血의 조화를 유지하면 비로소 질병이 사라지고 건강을 회복할 수 있게 된다.

26 난임不孕 7례

임상례①

천陳모 씨, 여성, 30세, 난닝南寧 모 공장 근로자, 기혼.

1983년 11월 29일 초진.

결혼한 지 3년이 되었으나 임신하지 못하였다. 부부가 함께 생활하였는데 줄곧 성욕은 많지 않았다. 월경주기는 정상이고, 월경량은 보통이고, 색은 암홍暗紅하며, 3일간 지속하다가 끝난다. 최근 2개월 내에 대하량帶下量이 많아졌고, 색은 희고 묽었다. 병원에서 부인과 검사를 하였고, 자궁은 약간 작고 후위이며, 남편의 정액검사에서는 정자수와 활동력이 저하되었다고 한다. 다른 불편함은 없었다. 맥허지脈虛遲하고, 태박백苔薄白, 설질담눈舌質淡嫩하다.

진단: 난임不孕.

변증: 신허궁한腎虛宮寒, 양허불섭정陽虛不攝精.

치료원칙: 온신부양溫腎扶陽, 보혈난궁補血暖宮.

【처방】

녹각상鹿角霜 20g, 토사자菟絲子 20g, 당귀신當歸身 9g, 숙지熟地 15g, 선모仙茅 9g, 백출白朮 9g, 당삼黨參 15g, 사상자蛇床子 3g, 애엽艾葉 5g, 소회향小茴香 2g, 천초川椒 2g.

매일 1제를 물에 달여 복용하고, 연속해서 3제를 복용한다.

• 두 번째 진료(12월 7일)

소복小腹에 은은한 통증이 있고 만지면 편안해졌고, 대변은 묽었다. 맥세脈細하고, 태박백苔薄白, 설질담눈舌質淡嫩하다. 이전 처방에서 숙지熟地, 백출白朮을 빼고, 수오首烏 15g, 불수佛手 9g을 더하여 쓴다. 매일 1제를 물에 달여 복용하고, 연속해서 3제를 복용한다.

• 세 번째 진료(12월 14일)

요창腰脹 외에 불편한 점은 없다. 맥세脈細하고, 태박백苔薄白, 설질담눈舌質淡嫩하다. 계속해서 온신난궁溫腎暖宮하는 치료법을 쓴다.

【처방】

토사자菟絲子 20g, 사상자蛇床子 3g, 계혈등鷄血藤 15g, 골쇄보骨碎補 15g, 음양곽淫羊藿 15g, 복분자覆盆子 9g, 천기자川杞子 9g, 당귀신當歸身 9g, 충위자茺蔚子 9g, 구척狗脊 9g, 형개荊芥 2g.

매일 1제를 물에 달여 복용하고, 연속해서 3제를 복용한다.

• 네 번째 진료(12월 21일)

오늘 소복少腹·소복小腹에 창동脹疼이 있고 만지면 편안해졌다. 설태는 이전과 같다. 양혈조기養血調氣한다.

【처방】

당귀신當歸身 9g, 천궁川芎 5g, 백작白芍 9g, 숙지熟地 15g, 곤초坤草 9g, 울금鬱金 9g, 불수佛手 9g, 소회향小茴香 2g, 자감초炙甘草 5g.

매일 1제를 물에 달여 복용하고, 연속해서 3제를 복용한다.

• 다섯 번째 진료(1984년 1월 2일)

이전 처방을 1제 복용하고 바로 월경을 시작하였다. 월경색은 암홍暗紅하였고, 자줏빛 덩어리가 있었으며, 3일간 지속하고 끝났다. 현재 요창추통腰脹墜痛이 있다. 맥현세脈弦細하고, 태박백苔薄白, 설질담舌質淡하다. 거듭 온신난궁溫腎暖宮의 치법을 따른다.

【처방】

토사자菟絲子 20g, 수오首烏 15g, 백작白芍 9g, 계혈등鷄血藤 15g, 단삼丹參 15g, 천속단川續斷 9g, 상기생桑寄生 15g, 천두충川杜仲 15g, 구척狗脊 9g, 독활獨活 5g, 북세신北細辛 2g(후하後下).

매일 1제를 물에 달여 복용하고, 연속해서 3제를 복용한다.

• 여섯 번째 진료(1월 24일)

특별한 증상은 없다. 맥현활脈弦滑하고, 태박백苔薄白, 설변과 설첨은 붉다. 치료는 온신생정溫腎生精한다.

【처방】

토사자菟絲子 20g, 충위자茺蔚子 9g, 복분자覆盆子 9g, 천기자川杞子 9g, 태자삼太子參 15g, 오미자五味子 3g, 상기생桑寄生 15g, 천두충川杜仲 15g, 천속단川續斷 9g.

매일 1제를 물에 달여 복용하고, 연속해서 3제를 복용한다.

• 일곱 번째 진료(2월 7일)

월경 예정일이 이미 20일이나 지났고, 불편한 점은 없다. 맥침세활脈沈細滑하고, 태박백苔薄白, 설담눈舌淡嫩하다. 이는 임신의 징조이다. 보기양혈補氣養血하는 치법을 쓴다.

【처방】

당삼黨參 20g, 토사자菟絲子 20g, 백출白朮 12g, 자북기炙北芪 15g, 수오首烏 15g, 복분자覆盆子 9g, 천기자川杞子 9g, 회산약懷山藥 15g, 홍조紅棗 9g.

매일 1제를 물에 달여 복용하고, 연속해서 3제를 복용한다.

• 여덟 번째 진료(2월 23일)

보름 전부터 피곤하고 힘이 없으며, 구토하여 음식을 먹을 수 없다. 요창腰脹하고, 대변은 정상이고 소변은 자주 본다. 맥세활脈細滑하고, 설질은 보통이다. 부인과 검사에서 이미 임신을 확인하였다. 보기장요補氣壯腰, 순기지구順氣止嘔의 치료법을 쓴다.

【처방】

당삼黨參 20g, 토사자菟絲子 20g, 백출白朮 9g, 회산약懷山藥 15g, 자북기炙北芪 15g, 천두충川杜仲 15g, 천속단川續斷 9g, 진피陳皮 3g, 사인砂仁 3g, 소엽蘇葉 2g(후하後下).

【부연】신腎은 장정藏精하고, 원양元陽의 근본이 된다. 포락胞絡은 신腎과 연결되어 있어, 신양腎陽이 부족하면 생발生發할 수 없고 포궁胞宮이 차가워지므로 성욕이 저하되고, 맥상脈象이 허지虛遲하며, 설질담눈舌質淡嫩하는 등 일련의 양기부족陽氣不足 징후가 나타난다. 양허陽虛로 온후溫煦하지 못하면 생기生機가 펼쳐지지 못하므로 결혼한 지 3년이 되어도 임신이 되지 않은 것이다. 온신난궁溫腎暖宮, 보양기혈補養氣血의 치법으로 치료하였다. 기혈氣血이 왕성해지고 양陽이 생하여 음陰이 성장하면 임신과 생육生育을 기약할 수 있다.

임상례②

쑤蘇모 씨, 여성, 30세, 샹저우象州현 모 중학교 교사, 기혼.

1977년 4월 22일 초진.

1974년 설날에 결혼하였다. 결혼 후 매년 2~3개월 함께 생활하였고, 성생활은 평범하였으나 지금까지 임신이 되지 않았다. 월경주기는 정상이었으나 양이 적었고, 색은 암홍暗紅하고, 3일간 지속되다가 끝난다. 월경이 오려고 할 때 유두乳頭가 가렵다. 평소 소량의 대하帶下가 있고 색은 희며 묽었다. 잠잘 때 꿈이 많고, 심하면 몽교夢交하기도 한다. 소화는 보통이고, 대변은 정상이며, 소변은 담황淡黃하다. 맥세현脈細弦하고, 태박백苔薄白, 설질홍舌質紅하며, 혀에 열문裂紋이 있다.

부인과 검사: 외음(-), 질(-), 자궁경부는 매끄럽고, 자궁은 전위前位되어 있고, 크기는 도핵桃核만 하며, 가동성이 있다. 양측 부속기(-).

양방진단: ⑴원발성 불임, ⑵자궁발육불량.

진단: 난임不孕.

변증: 간신양허肝腎兩虛, 정혈부족精血不足.

치료원칙: 온양간신溫養肝腎, 보혈생정補血生精.

【처방】

⑴ 토사자菟絲子 18g, 당귀신當歸身 9g, 백작白芍 9g, 복분자覆盆子 12g, 당삼黨參 15g, 백출白朮 9g, 충위자茺蔚子 9g, 천기자川杞子 9g, 사상자蛇床子 3g, 음양곽淫羊藿 15g, 합환피合歡皮 9g, 감초甘草 3g.

매일 1제를 물에 달여 복용하고, 연속해서 9제를 복용한다.

⑵ 적당한 양의 양고기를 음식으로 만들어 음식치료를 하고, 매주 3번 먹는다.

• 두 번째 진료(5월 11일)

약을 복용하고 컨디션이 괜찮았다. 더욱이 양고기를 먹은 뒤로는 수면이 아주 좋아졌다. 맥진과 설진은 정상이다.

류저우柳州시 모 병원에서 시행한 자궁과 난관 조영술 결과, 자궁은 오른쪽으로 기울어졌고 약간 우측으로 돌아가 있다. 우측 난관 조영술에서 염전이 있고 굵기가 고르지 않았고, 좌측 난관은 간질부에서 조영제가 차 있는 걸 볼 수 없었다. 24시간 후 우측 난관술에서 조영제가 퇴적되는 걸 볼 수 있었고,

골반강 내에 조영제의 확산은 없었다. 우측 난관 부분 폐색 및 좌측 난관 완전 폐색(1977년 5월 9일 보고, X선 촬영번호: 2811).

맥과 증상 및 조영술 결과에 근거하여 온보통락법溫補通絡法을 선택하였다. 초진의 1번 처방에 소목蘇木 9g, 노로통路路通 9g, 택란澤蘭 9g, 아출莪朮 3g을 더하여 처방하였다.

매일 1제를 물에 달여 복용한다. 양고기는 적당량을 음식으로 만들어 매주 2~3차 계속 몸조리하도록 하였다.

• 세 번째 진료(1978년 1월 2일)

격일로 이전 처방 1제를 물에 달여 복용하였고, 중단하지 않았다. 현재 기력은 좋았고, 월경주기는 정상이며, 맥진과 설진도 정상이다. 계속해서 온보통행溫補通行의 치법을 유지한다.

【처방】

당귀當歸 15g, 천궁川芎 10g, 적작赤芍 10g, 오령지五靈脂 5g, 포황蒲黃 5g, 몰약沒藥 5g, 건강乾薑 3g, 옥계사玉桂絲[30] 2g(후하後下), 소회향小茴香 2g, 원호元胡 9g, 곤초坤草 15g, 노로통路路通 10g.

격일에 1제를 물에 달여 복용한다.

• 네 번째 진료(8월 23일)

이전 처방을 연속으로 100여 일을 복용하고, 모든 증상은 사라졌다. 8월 17일 난닝南寧시 모 병원에서 난관통수법卵管通水法[31]을 시행하였다. 양측 난관 통창.

8월 23일 모 대학부속병원에서 자궁, 난관 조영술을 하였고, 그 결과가 아래와 같다.

관찰되는 자궁의 외형은 정상이고, 벽은 깔끔하고 매끄럽다. 양측 난관은

---

30 옥계사(玉桂絲): 옥계(玉桂)는 육계(肉桂)를 말하며, 사(絲)는 가늘게 채를 썬 모양을 말한다. 즉, 옥계사(玉桂絲)는 가늘게 만든 육계 절편을 이른다—역자주.

31 난관통수법(hydrotubation): 난관개통검사의 하나. 자궁강 내로 물을 주입해서 압의 변화를 본다. 자궁이나 부속기에 이상 내진소견이 없는 자에게는 20ml를 주입할 수 있으면 개통성으로 본다. 난관폐쇄나 협착에 진단만이 아닌 치료법으로서 반복 이용할 수 있다. 금기는 생식기관 염증이 있는 경우이다—역자주(간호학대사전, 1996. 3. 1., 대한간호학회).

뚫려 있고, 24시간 후 복부에서 대량의 조영제의 산개가 관찰되며 비교적 균등하게 분포되어 있다. 다만 질陰道은 비교적 두꺼웠다.

양방 진단: 양측 난관 통창(X선 촬영번호: 11952).

이상의 검사결과와 환자의 안색, 형태와 맥박, 설태가 정상임을 참고하여, 화어통행化瘀通行하는 약재를 중단하고 보신양혈補腎養血 위주로 바꿔 처방하였고, 기혈氣血의 회복을 촉진하여 섭정攝精이 잘 되도록 하였다.

【처방】

토사자菟絲子 15g, 천기자川杞子 15g, 북황기北黃芪 15g, 당귀신當歸身 9g, 백작白芍 9g, 곤초坤草 9g, 형개荊芥 3g, 자감초炙甘草 5g.

매일 1제를 물에 달여 복용하고, 연속해서 5제를 복용한다.

이후로 복약을 중지하였고, 혈육지품血肉之品으로 조양調養하였다. 같은 해 11월에 임신되었다.

【부연】

간肝은 장혈藏血하고 신腎은 장정藏精하는데, 간신肝腎이 허약해지면 정혈精血이 부족해져 충임衝任이 자양을 잃고 포맥胞脈이 통하지 못한다. 따라서 결혼해도 임신이 되지 않는 것이다. 치료는 온양간신溫養肝腎, 보혈생정補血生精하여 본本을 배양하는데, 더욱이 혈육유정血肉有情의 양고기로 음식을 만들어 조양調養하면 온양溫養할 뿐 아니라 보혈補血할 수도 있다. 보양補養의 기초 위에 건강薑, 육계桂, 실소산失笑散 등으로 온화통행溫化通行하여 표본標本을 함께 치료하면, 혈血이 채워지고 기氣가 왕성해지며 포맥胞脈이 통창되므로 치료효과가 바라는 대로 나타났다.

임상례③

판潘모 씨, 여성, 30세, 모 대학 교수, 기혼.

1979년 7월 4일 초진.

12세에 초경을 하였고, 줄곧 월경은 기본적으로 정상이었다. 결혼한 지 3년 되었고, 부부가 함께 생활하였으나 현재까지 임신이 되지 않았다. 월경주기는 정상이고, 양도 보통이며, 색홍色紅에 자줏빛 덩어리가 있었다. 월경을 하기 전에는 심번心煩하고 쉽게 조급해하며 수면이 좋지 않지만, 월경이 시작되면 호전되었다. 기타 불편한 점은 없었다. 맥허세脈虛細하고, 태박백苔薄白, 설질담눈舌質淡嫩하다.

광시廣西 모 병원 부인과검사: 외음(−), 질(−), 자궁경부에 약간의 홍조, 자궁은 후위이고 약간 작다. 양측 부속기(−).

난관통수법: 양측 난관 폐색.

진단: 난임不孕.

변증: 충임부족衝任不足, 기허혈체氣虛血滯.

치료원칙: 온신양혈溫腎養血, 좌이통락佐以通絡.

【처방】

토사자菟絲子 15g, 복분자覆盆子 15g, 당귀신當歸身 9g, 천궁川芎 6g, 백작白芍 9g, 수오首烏 15g, 자북기炙北芪 15g, 운복령雲苓 9g, 유기노劉寄奴 9g, 익모초益母草 15g, 소회향小茴香 2g.

매일 1제를 물에 달여 복용하고, 연속해서 6제를 복용한다.

• 두 번째 진료(7월 24일)

16일에 월경을 하였고, 주기는 정상이며, 색과 양은 보통이다. 현재 외한畏寒, 비색鼻塞, 납차納差하다. 맥허세脈虛細하고, 태박백苔薄白, 설질담눈舌質淡嫩하다. 허실협잡虛實夾雜한 증이니 거듭 온화통락溫化通絡을 위주로 치료한다.

【처방】

생북황기生北黃芪 20g, 당귀當歸 9g, 천궁川芎 6g, 소회향小茴香 2g, 포강炮薑 2g, 현호색玄胡索 5g, 적작赤芍 6g, 몰약沒藥 6g, 생포황生蒲黃 6g, 오령지五靈脂 6g, 관계官桂 3g(후하後下).

매일 1제를 물에 달여 복용하고, 연속해서 6제를 복용한다.

• 세 번째 진료(8월 31일)

이전 처방을 복용하고 컨디션이 좋아졌다. 지금은 약을 중단하고 몸조리 중이다. 현재 월경기가 44일이나 지났으며, 요창腰脹, 어지러움, 구역감으로 먹기가 힘들다. 소변임신검사에서 양성이 나왔다. 맥세활脈細滑하고, 태박백苔薄白, 설질담舌質淡하다. 오조惡阻에 해당한다. 치료는 익기화위益氣和胃, 강역지구

降逆止嘔한다.

【처방】

태자삼太子參 15g, 운복령雲苓 9g, 죽여竹茹 5g, 진피陳皮 2g, 사인砂仁 2g, 상기생桑寄生 15g, 천두충川杜仲 9g, 지각枳殼 2g, 소엽蘇葉 5g(후하後下).

매일 1제를 물에 달여 복용하고, 연속해서 3제를 복용한다.

【부연】충맥衝脈은 혈해血海를 주관하고, 임맥任脈은 포태胞胎를 주관한다. 충임衝任의 기氣가 허하면 포맥胞脈이 원활하지 않으므로 양측 난관이 막히고 자궁이 약간 작으며, 후위後位가 된 것이다. 그래서 비록 결혼한 지 3년이 지났으나 임신하지 못한 것이다. 온양간신溫養肝腎, 보익충임補益衝任의 치법으로 본本을 치료한다. 혈血은 통행通行을 중요하게 여기는데, 혈기血氣는 따뜻하지 않으면 행하지 않으므로, 관계官桂, 소회향小茴香, 실소산失笑散 등으로 보좌하여 온화통락溫化通絡한다. 기혈氣血이 조달되고, 충임衝任이 통하고 채워지면 쉽게 정精을 받아들일 수 있으므로 임신할 수 있다.

임상례④

위안袁모 씨, 여성, 25세, 우밍武鳴현 모 공장 근로자, 기혼.

1975년 3월 27일 초진.

1972년 설날에 결혼하였다. 결혼하고 부부가 함께 생활하였는데 현재까지 임신이 되지 않았다. 주기가 월경 전후로 일정치 않았고, 양은 보통이며, 색은 암홍暗紅하고 자줏빛 덩어리가 있다. 월경이 오려고 할 때와 월경이 막 끝났을 때, 소복少腹·소복小腹에 은은한 통증이 있고 만져주면 불편해했다. 현재 월경이 마침 끝났고, 소복少腹·소복小腹에 통증이 있으면서 누르면 더 심해졌다. 평소 성관계 시 편하지 않았고, 관계 후에 질陰道에 작열감이 있었다. 평소 대하량帶下量이 많고, 색은 백황白黃하고, 끈적이며 깨끗하지 않았다. 소화와 대소변은 정상이다. 맥활대脈滑大하고, 태백윤苔白潤, 설질은 정상이다.

진단: 난임不孕.

변증: 습열이 하초에 쌓이고 하초를 막아, 충임의 기능이 실상되었다.

치료원칙: 청열이습清熱利濕, 치대조경治帶調經.

【처방】

저령豬苓 9g, 복령茯苓 12g, 택사澤瀉 9g, 활석滑石 18g, 황백黃柏 6g, 차전자車前子 15g, 익모초益母草 9g, 회산약懷山藥 15g, 감초甘草 3g.

매일 1제를 물에 달여 복용하고, 연속해서 3제를 복용한다.

• 두 번째 진료(4월 1일)

대하帶下가 약간 줄어든 것 외에는 남은 증상은 비슷하다. 맥진과 설진은 이전과 같다. 계속해서 이전 처방에 토복령土茯苓 15g, 연교連翹 9g을 추가하여 청열이습淸熱利濕의 작용을 강화하였다.

매일 1제를 물에 달여 복용하고, 연속해서 3제를 복용한다.

• 세 번째 진료(4월 6일)

약을 복용하였는데 치료효과가 뚜렷하지 않았다. 계속해서 대하帶下가 나오고, 색은 황백黃白하며, 소복少腹·소복小腹에 창동脹疼이 있고, 입이 쓰고 대변이 묽으며 소변이 노랗다. 맥활脈滑하고 약간 삭數(80회/분)하며, 태백미황苔白微黃하다. 1, 2차 진료에서 이습利濕은 넉넉하게 하였지만, 청열淸熱하는 힘이 부족한 것과 관련된 것이 분명하다. 청열도체淸熱導滯하는 처방으로 바꾼다.

【처방】

황백黃柏 9g, 창출蒼朮 5g, 우슬牛膝 6g, 천련자川楝子 12g, 원호元胡 9g, 은화銀花 9g, 어성초魚腥草 15g(후하後下), 향부香附 9g, 감초甘草 3g.

매일 1제를 물에 달여 복용하고, 연속해서 3제를 복용한다.

• 네 번째 진료(4월 12일)

이전 처방을 복용하고 대하帶下는 정상이 되었고, 소복少腹·소복小腹의 창동脹疼은 소실되었다. 다만 계속해서 질陰道의 작열감이 있고, 대변이 무르며 하루에 한 번 본다. 맥현세脈弦細하고, 설태는 정상이다. 거듭 이전 처방에 차전자車前子 9g, 백모근白茅根 15g을 추가하여 사기를 말끔히 제거한다.

• 다섯 번째 진료(4월 26일)

이전 처방을 3제 복용하고 모든 증상이 소실되었다. 보신건비補腎健脾, 조서간기調舒肝氣의 치법으로 바꾸어 예후를 좋게 하였다.

【처방】

상기생桑寄生 15g, 천속단川續斷 12g, 토사자菟絲子 9g, 회산약懷山藥 12g, 연육蓮肉 12g, 백작白芍 12g, 향부香附 5g, 사인砂仁 2g, 소회향小茴香 2g, 자감초炙草 5g.

본방을 매일 1제씩 연속해서 6제 복용하도록 하여 치료효과를 다졌다.

다음 달에 임신이 되었고, 1976년 봄에 달을 채워 한 명의 아이를 순산하였다.

【부연】

난임不孕이라는 질환은 원인이 여러 가지이다. 본 임상례는 습사濕邪가 하초下焦에 온알蘊遏되어 충맥衝脈과 임맥任脈이 정상적으로 기능하지 못하게 된 것이다. 따라서 월경이 앞뒤로 불규칙하고, 평상시 대하량帶下量이 많고 색이 담황淡黃하며, 비록 결혼하고 3년을 함께 살았지만 자식이 없는 것이다. 맥脈과 증症에 근거하여, 1, 2차 진료에는 이습利濕에 주안점을 두고, 용약은 한량활리寒涼滑利하는 데 치중했다. 그러나 습濕은 음사陰邪이고 점니중탁黏膩重濁한 성질이 있어 기기氣機가 돌지 않으면 떼어내기 어렵다. 습濕이 분해되지 않으면 열熱로 변하므로 1, 2차 진료의 효과가 미진했던 것이다. 3차 진료 시에는 그 맥脈과 증證을 세밀하게 판단하여, 삼묘三妙[32], 은화銀花, 어성초魚腥草로 청열조습清熱燥濕하여 그 본本을 치료하고, 다시 금령자산金鈴子散, 향부香附로 설간조기泄肝調氣하여 간肝을 창달시켜 모든 울鬱을 제거하였다. 기氣가 행하니 습濕이 화하므로 치료효과가 뚜렷하게 나타났다. 6차 진료에서 비록 보신건비補腎健脾로 고본固本하였지만, 기氣는 조화調和를 가장 중요하게 여기고 기氣의 조절은 간肝과 관련이 있으므로, 보양補養하는 가운데 조서간기調舒肝氣를 잊지 않았다. 따라서 백작白芍을 더해 간음肝陰을 기르고, 향부香附, 사인砂仁, 소회향小茴香으로 온조간기溫調肝氣하였다. 간肝은 생발生發을 주관하고 경락이 음기陰器에 얽혀 있으므로, 신정腎精이 충분하고, 비기脾氣가 왕성해지고, 간목肝木이 영화榮和로우면 임신을 기대할 수 있다.

---

32 삼묘(三妙): 삼묘환(三妙丸)을 말하며 창출, 황백, 우슬로 구성되어 있다. 습열이 하류되어 나타나는 병증에 사용한다—역자주.

임상례⑤

차이蔡모 씨, 여성, 26세, 주둔군 모 부대 가족, 기혼.

1974년 2월 26일 초진.

결혼한 지 4년 되었으나 임신이 되지 않았다. 오랫동안 월경이 뒤로 밀렸고, 양은 적고, 색담色淡하며, 월경기간과 월경이 끝난 뒤에 소복少腹·소복小腹에 통증이 있고, 요척창추腰脊脹墜하였다. 평소 대하帶下가 있고 색이 희고 걸쭉하다. 소화는 정상이고, 대소변도 괜찮다. 맥침세지脈沈細遲하고, 태백윤苔白潤, 혀에 치흔이 있다.

산부인과 검사: 자궁이 약간 작고, 후경後傾되어 있다.

진단: 난임不孕.

변증: 습탁울체濕濁鬱滯, 조알생기阻遏生機.

치료원칙: 건비조습健脾燥濕, 양혈조경養血調經.

【처방】

당귀當歸 9g, 백작白芍 9g, 천궁川芎 6g, 운복령雲苓 15g, 백출白朮 9g, 택사澤瀉 9g, 담남성膽南星 9g, 법반하法半夏 9g, 진피陳皮 5g, 익모초益母草 9g, 음양곽淫羊藿 9g, 감초甘草 3g.

매일 1제를 물에 달여 복용하고, 연속해서 6제를 복용한다.

• 두 번째 진료(4월 6일)

이전 처방을 매일 1제씩 연속해서 12일을 복용하였다. 약을 복용하고 대하帶下는 정상이 되었다. 3월 17일에 월경을 시작하였고, 주기는 맞았다. 다만 월경량은 계속 적었고, 색은 담홍淡紅하며, 다른 불편한 점은 없었다. 맥세완脈細緩하고, 태박백苔薄白하다. 보익간신補益肝腎, 조양충임調養衝任의 치법으로 바꾼다.

【처방】

토사자菟絲子 15g, 천기자川杞子 10g, 복분자覆盆子 10g, 차전자車前子 10g, 오미자五味子 5g, 여정자女貞子 9g, 음양곽淫羊藿 9g, 당귀신當歸身 9g, 황정黃精 15g, 회산약懷山藥 15g, 시호柴胡 5g.

물에 달여 매일 1제를 복용한다.

• 세 번째 진료(4월 20일)

이전 처방을 연속해서 10제를 복용하였고, 4월 17일에 월경을 시작하였다. 월경량은 비교적 많아졌고, 색홍色紅하고, 불편함은 없었다. 맥완화脈緩和하고, 설태는 정상이다. 현재 월경 중이므로 양혈養血을 우선한다.

【처방】

당귀신當歸身 15g, 천궁川芎 5g, 백작白芍 5g, 숙지熟地 15g, 당삼黨參 15g, 북황기北黃芪 15g, 곤초坤草 12g, 애엽艾葉 2g, 자감초炙草 5g.

매일 1제를 물에 달여 복용하고, 연속해서 3제를 복용한다.

• 네 번째 진료(5월 30일)

월경이 오지 않은 지 10여 일이 지났다. 권태롭고, 입맛이 없고, 맥세활脈細滑하다. 이는 임신의 징조이니 잠시 복약을 중지하고 될 수 있는 한 음식으로 조리하도록 하였다. 이후 과연 달을 채워 한 명의 아이를 순산하였다.

【부연】

습사濕邪는 중탁점니重濁黏膩하여 하초포궁下焦胞宮을 울체시켜 생기生氣를 막으니 충맥衝脈이 혈해血海를 주관하지 못하고, 임맥任脈이 태胎를 자양하지 못한다. 따라서 월경이 뒤로 밀리고, 양이 적으며 색담色淡하고, 평소 대하帶下가 끈적이고 결혼하였어도 임신하지 못한 것이다. 습사濕邪가 울체되어 화化하지 못해 발생한 증상이므로, 월경의 치료보다 먼저 대하帶下 치료를 우선해야 하고, 대하帶下 치료보다 치습治濕을 먼저 해야 한다. 《금궤金匱》의 "담음으로 병들면 따뜻한 약으로 화해시켜야 한다[病痰飮者, 當以溫藥和之]"라는 원칙에 따라 당귀작약산當歸芍藥散에 이진탕二陳湯을 배합하여 건비조습健脾燥濕, 양혈조경養血調經의 치법으로 치료하였다. 6제를 사용하고 습사濕邪가 물러가면서 월경과 대하가 정상이 되었다. 두 번째 진료에서 보간신補肝腎, 조양충임調養衝任의 치법으로 바꾸어 치료하였고, 근본을 치료하여 화원化源을 배양하니 정혈精血이 충족되고 기혈氣血이 왕성해져 흔쾌히 임신이 되었다.

임상례⑥

덩鄧모 씨, 여성, 29세, 우밍武鳴현 모 보건소 간호사, 기혼.

1974년 3월 6일 초진.

결혼한 지 5년이 되었으나 임신이 되지 않았다. 월경이 불규칙하고, 양은 적으며 색은 암홍暗紅하다. 매번 에스트라디올(Estradiol), 프로게스테론(Progesterone)제제로 치료하여야 월경이 비로소 시작되었다. 평소 대하량帶下量이 많았고, 색은 백황白黃하고 끈적거리는 양상이다. 요통, 어지러움, 눈이 아찔하고, 잠들기 어렵고, 손발이 차고, 소화가 안 되며, 대소변은 정상이다. 맥허현세脈虛弦細하고, 태박백윤苔薄白潤, 설질담舌質淡하다. 원 병력에 근거하여 부인과 검사를 하였다. 자궁은 약간 작고, 염증이 있다. 호르몬 레벨이 저하되어 있다.

진단: 난임不孕.

변증: 간신휴손肝腎虧損, 습탁정체濕濁停滯.

치료원칙: 조양간신調養肝腎, 해독거습解毒祛濕.

【처방】

수오首烏 18g, 생지生地 12g, 운복령雲苓 9g, 토복령土茯苓 9g, 택사澤瀉 9g, 회산약懷山藥 15g, 곤초坤草 9g, 목단피丹皮 9g, 맥문동麥門冬 9g, 오미자五味子 5g, 감초甘草 3g.

매일 1제를 물에 달여 복용하고, 연속해서 3제를 복용한다.

• 두 번째 진료(3월 11일)

이전 처방을 복용하고 대하량帶下量은 줄었고, 수면과 소화는 좋아졌다. 맥세완脈細緩하고, 태박백苔薄白, 설질담舌質淡하다.

산부인과 자궁강 조영술 검사: 자궁의 발달은 양호하고, 역삼각형 모양이며, 가장자리는 매끄럽고 깨끗하며, 농도는 균일하고, 크기도 정상이다. 다만 조영제가 양측 자궁각에서 난관으로 통과하지 못하였다.

20시간 뒤에 재검: 골반강에 유리된 조영제가 확인되지 않는다.

소견: 양측 난관폐색.

맥脈과 증證에 근거하고, 산부인과 검사를 참고하여 온양溫養을 위주로 하고, 통행通行으로 보좌한다.

【처방】

계혈등鷄血藤 30g, 구기자枸杞子 12g, 오미자五味子 6g, 차전자車前子 9g, 복분자覆盆子 9g, 토사자菟絲子 9g, 소목蘇木 9g, 곤초坤草 9g, 초이인炒苡仁 15g, 사상자蛇床子 3g.

매일 1제를 물에 달여 복용하고, 연속해서 3제를 복용한다.

• 세 번째 진료(3월 13일)

약을 복용하고 불편함은 없었다. 계속하여 온양溫養하되 온행溫行하는 약재를 가중하였다.

【처방】

당귀當歸 10g, 천궁川芎 6g, 적작赤芍 9g, 오령지五靈脂 5g, 포황蒲黃 3g, 노로통路路通 10g, 소목蘇木 9g, 당삼黨參 12g, 북황기北黃芪 9g, 곤초坤草 15g, 천련자川楝子 10g, 원호元胡 9g.

매일 1제를 물에 달여 복용한다.

• 네 번째 진료(4월 8일)

이전 처방을 매일 1제씩 연속해서 20제를 복용하였고, 기력이 좋아졌다. 원처방에 계혈등鷄血藤 30g, 음양곽淫羊藿 10g을 추가하였다. 매일 1제를 물에 달여 복용하고, 연속해서 20제를 복용한다.

• 다섯 번째 진료(6월 3일)

수면과 소화는 모두 좋고, 컨디션도 괜찮다. 허리도 아프지 않고, 대하帶下도 정상이다. 다만 월경이 일주일 전후로 여전히 밀렸고, 양이 적고, 색담色淡하였고, 겨우 1~2일하고 끝이 났다. 온양溫養을 강화하였다.

【처방】

당귀當歸 24g, 천궁川芎 9g, 적작赤芍 9g, 숙지熟地 12g, 곤초坤草 15g, 파극천巴戟天 9g, 토사자菟絲子 9g, 음양곽淫羊藿 15g, 익지인益智仁 9g, 사상자蛇床子 3g, 아출莪朮 6g.

매일 1제를 물에 달여 복용하고, 연속해서 10제를 복용한다.

• 여섯 번째 진료(6월 28일)

월경이 뒤로 밀리고, 양이 적고 색담色淡한 것 외에는 불편함이 없다. 맥세脈

細하고, 태박백苔薄白, 설질담舌質淡하다. 통행通行하는 약재를 빼고, 보양補養으로 바꿔 처방한다.

【처방】

토사자菟絲子 12g, 천기자川杞子 12g, 차전자車前子 9g, 복분자覆盆子 9g, 오미자五味子 6g, 황정黃精 15g, 당삼黨參 12g, 자북기炙北芪 12g, 당귀當歸 9g, 향부香附 6g, 시호柴胡 5g.

매일 1제를 물에 달여 복용한다.

위 처방을 연속해서 40제를 복용하고, 월경이 정상이 되었다. 1975년 6월 27일 한 명의 아이를 순산하였다.

【부연】

간신肝腎의 휴손虧損이 본本이고, 습탁濕濁의 정체가 표標이다. 본허표실本虛標實하므로 월경량이 적고 대하량帶下量이 많으며, 습탁濕濁이 포궁胞宮에 울체되어 충임衝任이 자양을 잃고 생기生機가 펼쳐지지 않으니 결혼하였어도 임신되지 못한 것이다. 조양간신調養肝腎하여 본本을 치료하고, 해독거습解毒祛濕하여 표標를 치료하였으며, 실소산失笑散, 소목蘇木, 노로통路路通 등을 함께 사용하여 화어통락化瘀通絡하였다. 처방을 꾸준히 고수하였고, 마침내 정기를 회복하고 사기가 제거되어 임신하였다.

임상례⑦

판潘모 씨, 여성, 31세, 우밍武鳴현 모 보건소 간호사, 기혼.

1974년 4월 9일 초진.

1964년 결혼하였고 결혼 후 일찍이 임신하였으나 2개월여에 유산되어 소파술을 하였다. 이후로 지금까지 임신이 되지 않고 있다. 몇 년 내 월경주기는 정상이고, 다만 월경 전에 소복少腹·소복小腹의 창동脹疼이 있으며, 만져주거나 따뜻하게 하면 편해졌다. 월경 시 혹은 월경이 끝난 뒤 1주일 내에 이마에 창동脹疼이 있고, 찬 기운을 만나면 마비된 듯하였다. 올해 2월에 신우신염에 걸렸었고, 치료를 받고 호전되었다.

2일 전 소변검사: 단백 소량, 적혈구(+), 상피세포(++).

현재 매 월경기간과 월경이 끝나고 1주일간 소복少腹·소복小腹이 창동脹疼하고, 월경량이 많으며, 색은 검고 덩어리가 있다. 평소 요통, 어지러움, 눈이 아찔하고, 밤에 잠들기 어렵다. 소화는 보통이고 대변은 정상이며, 소변은 담황淡黃하고 소변본 후에 아랫배에 통증이 있다. 맥침세삽脈沈細澁하고, 태박백苔薄白, 설첨홍舌尖紅하다.

모 지역 병원 부인과 검사: 자궁은 전위前位되어 있고, 정상 크기이며, 가동성이 있고, 전벽前壁에 엄지손가락 크기의 결절이 촉지되며, 단단하고 압통은 없다. 부속기에는 촉지되는 덩어리는 없으나 압통이 있다. 백대白帶는 많지 않고, 경부에 경도의 홍조가 있다.

초기진단: 장막하근종, 부속기염, 속발성 불임.

모 대학부속병원 부인과 검사: 외음(−), 자궁경부는 매끄럽고, 2~3군데 땅콩 알맹이 크기의 투명한 낭종이 있다. 자궁후위子宮後位이고, 약간 좌측으로 기울었으며, 좌측 부속기는 두터워져 있고, 우측은 정상이다.

초기진단: 만성 부속기염, 자궁경부선체낭종(Naboth cyst[33]).

진단: 난임不孕.

변증: 간신휴손肝腎虧損, 포맥어체胞脈瘀滯.

치료원칙: 보익간신補益肝腎, 좌이화어佐以化瘀.

【처방】

계혈등鷄血藤 30g, 북사삼北沙參 9g, 맥문동麥門冬 9g, 생지生地 12g, 천련자川楝子 9g, 천기자川杞子 9g, 항국화杭菊花 9g, 익모초益母草 9g, 단삼丹參 12g, 골쇄보骨碎補 12g, 택사澤瀉 9g.

매일 1제를 물에 달여 복용하고, 연속해서 5~10제 복용한다.

• 두 번째 진료(4월 25일)

이전 처방을 연속해서 10제를 복용하고, 요통은 소실되었다. 이번 월경은

33 나보트 낭종(Naboth cyst, nabothian cyst): 나보시안 낭종은 자궁경부 표면에 위치하는, 점액으로 채워진 낭종이다. 대부분은 외자궁경부의 중층편평상피가 자궁경관점막의 단층원주상피 위로 성장할 때 발생한다. 이렇게 조직이 성장하면 자궁와(cervical crypt)를 차단할 수 있다. 나보트 낭종은 무해한 것으로 간주되며 일반적으로 스스로 사라지지만 일부는 계속 남아 있을 수 있다. 일부 여성은 자신의 월경주기와 관련하여 보였다가 사라지는 것을 경험한다—역자주(위키백과 참고).

22일에 시작되었고, 24일에 끝났다. 이마의 창동脹疼과 소복少腹·소복小腹의 통증은 줄었고, 월경혈에 덩어리는 없었으며 색은 암홍暗紅하였다. 현재 코가 막히고 콧물이 흐르며, 맥침세脈沈細, 태박백苔薄白하고, 설질은 보통이다. 월경기 외감外感이므로 양혈소해법養血疏解法으로 치료한다.

【처방】

당귀신當歸身 12g, 천궁川芎 5g, 백작白芍 5g, 숙지熟地 12g, 전호前胡 9g, 행인杏仁 9g, 소엽蘇葉 6g(후하後下), 백지白芷 6g, 홍조紅棗 9g.

매일 1제를 물에 달여 복용하고, 연속해서 2제를 복용한다.

• 세 번째 진료(4월 27일)

코막힘은 사라졌고, 소복少腹·소복小腹은 약간 불편함이 있으며, 때때로 유창乳脹이 있다. 감기가 사라졌으니 본래 치료를 한다.

【처방】

토사자菟絲子 15g, 천기자川杞子 9g, 복분자覆盆子 9g, 오미자五味子 5g, 차전자車前子 5g, 수오首烏 15g, 금령자金鈴子 5g, 현호색玄胡索 5g.

매일 1제를 물에 달여 복용한다.

• 네 번째 진료(6월 24일)

이전 처방을 20제 복용하였고, 병원에서 산부인과 의사의 검사를 통해 임신을 확진받았다. 현재 구토하여 먹을 수 없고, 배가 더부룩하며, 대변이 묽고, 요통이 있고, 소변이 잦으면서 통증이 있다. 건비행수健脾行水, 서기지통舒氣止痛하여 안태安胎의 목적을 달성한다.

【처방】

백출白朮 12g, 복령피茯苓皮 15g, 대복피大腹皮 6g, 진피陳皮 6g, 노강피老薑皮 5g, 상기생桑寄生 12g, 천두충川杜仲 9g, 천속단川續斷 9g, 사인砂仁 5g, 황금黃芩 6g.

매일 1제를 물에 달여 복용하고, 연속해서 3제를 복용한다.

• 다섯 번째 진료(6월 28일)

약을 복용하고 모든 증상이 가벼워졌다. 거듭 기존 처방을 매일 1제씩 6제 복용한다.

【부연】

본 임상례의 환자는 허어협잡虛瘀夾雜한 증에 속한다. 따라서 치료는 모두 보양간신補養肝腎하는 가운데 금령자산金鈴子散, 계혈등鷄血藤, 단삼丹參 등의 조기활혈調氣活血하는 약재로 보좌하여, 치본治本하되 표標를 잊지 않았다. 기혈이 원래대로 회복되고, 포맥胞脈이 원활하게 통하게 되므로, 임신할 수 있었다.

【체득】

난임의 원인은 여성의 선천성 생리적 결함과 배우자 요인을 제외하고는 대부분 부녀 신체의 병리변화에 속하는데, 보통 신양허약腎陽虛弱, 간신양허肝腎兩虛, 기혈양허氣血兩虛, 담습점니痰濕黏膩, 간울기체肝鬱氣滯 등으로 구분한다. 다만 임상에서 관찰되는 바에 따르면 간신양허肝腎兩虛와 허실협잡虛實夾雜이 대부분이다. 대개 신腎은 장정藏精을 주관하고, 간肝은 생발生發을 주관하고 부녀에게 있어서는 선천先天과 동일하다. 간신肝腎의 정혈精血이 채워지고 비는 것은 충임衝任 2개의 맥과 포궁胞宮에 직접적으로 영향을 준다. 간신肝腎의 정혈精血이 충족되면 충임이맥衝任二脈이 왕성하게 통하게 되고, 포궁胞宮이 온후溫煦되어 혈해血海를 주관하고 태아를 영양한다. 반대로 간신肝腎이 쇠약해지면 정혈精血이 왕성해지지 못하고 충임衝任도 자양받지 못해, 포궁胞宮이 차가워지므로 결혼하여도 정精을 받아 임신되기 어렵다.

본 병의 치료도 다른 질병과 똑같이 그 허실虛實의 경중輕重을 변별해야 하며, 허虛하면 온보간신溫補肝腎, 조양충임調養衝任하여 그 근본을 배양해야 하고, 실實하면 건비거습健脾祛濕하거나, 혹은 소간이기疏肝理氣하거나, 혹은 활혈화어活血化瘀해야 한다. 병정病情에 초점을 맞추면, 증證이 있으면 그에 맞게 약藥을 쓰면 된다. 그러나 증症이 대부분 허실협잡虛實夾雜, 음양상겸陰陽相兼하고, 순음純陰, 순허純虛한 경우는 적다. 그래서 허증虛證의 치료는 보양補養하는 가운데 적당히 온화통행溫化通行하는 약재를 넣어 쓰면 치료효과가 더욱 빠르게 나타나는데, 대개 기혈氣血은 통행通行하는 것을 가장 중요하게 여기기 때문이다. 설령 실증實證일지라도 그렇다. 습어濕瘀로 병이 되면 포맥胞脈이 불통하여 비록 거습화어祛濕化瘀하는 약재를 반드시 써야 할 상황이어도 병의 관건은 충임衝任과 포궁胞宮에 있으므로, 거습통락祛濕通絡을 한 뒤에도 온양溫養하여 예후를 좋게 해야 한다. 용약用藥과 선방選方에서는 원칙도 있지만, 변칙에 대한 임기응변도 요구된다.

난임은 현재 원발성 난임과 속발성 난임으로 구분하는데, 전자는 예부터 "전무자全無子"라고 불렀고, 대부분 원양부족元陽不足, 품부稟賦가 본래 허약한 체질이다. 후자는 예부터 "단서斷緖"라고 불렀고, 대부분 간신휴허肝腎虧虛, 충임손상衝任損傷의 병변에 해당된다. 일반적으로 말하면 원발성 난임 혹은 기질성 병변으로 기인한 난임은 대부분 난치이다. 반대로 속발성 난임 혹은 기능성 병변으로 기인한 난임은 치료가 비교적 용이하다.

27 음부소양증陰痒 2례

임상례①

린林모 씨, 여성, 26세, 모 대학 기술자, 기혼.

1974년 11월 13일 초진.

반년 전부터 월경이 앞당겨지고 양이 많으며, 색은 붉다. 평소 대하량帶下量이 많고, 색은 백황白黃하며, 걸쭉하고 지저분한 양상이고, 아무 때나 음부가 가려웠다. 맥허세삭脈虛細數하고, 태박백황苔薄白黃하다.

질 분비물 도말검사: 진균(++).

진단: 음부소양증陰痒.

변증: 비기허약脾氣虛弱, 습탁하주濕濁下注, 화독생충化毒生蟲.

치료원칙: 건비화습健脾化濕, 해독살충解毒殺蟲.

【처방】

당삼黨參 15g, 백출白朮 9g, 진피陳皮 3g, 토복령土茯苓 15g, 빈랑檳榔 9g, 토사자菟絲子 12g, 차전자車前子 9g, 감초甘草 5g.

매일 1제를 물에 달여 복용하고, 연속해서 6제를 복용한다.

• 두 번째 진료(11월 20일)

약을 복용하고 대하帶下가 줄었고 음부 가려움도 뚜렷하지 않았다. 맥세脈細하고, 태박백苔薄白하다.

질 분비물 도말검사: 진균(+).

약이 병에 적중하였으니 처방을 그대로 하여 매일 1제씩 다시 6제를 복용한다.

• 세 번째 진료(11월 28일)

대하帶下는 적었고, 음부도 가렵지 않았다. 맥완화脈緩和하고, 태苔와 설질舌은 정상이었다.

질 분비물 도말검사: 진균(−).

이공산異功散에 가감하여 근치根治한다.

【처방】

당삼黨參 15g, 당귀신當歸身 12g, 백작白芍 10g, 토복령土茯苓 15g, 빈랑檳榔 5g, 진피陳皮 3g, 감초甘草 9g.

매일 1제를 물에 달여 복용하고, 연속해서 5~10제를 복용한다.

• 네 번째 진료(12월 20일)

약을 중단한 지 10여 일이 되었는데, 음부는 가렵지 않았고, 대하帶下도 정상이다. 오늘 월경을 시작하였는데 색홍色紅하고, 양은 지난달에 비해 적었고, 주기는 4일 정도만 앞당겨졌다.

어제 시행한 질 분비물 도말검사: (−).

증證이 있으면 약을 쓴다는 정신에 따라 건비조경健脾調經하는 치법을 쓴다. 기존 처방에서 토복령土茯苓, 빈랑檳榔을 빼고, 자황기炙芪 15g, 숙지熟地 15g, 곤초坤草 12g을 더한다. 매일 1제를 물에 달여 복용하고, 연속해서 3제를 복용한다. 정기正氣를 도와 예후를 좋게 한다.

【부연】

비기脾氣가 정상적으로 운화하면 수습水濕은 화化하여 진액이 되고 전신에 퍼진다. 비허脾虛하면 습탁濕濁이 하초下焦로 흘러가 쌓여 화열化熱하고 생충生蟲하므로 대하량帶下量이 많아지고, 색이 백황白黃하고 끈적이고 지저분하게 되는 것이다. 충독蟲毒은 질 가운데를 좀 먹기 때문에 불시에 음부가 가렵다. 이공산異功散에 토사자菟絲子, 차전자車前子를 더해 건비화습健脾化濕하여 본本을 치료하고, 빈랑檳榔, 토복령土茯苓을 더해 해독살충解毒殺蟲하여 표標를 치료한다. 처방 중 백복령白茯苓을 토복령土茯苓으로 바꾼 것은 그 감담평甘淡平함을 취한 것이고, 빈랑檳榔은 해독살충解毒殺蟲하고 또한 이습利濕하되 상정傷正하지 않으므로 둘은 습사濕邪가 화탁생충化濁生蟲할 때 상용하는 좋은 약이다.

임상례②

천陳모 씨, 여성, 29세, 난닝南寧시 모 건설회사 기술자, 기혼.

1981년 10월 16일 초진.

월경주기는 정상이고, 양은 보통이며, 색은 암홍暗紅하고 덩어리는 없다. 요창腰脹, 소복창통小腹脹痛을 동반한다. 평소 대하帶下는 보통이고, 외음부가 항상 가렵다. 현재 월경이 끝난 지 3일 되었고, 다른 불편함은 없다. 맥유완脈濡緩하고, 태박백苔薄白, 설질담홍舌質淡紅하다.

질 분비물 현미경검사: 진균(++).

진단: 음부소양증陰痒.

변증: 습울하초濕鬱下焦, 화탁생충化濁生蟲.

치료원칙: 양혈유간養血柔肝, 이습해독利濕解毒.

【처방】

토복령土茯苓 30g, 빈랑檳榔 10g, 고삼苦參 15g, 당귀신當歸身 10g, 백작白芍 10g, 감초甘草 10g.

매일 1제를 물에 달여 복용하고, 연속해서 3제를 복용한다.

• 두 번째 진료(10월 19일)

약을 복용하고 외음부는 가렵지 않았고, 허리는 여전히 창동脹疼하였다. 맥세완脈細緩하고, 설태는 이전과 같다. 기존 처방에서 고한苦寒한 고삼苦參을 빼고, 쇄양鎖陽 10g, 골쇄보骨碎補 15g을 추가하여 온신장요溫腎壯腰, 서근지통舒筋止痛한다. 매일 1제를 물에 달여 복용하고, 연속해서 3제를 복용한다.

• 세 번째 진료(10월 28일)

외음부 가려움은 없고, 요통은 줄었다. 맥진과 설진은 이전과 같다.

질 분비물 현미경검사: 진균(−).

온신난토溫腎暖土하는 치법을 쓴다.

【처방】

운복령雲苓 15g, 백출白朮 12g, 건강乾薑 3g, 당귀當歸 10g, 백작白芍 5g, 대조大棗 10g.

매일 1제를 물에 달여 복용하고, 연속해서 3제를 복용한다.

• 네 번째 진료(11월 4일)

질의 가려움은 사라졌고, 요통도 소실되었다. 맥세완脈細緩하고, 태박백苔薄白, 설질담舌質淡하다.

질 분비물 현미경검사: 진균(−).

이전 처방에 계혈등鷄血藤 15g을 더하여 매일 1제씩 연속해서 3제를 복용하도록 하여 치료효과를 공고히 하였다.

【부연】

하초下焦는 음습陰濕한 곳이고, 습사濕邪는 울알鬱遏하는 성미가 있다. 습사濕邪의 울체가 오래되면 화탁생충化濁生蟲하는데 충蟲이 음부를 잠식하므로 음부가 항상 가려운 것이다. 《내경內經》의 "습이 안에서 넘치면 쓰고 더운 맛으로 치료하고, 시고 담담한 맛으로 보좌하여 치료하는데, 쓴맛은 건조하게 하고, 담담한 맛은 새어 나가게 한다[濕淫於內, 治以苦熱, 佐以酸淡, 以苦燥之, 以淡泄之]"라는 뜻에 따라 토복령土茯苓, 고삼苦參, 빈랑檳榔, 감초甘草의 신감고온辛甘苦溫한 성미로 청열이습淸熱利濕, 해독살충解毒殺蟲하고, 귀작歸芍의 신온산한辛溫酸寒으로 양혈유간養血柔肝하여, 삼리滲利로 음陰이 상하는 것을 방지하였다. 약이 증에 맞으니 음부의 소양감은 소실되었다.

【체득】

부인 음양陰痒의 원인은 외감사독外感邪毒, 비허습성脾虛濕盛, 간신음허肝腎陰虛, 비신기허脾腎氣虛, 혹은 간담습열하주肝膽濕熱下注 등으로 나뉜다. 그러나 임상에서 볼 때 비신기허脾腎氣虛와 간담습열하주肝膽濕熱下注가 대부분이다. 신腎은 주수主水하고, 비脾는 주습主濕하므로 비신脾腎이 기허氣虛하면 수습水濕을 운화할 수 없게 된다. 간맥肝脈은 음기陰器에 연결되어 있는데, 간담肝膽의 습열濕熱이 밑으로 흘러가 습濕이 쌓이고 열熱로 막히면 화탁생충化濁生蟲하는 근원이 된다. 따라서 본 병의 치료는 대부분 청열淸熱, 화습化濕, 살충殺蟲이 위주가 되고, 아울러 구체적인 정황과 결합하여 증에 맞춰 치료해야 한다. 상용약常用藥은 토복령土茯苓, 빈랑檳榔으로 행기조습行氣燥濕하면서 거독살충祛毒殺蟲하므로 사용하면 효과가 크다.

노년 여성의 음양陰痒은 대부분 간신양허肝腎兩虛하여 원음元陰이 고갈되고 상화相火가 내부에서 요동쳐 나타나는 병변이다. 음陰이 쉽게 부족해지고 회복되기는 어려우니 병이 들면 대부분 난치이다. 반대로 청소년기 여성의 음양陰痒은 대부분 습열濕熱이 하주下注하여 하초下焦에 쌓여서 화탁생충化濁生蟲한 것으로, 단지 청열이습淸熱利濕, 해독살충解毒殺蟲을 적절히 하면 습독濕毒이 제거되어 가려움이 쉽게 치료된다. 이외에 칠정七情이 과격해져 기혈氣血이 문란해지고 음양陰陽이 실조되고 오지五志가 화화化火되어 음양陰痒을 참을 수 없는 경우에는 약물치료 외에도 "심리치료心治"에 대한 지도를 중요하게 여겨야 비로소 효과가 나타난다. 그러지 않으면 약물치료가 비록 정밀해도 마음이 다스려지지 않으니 효과를 거두기 어렵다.

28 수술 후 증후군 1례

임상례①

천陳모 씨, 여성, 36세, 난닝南寧 모 소매점 점원, 기혼.

1974년 5월 26일 초진.

자궁외임신으로 좌측 난관결찰술을 한 지 이제 3일 되었다. 현재 양측 소복少腹에 은은한 통증이 있고 때로 심해지며, 요통, 외음부가 빠지는 느낌, 하지부종, 소변볼 때 통증이 있고, 대변은 정상이다. 맥허세약脈虛細弱하고, 태박백苔薄白, 설질담舌質淡하다.

변증: 기혈양허氣血兩虛, 어혈내정瘀血內停.

치료원칙: 보기화어법補氣化瘀法.

【처방】

당삼黨參 15g, 북황기北黃芪 12g, 회산약懷山藥 15g, 연육蓮肉 12g, 곤초坤草 9g, 현호색玄胡索 10g, 홍화紅花 2g, 도인桃仁 3g, 감초甘草 3g.

매일 1제를 물에 달여 복용하고, 연속해서 3제를 복용한다.

• 두 번째 진료(5월 30일)

하지의 종통腫痛은 소실되었으나 나머지 증상은 줄어들지 않았다. 게다가 음부에서 소량의 혈사血絲가 보였다. 맥진과 설진은 이전과 같다. 같은 처방에 천근茜根 12g을 추가하였다. 매일 1제를 물에 달여 복용하고, 연속해서 3제를 복용한다.

• 세 번째 진료(6월 3일)

음부의 혈사血絲는 이미 소실되었다. 다만 밤이 되면 수술한 부위에 자통刺痛이 있다. 보기화어補氣化瘀하는 약재를 증가시킨다.

【처방】

당삼黨參 15g, 백출白朮 12g, 운복령雲苓 5g, 진피陳皮 3g, 북황기北黃芪 15g, 광목향廣木香 5g(후하後下), 당귀미歸尾 12g, 천궁川芎 6g, 홍화紅花 2g, 전칠분田七粉 1병(충복).

물에 달여 매일 1제를 복용한다.

• 네 번째 진료(6월 21일)

이전 처방을 모두 15제를 복용하고 모든 증상이 크게 줄었다. 다만 약간 피곤하면 수술 부위에 은은한 통증이 나타난다. 다시 같은 처방에 보補와 화化하는 치법으로 하였다.

【처방】

계혈등鷄血藤 24g, 당귀當歸 9g, 천궁川芎 6g, 당삼黨參 12g, 천속단川續斷 9g, 파극천巴戟天 9g, 태오약台烏藥 9g, 적작赤芍 9g, 현호색玄胡索 9g, 산사山楂 9g, 향부香附 9g.

물에 달여 매일 1제를 복용한다.

• 다섯 번째 진료(8월 23일)

이전 처방을 20제 복용하였고, 수술 부위는 더 이상 아프지 않았다. 다만 최근에 요통과 음부에 작열감이 있다. 맥세약脈細弱하고, 태박백苔薄白, 설질담舌質淡하다. 음혈휴손陰血虧損, 간맥실양肝脈失養한 증에 해당한다. 생지사물탕生地四物湯에 가미한다.

【처방】

생지生地 15g, 당귀當歸 12g, 천궁川芎 5g, 백작白芍 9g, 천속단川續斷 12g, 상기생桑寄生 12g, 진교秦艽 5g.

매일 1제를 물에 달여 복용하고, 연속해서 3제를 복용한다.

• 여섯 번째 진료(8월 30일)

약을 복용하고, 요통과 음부 작열감은 줄어들었고, 수면과 소화도 좋았다. 다만 대변이 단단하다. 이전 처방에 생수오生首烏 15g을 넣어 자윤음혈滋潤陰血하여 대변을 통하게 하였다.

매일 1제를 물에 달여 복용하고, 연속해서 3제를 복용한다.

• 일곱 번째 진료(1975년 5월 7일)

8개월 동안 불편한 점은 없었다. 다만 일주일 전부터 일하면서 비교적 긴장하였는데, 매일 밤이 되면 수술 부위 안쪽에 통증이 있었고, 요추가 창동脹疼하고 흰색의 대하帶下가 증가하였다. 맥세약脈細弱하고, 태백황苔白黃, 설자홍舌紫紅하다. 화어법化瘀法을 사용한다.

【처방】

당삼黨參 15g, 회산약懷山藥 15g, 당귀當歸 12g, 천궁川芎 9g, 적작赤芍 9g, 택란澤蘭 9g, 천속단川續斷 12g, 향부香附 6g, 소회향小茴香 5g.

매일 1제를 물에 달여 복용하고, 연속해서 3제를 복용한다.

• 여덟 번째 진료(5월 20일)

허리와 수술부위는 아프지 않았고, 대하량帶下量은 줄어들었다. 이공산異功散에 가미하여 예후를 좋게 한다.

【처방】

당삼黨參 15g, 운복령雲苓 10g, 백출白朮 10g, 진피陳皮 5g, 당귀當歸 9g, 백작白芍 5g, 상기생桑寄生 15g, 골쇄보骨碎補 15g.

【부연】위급한 증證에 속하니 절제하여 거독祛毒하지 않으면 생명을 구할 수 없었다. 단연코 수술을 하는 것이 최선의 치료법이다. 다만 수술 시 근맥筋脈의 손상을 피할 수 없고, 또한 이경지혈離經之血이 울체되므로 경맥經脈의 통행이 원활하지 않게 된다. 따라서 수술 후 소복小腹에 통증이 있고, 외음부가 빠질 듯이 무거운 것이다. 보기화어補氣化瘀의 치법으로 정기正氣를 북돋워 기혈氣血의 회복을 촉진하고, 또한 어瘀가 남는 폐해를 말끔히 제거하였다. 경맥經脈을 소통시키고 기혈氣血이 정상적으로 운행할 수 있게 보장함으로써 근맥筋脈을 유양온후濡養溫煦하였다. 정기正氣가 회복되고 어환瘀患이 제거되니 동통疼痛과 중추重墜가 나을 수 있었다.

29 단유양진斷乳痒疹 1례

임상례①

천陳모 씨, 여성, 31세, 모 대학 인사과 간부, 기혼.

1981년 12월 2일 초진.

작년 10월 첫째를 분만하였고 매번 3~4시간마다 수유를 하지 않으면 유방이 팽창하고, 전신이 가렵거나 혹은 구진丘疹이 발생하였다. 아이에게 수유를 한 뒤에 유방이 팽창하지 않으면 전신의 가려움과 구진丘疹이 소실되었다. 어제 오후부터 단유斷乳하여 수유하지 않았는데, 오늘 새벽부터 유방이 창만脹滿해지고 동통疼痛이 발생하였다. 동시에 전신이 가려우며, 얼굴과 사지가 종창腫脹하고, 피부에 구진丘疹이 일어났는데, 색이 붉고 긁으면 긁을수록 가렵고, 구진丘疹은 긁으면 긁을수록 많아졌으며, 더웠다 추웠다 하고, 전신이 불편하였다. 맥현세삽脈弦細澁하고, 설태는 정상이다. 안면과 사지가 붉고 부었으며, 전신의 피부에 다양한 크기와 밀도의 구진丘疹이 있었고 색은 붉었다.

진단: 단유양진斷乳痒疹.

변증: 유락불통乳絡不通, 풍화상선風火相煽.

치료원칙: 개울행체開鬱行滯, 활혈통락活血通絡.

【처방】

생맥아生麥芽 60g, 산사山楂 30g, 당귀미當歸尾 5g, 적작赤芍 5g, 과루각瓜蔞殼 10g, 길경桔梗 3g.

매일 1제를 물에 달여 복용하고, 연속해서 3제를 복용하여 근치根治를 도모한다.

【부연】

유두乳頭는 궐음간경厥陰肝經에 속하고, 유방乳房은 다기다혈多氣多血한 양명경陽明經에 속하며, 심心은 화火에 속하고 혈맥血脈을 주관한다. 환자는 출산 후 유방이 약간 부으면 바로 전신에 소양감과 구진丘疹이 발생하였고, 수유하여 유락乳絡이 통창되면 가려움과 구진丘疹이 소실되었다. 이로써 기본적으로 기혈氣血이 왕성하고, 목화木火의 양陽이 성하고 혈열血熱한 체질임을 알 수 있다. 지금 단유斷乳하여 수유하지 않으니 유락乳絡이 통하지 않아 유즙乳汁이 유방에 옹성壅盛하여 풍화風火가 서로 부채질하고 전신의 혈맥血脈에 파급되므로, 유방이 창만脹滿하고 통증이 있을 뿐 아니라 전신에 가려움증과 구진丘疹이 발생한 것이다. 즉 《내경內經》에서 말하는 "모든 통증과 가려움, 창양은 모두 심에 속한다[諸痛癢瘡, 皆屬於心]"와 같다. 또한 장경악張景岳이 말한 "열이 심하면 창통瘡痛하고, 열이 약하면 창양瘡癢한다"의 의미이다. 유락乳絡이 불통하여 풍화風火가 상선相煽하여 양신癢疹이 발생한 것이니, 맥아麥芽, 산사山楂로 화적도체化積導滯하여 회유回乳하고, 당귀미歸尾, 적작赤芍으로 활혈화어活血化瘀하고, 과루각瓜蔞殼, 길경桔梗으로 이기관흉利氣寬胸하였다. 혈맥血脈이 통창하고 영위營衛가 조화되니 가려움은 소실되고 구진丘疹도 들어갔다.

30 장조臟躁 1례

임상례①

왕王모 씨, 여성, 31세, 난닝南寧시 모 공장 근로자, 기혼.

1982년 10월 10일 초진.

1968년 밤에 잠 못 이루기 시작했고, 이후 점차 심해졌다. 1977년 결혼한 뒤 병정病情이 날이 갈수록 심해졌고, 때로는 밤새 잠을 자지 못했다. 마음이 답답하고 쉽게 조급해졌고, 두통이 있으며, 입이 쓰고 말랐다. 열이 나는 것 같았으나 실제 열은 없었고, 소변은 노랗고 대변은 단단하게 굳었다. 평소 보법補 혹은 량법涼을 써서 치료하였으나 모두 효과는 없었다. 월경주기는 정상이고, 월경 전에 요창腰脹, 흉민胸悶, 소복少腹과 소복小腹의 창동脹疼이 있으며, 번조煩躁가 심해졌다. 월경 후 일주일은 대하량帶下量이 많아졌고, 색은 백황白黃하며, 불쾌한 냄새가 났다. 맥현세脈弦細하고, 태후황苔厚黃하고 거칠며, 설변에 어점瘀點이 있다.

진단: 장조臟躁.

변증: 장음부족臟陰不足, 상화내동相火內動.

치료원칙: 자음녕신滋陰寧神, 조양간기調養肝氣.

【처방】

백합百合 20g, 생지生地 15g, 지모知母 9g, 부소맥浮小麥 20g, 생곡아生穀芽 20g, 원지遠志 3g, 창포菖蒲 2g, 대조大棗 9g, 감초甘草 9g.

매일 1제를 물에 달여 복용하고, 연속해서 5제를 복용한다.

• 두 번째 진료(10월 31일)

이전 처방을 연속해서 11제를 복용하였고, 수면과 소화가 좋아졌고, 대변도 굳지 않았다. 다만 소변은 여전히 노랗고, 기력이 나지 않았다. 맥세완脈細緩하고, 태박백苔薄白, 설질은 보통이다. 이전 처방에 원지遠志, 창포菖蒲를 빼고, 야교등夜交藤 15g, 백질려白蒺藜 9g을 추가하였다. 매일 1제를 물에 달여 복용하고 연속해서 5제를 복용한다.

이후 환자는 원방을 매달 3~5제 복용하였다. 반년 동안 관찰하였고, 치료효과는 유지되었다.

【부연】

환자는 오랫동안 밤에 잠들기 어려웠고, 소변이 노랗고 대변이 단단했다. 이는 음혈陰血이 부족하고 오장五臟이 자양받지 못하니 오지五志가 화화化火하여 위로 신명神明을 어지럽힌 것이다. 따라서 흉민胸悶, 번조煩躁가 나타났다. 내부의 화火가 동하면 간肝이 더욱 심하게 된다. 간맥肝脈은 음기陰器에 연결되었고 소설疏泄을 주관하는데, 간肝에 열이 있으면 소설疏泄이 태과太過하므로 대하량帶下量이 많아지고 색이 백황白黃하고 불결한 냄새가 나는 것이다. 자음녕신滋陰寧神, 조양간기調養肝氣의 치법으로 치료한다. 소맥小麥, 원지遠志는 양심녕신養心寧神하고, 백합百合, 생지生地는 폐신지음肺腎之陰을 자양하고, 대조大棗, 감초甘草는 간급肝急을 완화하고, 생곡아生穀芽, 창포菖蒲는 조서간기調舒肝氣하고, 지모知母는 청허열淸虛熱한다. 전체 처방의 약재가 감윤甘潤하여, 자음청열滋陰淸熱, 녕신정지寧神定志의 효능이 있으므로 치료효과가 나타날 수 있었다.

31 성교출혈性交出血 1례

임상례①

판潘모 씨, 여성, 39세.

1981년 9월 25일 초진.

16세에 초경을 하였다. 결혼 전에는 모두 "거경居經[34]"이었고, 결혼 후에는 월경주기가 정상이 되었다. 1978년 8월 이후 성관계를 할 때마다 음부출혈이 나타났고, 양은 많기도 하고 적기도 하였다. 1980년 이후에는 병정病情이 가중되어 매번 성관계 후 출혈량이 많았고, 선홍색이었고, 혈괴가 있었다. 한약과 양약으로 치료하였지만 효과가 크지 않았다. 9월 9일 월경을 시작하였고, 현재까지 멎지 않았으며, 양은 보통이고, 홍색이며 덩어리가 있다. 맥현세脈弦細하고, 태박백苔薄白, 설질은 담홍淡紅하다.

진단: 성교출혈性交出血.

변증: 음혈휴허陰血虧虛, 충임손상衝任損傷.

치료원칙: 자음양혈滋陰養血, 조양충임調養衝任.

【처방】

계혈등鷄血藤 20g, 한련초旱蓮草 20g, 여정자女貞子 15g, 수오首烏 15g, 우절藕節 15g, 태자삼太子參 15g, 익모초益母草 15g, 천초근茜草根 10g, 감초甘草 5g.

매일 1제를 물에 달여 복용하고, 연속해서 3제를 복용한다.

• 두 번째 진료(9월 28일)

약을 복용하고 음부출혈은 멎었다. 다만 허리에 계속 불편한 느낌이 있었고, 온몸에 힘이 없었다. 맥현脈弦하고, 태박백苔薄白, 설질은 담홍淡紅하다. 이전 처방에서 한련초旱蓮草, 천근茜根을 빼고, 북황기北黃芪 15g, 천두중川杜仲 10g을 더하여 쓴다. 매일 1제를 물에 달여 복용하고, 연속해서 3제를 복용한다.

• 3~10번째 진료(9월 30일~10월 19일)

이전 처방에 가감하여 썼다. 이번 20여 일 중 여러 차례 성관계를 가졌으나

34 거경(居經): 여성의 몸에는 이상이 없으나 3개월에 한 번 월경을 하는 것을 말한다. 정상 생리의 범주에 속하는 것을 말하며 치료가 필요치 않다. 계경(季經)이라고도 한다—역자주.

16일 저녁에만 성교출혈이 있었다. 계속해서 음유지품陰柔之品을 사용하여 지혈止血한다.

【처방】

계혈등鷄血藤 15g, 단삼丹參 10g, 백작白芍 10g, 한련초旱蓮草 15g, 여정자女貞子 10g, 회산약懷山藥 15g, 합환피合歡皮 10g, 태자삼太子參 15g, 우절藕節 20g, 야교등夜交藤 20g, 감초甘草 5g.

매일 1제를 물에 달여 복용하고, 연속해서 3제를 복용한다.

• 11번째 진료(10월 21일)

월경이 왔고, 양은 보통이며, 붉은색이고 덩어리는 없었다. 주기가 12일 밀렸으며, 몸이 나른하고 힘이 없다. 맥세완脈細緩하고, 태박백苔薄白, 설질은 담홍淡紅하다. 보익기혈補益氣血을 위주로 하고 소어消瘀의 치법으로 보좌한다.

【처방】

당귀신歸身 12g, 천궁川芎 5g, 백작白芍 5g, 숙지熟地 15g, 당삼黨參 15g, 자황기炙黃芪 15g, 해표초海螵蛸 10g, 익모초益母草 10g.

매일 1제를 물에 달여 복용하고, 연속해서 3제를 복용한다.

• 12번째 진료(10월 26일)

월경은 끝났고, 불편한 점은 없었다. 맥세완脈細緩하고, 태박백苔薄白, 설질은 담홍淡紅하다. 신腎을 치료하여 근치根治한다.

【처방】

토사자菟絲子 15g, 태자삼太子參 15g, 수오首烏 15g, 육종용肉蓯蓉 15g, 충위자茺蔚子 10g, 복분자覆盆子 10g, 금앵자金櫻子 10g, 매괴화玫瑰花 3g, 감초甘草 5g.

매일 1제를 물에 달여 복용하고, 연속해서 3제를 복용한다.

• 13~19번째 진료(10월 29일~11월 18일)

기존 처방에 가감하여 매일 1제씩 복용한다.

• 20번째 진료(11월 23일)

11월 14일 성관계 후 음부에 소량의 출혈이 있었고, 색은 담홍淡紅하고, 다른 불편함은 없었다. 맥세脈細하고, 태박백苔薄白, 설질은 담홍淡紅하다. 보신지혈補腎止血한다.

【처방】

당귀신當歸身 9g, 백작白芍 9g, 숙지熟地 15g, 회산약懷山藥 15g, 산수유山茱萸 9g, 운복령雲苓 5g, 택사澤瀉 5g, 목단피丹皮 5g, 한련초旱蓮草 15g, 여정자女貞子 10g, 천초근茜草根 10g.

매일 1제를 물에 달여 복용하고, 연속해서 3제를 복용한다.

• 21～25번째 진료(11월 25일～12월 9일)

기존 처방에 택란澤蘭 9g, 유기노劉寄奴 9g을 더한다. 매일 1제를 물에 달여 복용한다.

• 26번째 진료(12월 14일)

월경 3일째이고, 색과 양은 보통이다. 맥세脈細하고, 태박백苔薄白, 설질홍舌質紅하다. 조양간신調養肝腎의 치법을 쓴다.

【처방】

당귀신歸身 12g, 백작白芍 9g, 회산약懷山藥 15g, 숙지熟地 15g, 산유육山萸肉 9g, 운복령雲苓 5g, 택사澤瀉 5g, 목단피丹皮 5g, 익지인益智仁 10g.

매일 1제를 물에 달여 복용하고, 연속해서 3제를 복용한다.

• 27번째 진료(12월 18일)

월경은 5일하고 그쳤고, 다른 불편함은 없었다. 맥세脈細하고, 태박백苔薄白, 설담홍舌淡紅하다. 간신肝腎을 함께 보補하고, 충임衝任을 조리하여 근본을 견고하게 한다.

【처방】

토사자菟絲子 15g, 천기자川杞子 9g, 복분자覆盆子 9g, 충위자茺蔚子 9g, 태자삼太子參 15g, 택란澤蘭 9g, 유기노劉寄奴 9g, 회산약懷山藥 15g, 계혈등鷄血藤 15g, 감초甘草 5g.

매일 1제를 물에 달여 복용하고, 연속해서 5～10제를 복용한다.

이후 약을 중지하고 관찰하였고, 환자에게는 잠시 성생활을 3개월간 중단하게 하였다. 월경은 정상이었고, 3개월 후에 성관계를 했으나 출혈은 없었다.

【부연】

성교출혈은 《부청주여과傅靑主女科》의 "성교를 탐닉하여 정이 혈관과 충돌

한다[貪歡交合, 精沖血管]"에서 언급하였고, 이는 곧 성생활을 절제하지 않아 충임衝任을 손상시켜 유발된 질환임을 말한다. 본 임상례의 환자는 다년간 성교출혈이 있었고, 병정病情이 날이 갈수록 가중되었다. 1980년 이후에는 매번 성관계를 할 때마다 출혈량이 많았고, 붉었으며 덩어리가 있어 다방면으로 치료하였지만 효과가 만족스럽지 못하였다. 맥脈과 증證의 분석에 따르면 음혈휴허陰血虧虛, 충임손상衝任損傷한 증에 해당된다. 따라서 초진에서 자음양혈滋陰養血하고 조양충임調養衝任하는 치법으로 치료하였다. 감윤甘潤한 약으로 보혈양음補血養陰하고, 미한미산微寒微酸한 음유지품陰柔之品으로 지혈止血하였다. 두 번째 진료 이후에는 병정病情의 다양한 변화에 따라 혹은 보기양혈補氣養血하고, 혹은 조양간신調養肝腎하며, 보양補養하는 가운데 소량의 화어化瘀하는 약재를 더하여 정기正氣를 북돋우면서 또한 남은 어瘀가 제거되도록 하였다. 음혈陰血을 회복시키고 충임衝任이 자양받도록 하였고, 아울러 적당히 절제된 성관계를 하도록 하여, 결국엔 성관계를 하여도 출혈하지 않게 되었다.

32 음취陰吹 2례

임상례①

류劉모 씨, 여성, 30세, 구이린桂林시 모 공장 근로자, 기혼.

1973년 8월 31일 초진.

때때로 어지럽고, 이명耳鳴이 있으며, 음부에서 쏴쏴 하는 소리가 나며, 매일 오후 2~4시에 자주 발생하였다. 밤에 잠들기 어려웠고, 대변은 굳는다. 맥현脈弦하고 약간 삭數하며, 태소苔少, 설첨은 암홍暗紅하다.

진단: 음취陰吹.

변증: 음진부족陰津不足, 간기유여肝氣有餘.

치료원칙: 자음생정滋陰生精으로 간목肝木을 부드럽게 한다.

【처방】

백합百合 30g, 백작白芍 18g, 생지生地 24g, 황정黃精 12g, 감초甘草 10g.

매일 1제를 물에 달여 복용하고, 연속해서 3제를 복용한다.

• 두 번째 진료(9월 4일)

약을 복용하고 음취陰吹는 줄어들었다. 맥脈과 설舌은 이전과 같다. 기존 처방에 계혈등鷄血藤 24g, 북사삼北沙參 9g을 더하였다. 매일 1제를 물에 달여 복용하고, 연속해서 5제를 복용한다.

• 세 번째 진료(10월 31일)

음취陰吹의 발작빈도는 많이 줄었다. 다만 왼쪽 소복少腹에 때때로 통증이 있었고, 잠들 수 있지만 꿈이 많았으며, 소변은 노랗고, 대변은 정상이 되었다. 맥현삭脈弦數하고, 태백황苔白黃하다. 계속해서 이전 처방에 금령자金鈴子 12g, 야교등夜交藤 15g을 더하여 쓴다. 매일 1제를 물에 달여 복용하고, 연속해서 5제를 복용한다.

• 네 번째 진료(11월 14일)

10일 내로 음취陰吹는 발생하지 않았고, 잠들어도 꿈은 많지 않았다. 다만 왼쪽 소복少腹은 여전히 가끔 아팠고, 질 부위에 뜨겁고 매운 느낌이 있었으며, 소변은 노랗다. 맥현脈弦하고, 태박백苔薄白, 설첨홍舌尖紅하다. 거듭 같은 처방에 원호元胡 9g, 은화銀花 9g, 연교連翹 9g을 더하여 도체청해導滯淸解한다.

【부연】

간肝은 풍목風木의 장臟이며, 전음前陰은 간맥肝脈이 연결된 곳이다. 음진陰津이 부족하면 간목肝木이 영양을 받지 못하여 풍화風火가 안에서 선동煽動하므로 두훈이명頭暈耳鳴하고, 전음前陰에서 불시에 쏴쏴 하는 방귀 같은 소리가 나는 것이다. 음진陰津이 부족하고 간기肝氣가 유여한 증에 해당한다. 치료는 백합지황탕百合地黃湯에 가미하여 자음생정滋陰生精, 유양간목柔養肝木한다. 간기肝氣가 평화롭고 대변이 원활하면 음취陰吹는 멎게 된다.

임상례②

친秦모 씨, 여성, 29세, 구이린桂林시 모 공장 근로자, 기혼.

1979년 8월 24일 초진.

1975년 말에 둘째를 출산한 후 소복小腹이 창추脹墜하여 아래로 빠질 듯하였고, 전음前陰에서 때때로 방귀가 나오면서 쏴쏴 하는 소리가 났다. 곧바로 상하지의 양명陽明에 속하는 주슬肘膝관절에 창만감이 느껴지고, 이마와 두정부가 부풀어 찢어지는 듯하였는데, 수면 초기 혹은 보행 시, 혹은 매년 여름에서 가을로 바뀔 때 자주 발생했다. 일찍이 오랫동안 한약과 양약으로 치료하였으나 효과가 크지 않았다. 현재 머리가 어지럽고 팽창하는 느낌이 있고, 전음前陰에서 때때로 쏴쏴 소리가 나는 방귀가 나오며, 사지관절이 부푼 감이 있고, 아랫배가 팽창하고 무거우며, 마음이 번란하고 쉽게 조급해지고, 잠은 잘 수 있지만 꿈이 많다. 기타 소화와 대소변은 정상이다. 맥침세脈沈細하고, 태박백苔薄白, 설첨홍舌尖紅하다.

진단: 음취陰吹.

변증: 간기역란肝氣逆亂, 상화부잠相火不潛.

치료원칙: 양혈유간養血柔肝, 건비화위健脾和胃.

【처방】

북사삼北沙參 10g, 맥문동麥門冬 10g, 당귀신歸身 9g, 백작白芍 15g, 천기자川杞子 9g, 야교등夜交藤 15g, 회산약懷山藥 15g, 대조大棗 15g, 감초甘草 9g.

매일 1제를 물에 달여 복용하고, 연속해서 3제를 복용한다.

• 두 번째 진료(8월 31일)

약을 복용하고 음취陰吹의 발작이 비교적 줄었다. 다만 입이 쓰고, 열감이 있으며, 소변은 담황淡黃하였다. 맥脈과 설舌은 이전과 같다. 청열양음淸熱養陰의 약재를 증가시켰다.

【처방】

백합百合 15g, 생지生地 15g, 지모知母 10g, 부소맥浮小麥 20g, 하고초夏枯草 15g, 맥문동麥門冬 10g, 감초甘草 10g, 대조大棗 10g.

매일 1제를 물에 달여 복용하고, 연속해서 3제를 복용한다.

• 세 번째 진료(9월 3일)

소복少腹·소복小腹의 창만감을 제외하고 다른 증상은 소실되었다. 기존 처방에서 지모知母를 빼고, 금령자金鈴子 5g, 현호색玄胡索 9g을 더하여 옹체를 방지하였다. 다시 3제를 복용한다.

【부연】

간맥肝脈은 음기陰器에 연결되고, 근육을 주관하는데, "모든 근육은 관절에 속해 있다[諸筋者皆屬於節]"라고 하였다. 간기肝氣가 여의찮으면 상화相火가 내부에서 부추겨져 전음前陰에 영향을 미치면 전음前陰에서 쏴쏴 하는 소리가 방귀처럼 나타난다. 횡역橫逆으로 승토乘土하여 양명陽明의 경맥經脈을 울열鬱熱시키면, 위로는 두정부와 이마에 찢어지는 것 같은 통증을 발생시키고, 사방으로는 상하지의 양명陽明이 지나가는 부위의 관절에 뻐근한 느낌을 발생시킨다. 간기역란肝氣逆亂, 상화부잠相火不潛한 증에 해당하므로 일관전一貫煎에 가감하여 양혈유간養血柔肝, 건비화위健脾和胃하는 치법을 쓰는데, 이는 감윤甘潤으로 간급肝急을 완화시키는 의미가 있다. 두 번째 진료에서 음취陰吹는 줄었지만 울열鬱熱이 여전하므로 하고초夏枯草, 지모知母 등의 평간청열平肝淸熱하는 약재를 더하여 썼다. 세 번째 진료를 할 때에는 처방에 비록 가감이 있었지만 "간은 급박한 것을 싫어하므로 급히 단맛을 먹어 완화시킨다[肝苦急, 急食甘以緩之]"라는 의미에 계속 중점을 두었고, 혹은 유양柔養을 위주로 하고, 혹은 유柔와 청淸을 아울러 사용하고, 혹은 자양養하는 가운데 소통疏이 있게 하였다. 증證에 맞게 용약을 하였고, 융통성 있게 가감하였으므로 효과를 거둘 수 있었다.

【체득】

음취陰吹라는 병에 대해서 《금궤요략金匱要略》에서 일찍이 "위기가 아래로 새면 음부에서 바람이 불고 소리가 나는데, 이것은 곡기가 실한 것이다[胃氣下泄, 陰吹而正喧, 此穀氣之實也]"라는 말이 있었다. 즉 대변이 마르고 단단해져 부기腑氣가 통하지 않고, 탁기濁氣가 밑으로 내려가 전음前陰을 교란하여 된 병변임을 말한 것이다. 실로 양명陽明은 진액津液을 주관하는데, 진액津液이 부족하여 유양濡養하지 못하면 대변이 조결燥結되어 통하지 않는다. 이 때문에 양명陽明의 하행하는 기운이 후음後陰을 따라 배출되지 못하고, 별도로 옆 구멍인 전음前陰으로 가게 되어 음취陰吹가 발생한 것이다. 간맥肝脈은 음기陰器에 연결되고 또한 풍목風木의 장臟이고, 신腎은 수화水火의 장臟으로 이음二陰에 개규開竅한다. 간신肝腎의 내부에는 상화相火가 기거하는데, 간신肝腎이 약해지고 음혈陰血이 부족해지면 모두 대변의 조결燥結을 일으켜 부기腑氣가 통하지 않고 풍화風火가 서로 부채질하니, 직접 전음前陰을 요란하게 하여 탁기濁氣가 전음前陰으로 배출되므로 음취陰吹가 된다.

음취陰吹의 치료는 반드시 간肝의 특성에 주의하여야 한다. 간肝의 특성에 대해서 전인前人의 적지 않은 논술이 있는데, 《내경內經》에서는 "목기는 부화敷和[35]를 말한다[木曰敷和]"라고 하였고, 《중장경中藏經》에서는 "여리고 연약하며, 공허하고 너그럽다[嫩而軟, 虛而寬]"라고 하였다. 《의학계원醫學啟源》에서는 "연하고 약하다[軟而弱]"라고 하였다. 간단하게 말하면 간肝의 특성은 유화柔和와 소설疏泄을 중요하게 여기므로, 치간治肝하는 방법은 감윤유양甘潤柔養을 우선으로 한다. 가령 간기울결肝氣鬱結하여 원활하지 않을 때는 소설疏泄해야만 해결되지만, 또한 소설疏泄하는 가운데 자양하고 혹은 자양하는 가운데 소설疏泄이 있어야 간음肝陰이 쉽게 고갈되고 간양肝陽이 쉽게 항진되는 변화를 방지할 수

35 부화(敷和): 오운육기에서 목의 평기(平氣)를 말한다. 평기(平氣)란 태과(太過)나 불급(不及)의 상태가 아닌 기운을 가리키는 것이다. 부(敷)는 일직선으로 쭉 뻗어나가는 것을 의미하고, 화(和)는 너무 강하거나 너무 유약하지도 않은 조화를 이룬 중간 상태를 말한다. 그러므로 부화(敷和)의 의미는 이 두 가지 개념이 합해졌다고 보면 된다—역자주.

있다. 더군다나 음취陰吹라는 병은 대부분 음혈진액陰血津液의 부족으로 상화相火를 잠재울 수 없어 풍목風木이 내동內動하여 전음前陰을 교란시킨 것이다. 그러므로 첫 번째 사례의 류劉 씨는 음진陰津이 부족한 것이고, 두 번째 사례의 친秦 씨는 간기肝氣가 역란逆亂한 것으로, 병정病情과 치료 면에선 비록 일정한 구분이 있지만 모두 간肝에서부터 치료를 논해야 하며, 감윤甘潤한 약재를 주축으로 삼아야 한다. 간肝은 주동主動하고 주풍主風하는데, 풍風은 화火를 생할 수 있으므로 단맛이 아니면 완화緩하고 유양濡하기엔 부족하다.

33 유옹乳癰 2례

임상례①

딩丁모 씨, 여성, 25세, 라이빈來賓현 모 우체국 직원의 가족, 기혼.

1975년 10월 22일 초진.

달을 채워 첫째를 순산한 지 25일이 되었다. 소화와 수면은 양호하고, 대소변도 정상이다. 다만 2주 전부터 오른쪽 유방에 가려움과 열감이 발생했고, 피부색이 붉고 홍종동통紅腫疼痛하며, 날이 갈수록 심해졌다. 스스로 등심초燈心草에 기름을 묻히고 불을 붙여 환부에 3~5개의 심지를 태웠는데 홍종동통紅腫疼痛은 더욱 심해졌고, 다시 바늘로 환부를 찔러 예탁穢濁한 기가 배출되길 기대했다. 그러나 바늘로 찌른 후 통증과 부종이 덜해지지 않았을뿐더러 오히려 환부의 얼얼한 느낌이 참기 힘들 정도가 되었다. 또한 마음이 심란하고 쉽게 조급해지고, 밤에 잠들기 힘들고, 대변은 굳고 소변은 노랗게 되었다. 맥현삭脈弦數하고, 태박황건苔薄黃乾, 설변첨홍舌邊尖紅하다. 오른쪽 유방이 홍종동통紅腫疼痛하고 만지면 더 심해졌다. 4군데의 침구멍에서 담황淡黃한 액체가 흘러나온다.

진단: 유옹乳癰.

변증: 과식비감過食肥甘, 울체생열鬱滯生熱; 외감화사外感火邪, 손상낙맥損傷絡脈.

치료원칙: 청열해독淸熱解毒, 소체화탁消滯化濁.

【처방】

(1) **내복약:** 포공영蒲公英 15g, 자화지정紫花地丁 15g, 금은화銀花 15g, 연교連翹 9g, 야국화野菊花 15g, 산사山楂 15g, 도인桃仁 5g, 형개荊芥 5g, 감초甘草 9g.

매일 1제를 물에 달여 복용하고, 연속해서 5제를 복용한다.

(2) **외용제:** 신선한 수양매水楊梅[36], 신선한 야국화野菊花 각 적당량을 물에 달

36 수양매(水楊梅): 지상부를 사용하며, 성미는 미고삽(味苦澁)·성량(性涼)하고, 귀경은 비(脾)·위(胃)·대장(大腸)이다. 효능은 청리습열(淸利濕熱)·해독소종(解毒消腫)하고, 주치는 습열설사(濕熱泄瀉), 이질(痢疾), 습진(濕疹), 창절종독(瘡癤腫毒), 풍화아통(風火牙痛), 질타손상(跌打損傷), 외상출혈(外傷出血)이다—역자주.

여 환부에 훈세熏洗하고, 매일 3차례 시행한다.

• 두 번째 진료(10월 29일)

이전 처방을 내복, 외용하고 오른쪽 유방의 홍종통양紅腫痛痒은 전부 소실되었다. 대소변은 정상이고, 맥진과 설진도 정상이다. 계속해서 일주일간 외용제로 환부를 훈세熏洗하도록 하여 치료효과를 공고히 하였다.

【부연】

유방乳房은 양명陽明에 속하는데, 출산 초기의 산모가 신열辛熱하고 비감후미肥甘厚味한 음식을 과식하였고, 이에 따라 울체되고 화열化熱하게 되어 유락乳絡을 작상灼傷하였다. 고로 유방乳房이 홍종양통紅腫痒痛하게 되었는데, 여기에 등심화燈心火로 불을 붙여 화열火熱의 독이 더욱 치성하여 유방종통乳房腫痛뿐만 아니라 심번이조心煩易躁, 불면, 변비, 노란 소변이 나타나게 되었다. 온통 양열陽熱이 치성한 증후에 속하므로 포공영蒲公英, 자화지정紫花地丁, 금은화金銀花, 연교連翹, 야국화野菊花, 형개荊芥, 감초甘草로 청열해독淸熱解毒, 소통혈맥疏通血脈하고, 산사山楂, 도인桃仁으로 활혈화어活血化瘀, 도체통락導滯通絡하였다. 아울러 수양매水楊梅, 야국화野菊花로 찜질하여 청열해독淸熱解毒의 효능을 강화하였고, 이에 약을 써서 효과를 볼 수 있었다.

임상례②

웨이韋모 씨, 여성, 27세, 융닝邕寧현 모 곡물관리소 간부, 기혼.

1983년 3월 2일 초진.

산후 2개월여가 되었다. 왼쪽 유방이 홍종경통紅腫硬痛하고 오한과 발열(39°C)이 있어, 병원에서 페니실린으로 치료한 뒤에 발열은 사라졌다. 다만 현재 왼쪽 유방에 단단한 덩어리가 사라지지 않았고, 창통脹痛을 견디기 어려웠으며 만지면 통증이 더 심해졌다. 어지러움, 요통이 있고, 몸에 힘이 없으며, 2~3일에 한 번 대변을 보았고, 소변은 정상이었다. 맥허세脈虛細하고, 태박백苔薄白, 설질담舌質淡하고, 안색은 창백하고 입술이 마르고 갈라졌다.

진단: 유옹乳癰.

변증: 산후정허産後正虛, 외사침습外邪侵襲, 어독옹체瘀毒壅滯.

치료원칙: 청열해독清熱解毒, 화어통락化瘀通絡, 겸이부정兼以扶正.

【처방】

(1) 내복약: 당귀신歸身 9g, 생북황기生北黃芪 15g, 단삼丹參 15g, 하고초夏枯草 15g, 포공영蒲公英 9g, 연교連翹 9g, 금은화金銀花 9g, 조각자皂角刺 5g, 적작赤芍 5g, 길경桔梗 5g, 감초甘草 5g.

매일 1제를 물에 달여 복용하고, 연속해서 6제를 복용한다.

(2) 외용제: 생군生軍 30g, 홍화紅花 15g.

물에 달여 뜨겁게 환부를 찜질하는데, 매일 3~5차, 매번 5~10분씩 한다.

• 두 번째 진료(3월 25일)

위 처방을 모두 6제 복용하고, 아울러 환부를 뜨겁게 훈세熏洗하고 찜질한 뒤에 유옹乳癰은 사라졌고, 모든 게 정상이 되었다. 인삼양영탕人參養榮湯 가감으로 몸조리하도록 하여 예후를 좋게 하였다.

【부연】

유방乳房이 붉어지고 붓는 것은 화열火熱의 독이다. 단단하고 통증이 있으며, 만지면 더 심해지는 것은 어적瘀積으로 인한 병이다. 때문에 단삼丹參, 하고초夏枯草, 포공영蒲公英, 연교連翹, 금은화金銀花, 조각자皂角刺, 적작赤芍, 길경桔梗, 감초甘草로 청열해독清熱解毒, 화어통락化瘀通絡하였다. 다만 출산 초기이고, 권태롭고 힘이 없고, 안색이 창백하며, 맥허세脈虛細, 설질담舌質淡한데 이는 정기正氣가 부족한 징후이다. 따라서 당귀신歸身, 북황기北黃芪로 보익기혈補益氣血하여 부정扶正하였다. 내복와 외용을 함께 사용하여 표본標本을 함께 치료하였고, 치료효과가 뜻대로 나타났다.

【체득】

유옹乳癰을 일으키는 원인은 비록 간울화화肝鬱化火, 위열옹체胃熱壅滯, 유두손상乳頭損傷, 감염사독感染邪毒, 혹은 산후에 정기正氣가 부족하여 외사外邪에 감수되는 등으로 다양하지만, 총체적으로 말하면 모두 유방양열乳房陽熱의 병변에 속하며, 치료는 청열해독清熱解毒, 활혈화어活血化瘀의 법에서 벗어날 수 없다. 첫 번째 사례의 딩丁 씨는 식체食滯로 화열化熱한 병변인데, 등심화燈心火를 잘못 사용하여 내외의 화火가 동시에 모여들어 실열實熱의 증에 해당된다. 비록 출산 초기의 산모이지만 계속해서 청열해독淸熱解毒, 활혈화어活血化瘀의 법으로 치료하였다. 두 번째 사례의 웨이韋 씨는 산후에 정기正氣가 부족한데 외부에서 사열지독邪熱之毒을 감수하였다. 따라서 청열해독淸熱解毒, 활혈화어活血化瘀하여 그 표標를 치료할 필요가 있고, 또한 당귀歸, 황기芪로 익기보혈益氣補血하여 그 본本을 치료해야 한다.

유옹乳癰은 본래 국소의 병변이나 유乳는 족궐음간경足厥陰肝經, 족양명위경足陽明胃經과 연결되어 밀접한 관계가 있다. 간肝은 장혈藏血하고 전신 기기氣機의 소설疏泄을 주관하고, 위胃는 오장육부五臟六腑의 바다로서 오장육부五臟六腑는 모두 위胃에서 기氣를 받는다. 이에 따라 유옹乳癰의 발생은 유방乳房 국소의 흔열종통焮熱腫痛뿐 아니라 발열오한 등 전신 증상이 나타난다. 그래서 유옹乳癰의 치료에 대해서는 전체를 고려해야 하고, 자세히 변증하여 치료할 필요가 있다. 또한 국소의 구체적인 정황에 대해 집중하고, 다양한 외치법外治法을 선택할 필요가 있다. 내외內外를 아울러 치료하고 표본標本을 함께 치료하니, 비교적 빠른 효과를 거둘 수 있었다.